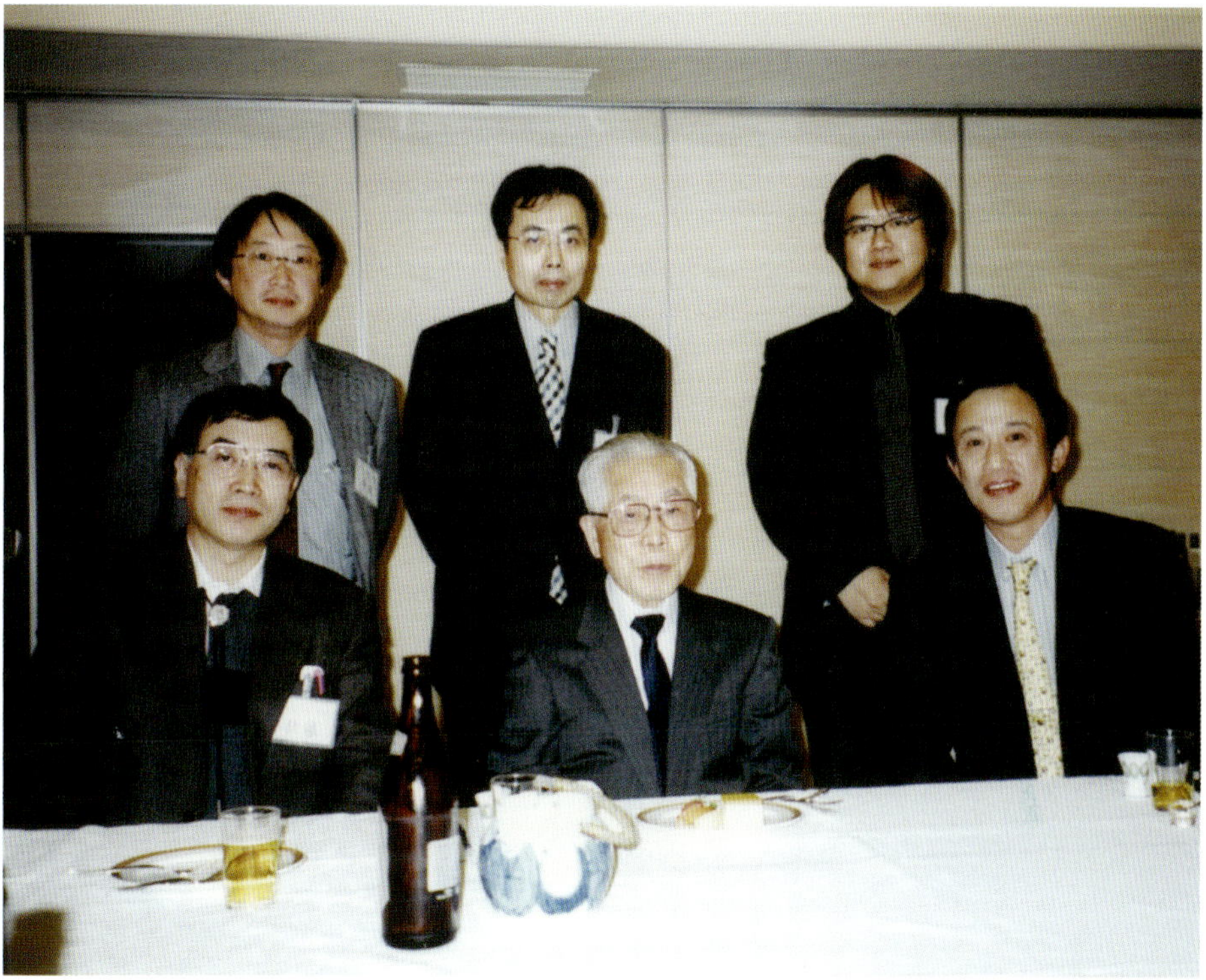

師の山田光胤先生と織部塾のメンバー

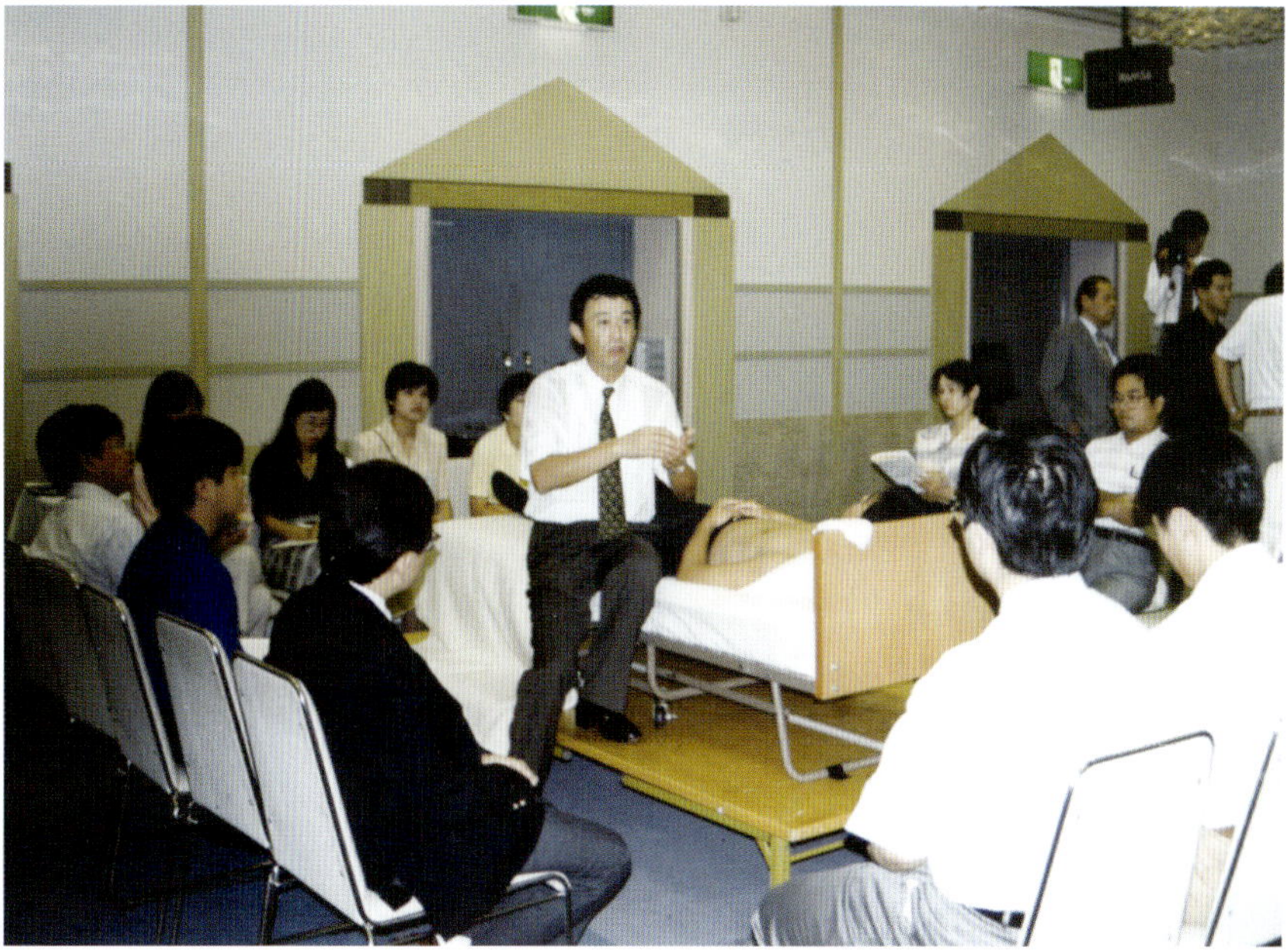

実技講義中の著者

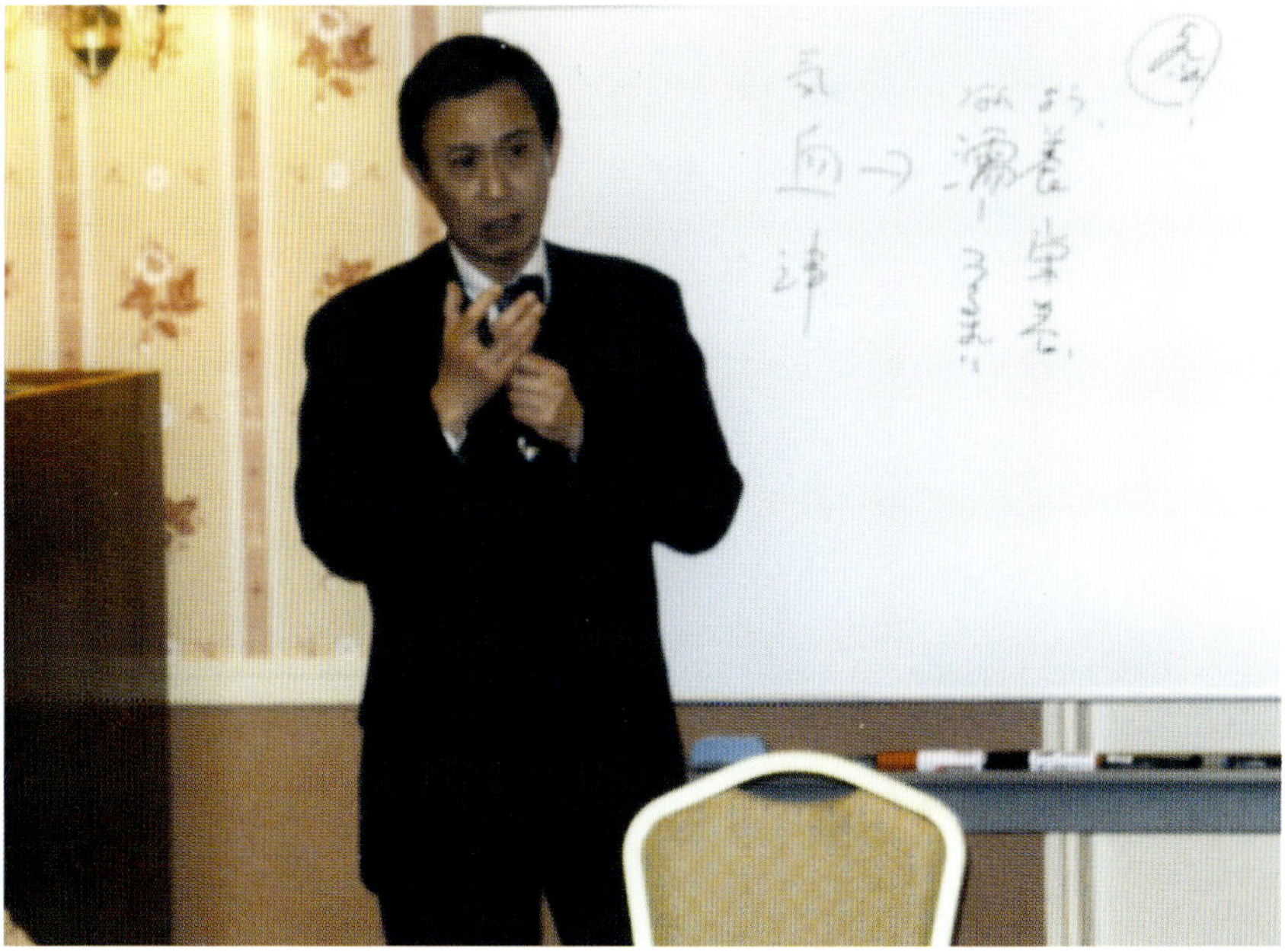

講義中の著者

東洞先生はそうおっしゃいますが

織部和宏 著

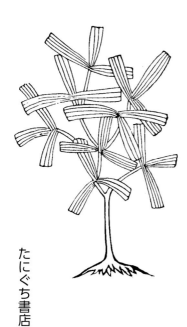

たにぐち書店

織部博士の著書に寄せて

漢方エキス製剤を含めて、日本漢方は、古方と後世方と本朝経験方を併せて成り立っています。本朝経験方とは江戸期以降の先人が創案し、経験して広めた処方であり、後世方とは中国明時代に整理した金元時代の医療を、日本が中世に受容して日本化した医療であります。

古方は、中国後漢時代に、張仲景翁が江南地方の医療を収集、採択、整理して編著したとされる、傷寒雑病論を、日本が近世に受容し、江戸期の先人達が研究復元し、それに一部中国隋唐時代の千金方、外台秘要の重要処方を併せて日本化した医療です。先人の遺した著書が多くあります。その古方が、日本漢方の中心で、吉益東洞翁は多くの明解な業績を残したので有名です。

漢方薬が普及して慶ばしいですが、今のところは、現代医療の一部に応用されているだけのようです。

ところが、機器による臨床検査では異常なしとあるのに、患者は苦痛を訴える例が少なからずあります。漢方に無縁の向きには、うなずけないでしょうが、そういう時、漢方の手技の四診によると、病態が把握されて、対応する処方剤で対処できることが、しばしばあります。

しかし、漢方処方剤は、漢方医療独自の四診（望、聞、問、切診）の手技によって病態である証を判断し、それに基づいて投薬するものです。メーカーの説明書を読んだだけの投与は、危険を伴うこともあります。

大分大学医学部客員教授、織部和宏博士は、現代医学の糾明は勿論ですが、その上に漢方医療を深く研究体得し、今、漢方医療専門に携わって、多くの患者さんを診療し、更に多くの門下の医師団に、漢方の学術、手技を教授し、伝えて居られます。

長年の臨床経験によって得た知見をもとに、吉益東洞翁の学説を反論されたのが面白い。大方の閲読を、おすすめします。

山田 光胤

まえがき

私が「東洞先生はそうおっしゃいますが」のテーマで、たにぐち書店の『月刊 漢方療法』に毎月連載させていただくようになったきっかけは、同店より出版されている『吉益東洞大全集』（小川新校閲、横田観風監修）第1〜第4巻を読み終った事にある。

それまで中医学を主に勉強していた私が平成3年12月に山田光胤先生に弟子入りしてからは、日本漢方的立場からの傷寒論、金匱要略、類聚方（広義）、勿誤薬室「方函」「口訣」等の理解とそれ等の臨床応用に力をそそいで来たものの前に学んだ中医学の陰陽五行論や気血水理論、そして素問や霊枢の立場による傷寒論や金匱要略の理屈っぽい解釈から仲々抜け出せないで悩んでいた。

そんな折にこの東洞先生の大全集を手に入れ、最初から最後まで一気に読んでみた。それが私の気持ちに一大変化をもたらしたのである。

東洞先生は万病一毒説に徹底しているうえその御著書である『輯光傷寒論』や『医事或問』『医断』『東洞先生答問書』そして『薬徴』等を読むと、その切れ味の鋭さと御自分の理論の臨床応用も含めた徹底ぶりに私は胸がスカッとし、頭の中のモヤが一気に消えていくのを感じた。

その後しばらくの間、私の漢方はすべての病の原因は腹の毒にあると考え、更には湯本求真先生の自家中毒説（食毒、水毒、血毒が病の原因）も参考にして排毒療法に夢中になっていた時期があった。

しかしその後しばらくして私はこの理論による治療だけではすべてには対応出来ない症例をいくつも経験するようになり、「東洞先生はそうおっしゃいますが」と反論したくなってきた。

そんな事を色々考えていた頃、福岡医師漢方研究会で講演を依頼された。そこでこのテーマでまとめたのが『月刊 漢方療法』の２０１１年４月号〜６月号まで掲載された論文である。講演の結果はまずまずの評価を得たと自分では思っている。

余談になるがその２次会の席で、今は亡き原敬二郎先生が「織部先生、東洞の説はハッキリしていて分かりやすい。内容が万病一毒説に徹底しているので攻めやすい。今後は『浅田宗伯先生はそうおっしゃいますが』のテーマでしゃべってみたらどうか」とサジェストされ戸惑ってしまった。

なぜかと言えば私はこの東洞大全集はそれこそスミからスミまで何回も熟読しているのに対し、宗伯全集はほんの一部しか読んで無かったからである。

漢方家達の伝記を読むとその人の業績はある程度分かるし又墓参りなどすると親しみも湧いてくるが、私の場合はそれに加えてその人の書いた物をすべて読まなければ本当に理解した事にならないと言うのが主義なので、宗伯先生の一部の書籍しか読んでいない段階でしゃべる事などとても出来ない事だと考えたからである。

その点、宗伯に比し東洞先生や尾台榕堂の方は非常に分かりやすい。

それでその後私はこれをテーマに第30回まで連載させていただいた。単著は『漢方事始め』（日本医学出版）以来2冊目となる。初版が1997年であるので20年ぶりの出版となる。その当時よりは漢方の色々な面での実力は少しはついてきたのかなと思っている。この本が読んで下さった方の参考に少しでもなれば望外のよろこびです。

最後に。

今、浅田宗伯全集（たにぐち書店）を最初からコツコツ読み始めたところである。読破するのはいつになるのか見当がつかない。であるので「宗伯先生はそうおっしゃいますが」を書ける日は当分来そうにない。でもいずれはこのテーマで発表したいと自分にハッパをかけている。「日暮れて道遠し」ですね。

古希を前にして、著者　織部 和宏

◇目次◇

織部博士の著書に寄せて　山田光胤……3
まえがき……5
第1回　六経について（傷寒論）……13
第2回　表裏の考え方……37
第3回　虚実について……52
第4回　四逆散の症例……76
第5回　薬徴の重要性及び方機と方極……86
第6回　方剤のイメージ……93
第7回　漢方医学の強み……106
第8回　漢方方剤の使い方―腹診及び東洞先生の「薬徴」「方機」「方極の活用」……121
第9回　桂姜棗草黄辛附湯について……131

第10回　桂姜棗草黄辛附湯の適応疾患……137
第11回　大柴胡湯……143
第12回　脈診について……157
第13回　越婢加朮湯と大青竜湯……164
第14回　黄連湯……174
第15回　葛根黄連黄芩湯……181
第16回　最近の経験症例……188
第17回　婦人科疾患と漢方　―不妊症―……195
第18回　女性の虚証用方剤　―当帰建中湯―……204
第19回　温経湯……214
第20回　桃核承気湯……222
第21回　病各投与の危うさとその対応……231
第22回　瘀血証の診断と治療　その①……237
第23回　瘀血証の診断と治療　その②……245
第24回　駆瘀血剤の具体的応用例……252

第25回　竜骨湯、莪朮について、治肩背拘急方…… 262
第26回　鹿児島での日本東洋医学会学術総会について…… 269
第27回　最近の症例から…… 275
第28回　五苓散について…… 283
第29回　五苓散の使用例…… 290
第30回　「かぜ」陰病その他について…… 298

あとがき…… 310

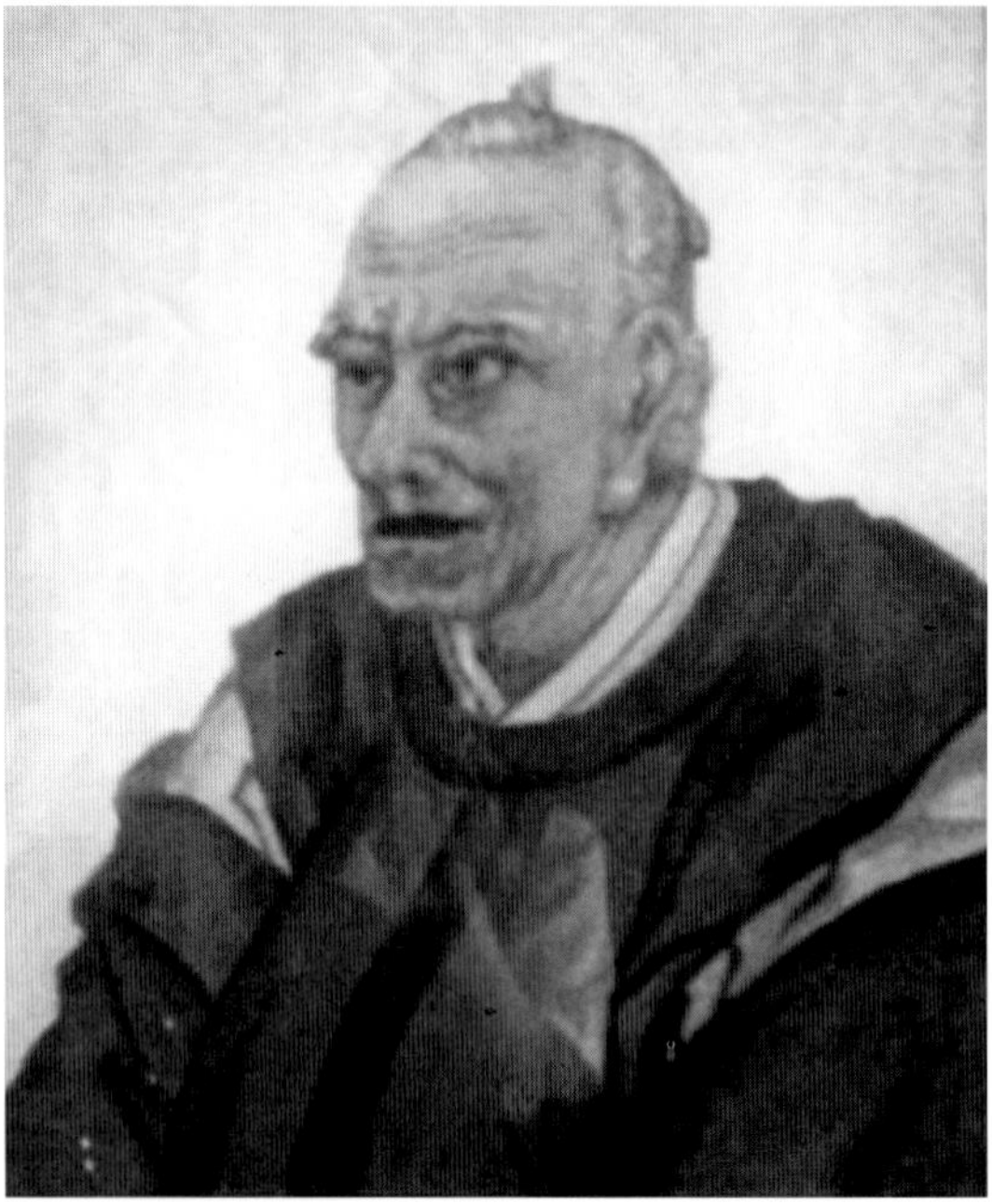

吉益東洞（『醫家先哲肖像集』藤浪剛一著より）

●第１回　六経について（傷寒論）

はじめに

日本漢方を専門的に勉強しようとする者にとって江戸中期に京都で活躍した吉益東洞は一度は勉強しなくてはならない巨人であることは余り異論はないと思われる。

そこで、彼の理論体系の基本文献である『医事或問』や『医断』、『東洞先生答問書』を読み、又その実際的展開である『輯光傷寒論』や『薬徴』、『類聚方』を学び、そして臨床応用として『建珠録』『東洞先生配剤録』等々を勉強することになる。

そして感じたことは確かに東洞先生は御立派で自分の理論、特に「万病一毒説」に自信や信念を持ち、それに基づき臨床応用されている訳であるが、私のような凡人にとって「そうおっしゃっても」と言う所、とまどう所がいくつも出てくる。

今回はそのあたりにポイントをしぼってお話させていただく。

なお、参考文献は、たにぐち書店『吉益東洞大全集』（小川新校閲、横田観風監修）である。

六経（傷寒論）について

吉益東洞先生の考え（『輯光傷寒論』より）

「此の書は六経を以って大綱と為す。各々を其の巻首に置き以って病証を分かち、治例を異にす。是れは規矩に悖き、医事を害すこと、最も其の大なる者なり。疾医の取る所に非ざるなり。」

ではなぜこの方法論が悪いのか。

「後人、以って金科玉条と為し、其の論に眩みて、其の儀を知らず、六経に拠りて標準と為し、以って其の病証を論じ、其の治例を推すなり。

「是れを以って異論は蜂起し、群疑は並生す」るからである。

私の捉え方

患者さんを診察して薬方を決定する際には、どうしても診断規準として傷寒論の病位、病期、病勢即ち太陽から厥陰のどこに属するのか、そして虚実は大変重要なポイントと思えるが…

私の漢方医学的原則

Ａ：日本漢方の古方派（現在では大塚敬節先生や山田光胤先生）の方法論に基づき診断し処方を

決定する。
B：後世派の処方も古方派の方法論に因って使用する。
C：具体的には
病位（表、半表半裏、裏）
病期（太陽病、少陽病、陽明病、太陰病、少陰病、厥陰病）
病勢、病性（虚実、寒熱、燥、湿）
それに当てはまらない時は金匱要略の病型分類で診断し方剤を決定する。私はこれがスタンダードと思っているが。

「それで東洞先生はどうしろとおっしゃるのですか」

吉益東洞先生の考え（『輯光傷寒論』より）
「今其の偽を舍て、其の真を取らんと欲す。宜しく扁鵲の遺訓に従い、病応、大表に見わるる者をもって準と為し、其の証を決し其の方を定むべし」
即ち身体に出ているSymptom and Signをしっかり診察できれば、（特に腹診を最も参考にして）、方剤は自ら決定できると言うことである。そうであれば太陽病の、少陽病の、という事は関係ないと言っている訳である。

私の捉え方

確かに東洞先生や私の師事している山田光胤先生のような名人クラスの漢方医ならその通りかも知れないが、適確な方剤を鑑別して決定する上で六経や金匱要略の病型分類は私のような凡医にとっては大変参考になると今は思っている。

まだそのレベルと言う事かも知れないが。

私の言い訳として

現代の漢方の大家として有名な藤平健先生や小倉重成先生だって、例えば、その著『漢方概論』（創元社）の中で太陽や少陽等の病期別に治療原則を述べられているし、薬方だって、柴胡加竜骨牡蛎湯は少陽の実証、炙甘草湯は少陽の虚証でうんぬんと分類して記載している。

江戸時代の宇津木昆台は傷寒論を「風寒熱病方経篇」金匱要略は「風寒熱病方緯篇」として解説している。

又、東洞先生だって中西深斎に指示して傷寒論弁正を書かせていて、その内容をみると六経の弁別をすごく重要なものとしてとらえているように思えるのだけれども。

それに対し東洞先生は、

「それは、君のようなヘボ医が単なる思いつきで誤治しないために親切で目安を教えてくれるわけで、早く卒業しなさい」と言っている訳である。
「そうおっしゃっても……」

東洞先生の傷寒論解釈（『輯光傷寒論』より）

吉益東洞先生の考え（『輯光傷寒論』より）
『太陽の病たる、脈浮、頭項強痛して悪寒す』～
以下十一章は皆証ありて方無し。其の論も古義に反す。之れ要するに皆、無用の弁なり。夫れ医の学や方のみ。今、方無くして証あり。是れ治療に於いて用なし。…空論、虚説は何ぞ治療に益なるや。」
要するに薬方の記載されていない条文は、臨床上益なしと言っている訳である。

私の捉え方
確かに東洞先生からみると無用の弁かも知れないがいくら「医の学や方のみ」とおっしゃられても西洋医学において治療学の基本的理解の為には診断学の基礎としての解剖、病理、生理学等を学ぶことが大事であるように桂枝湯、麻黄湯、葛根湯の使用に際して太陽病を定義したこの章は無視出来ないと思えるのだが…

『「太陽の中風、陽浮にして陰弱、陽浮なるのは熱自ずから発し陰弱なる者は汗自ずから出づ」嗇々として悪寒し、淅々として悪風し、翕々として発熱し、鼻鳴、乾嘔する者は桂枝湯之れを主る。』

吉益東洞先生の考え（『輯光傷寒論』より）

「今、脈の陰陽浮弱を以って其の汗と熱とを論ず。余之れを病者に験すに、脈弱なる者も亦た熱、自ずから発し、脈浮なる者も亦た汗自ずから出づ。即ち是の言は徴無きなリ。言に徴なき者は以って拠るべからず」

「嗇々として悪寒は此れも亦た誤まりなり。悪寒は附子の主る所にして桂枝湯の主る所に非ず」

私の捉え方

「エッ？　東洞先生は桂枝湯証には悪寒はないと言われるのですか。悪風はあっても。」

確かに桂枝湯のよく効いた症例には、むちゃくちゃひどい悪寒はないようだが。

『遍身漐々として微似汗有る者は、益々佳なり。水の流漓するが如くなら令むべからず。病、必ず除かず。若し一服にして汗出て病差ゆれば後服を停む。必ずしも剤を尽くさず』

吉益東洞先生の考え（『輯光傷寒論』より）

「此れ最も妄説なり。若し汗するに宜しきの証なれば汗多きは益々佳なり。水の流漓するが如くなら令むるは何ぞ不可之れ有らん。此れ蓋し後世の所謂、汗多くして亡陽すの言に因る。」

私の捉え方

私は漢方薬を処方する際にはなぜこのような病状になったのかと言う病因・病機、又将息の指導は大変大事な事と思い患者さんにも出来るだけ指導するようにしているが…。

じゃ、東洞先生は脱汗して桂枝加附子湯を使用せねばならないような或いは茯苓甘草湯を使うような事態になった事はないのだろうか。確かに私の少ない経験では漢方薬でそのようなことはなく、殆どが西洋薬のボルタレンやインドメタシン等使用後に脱汗や低体温となり上記二剤や茯苓四逆湯を使用したケースが多いが。

◇症例　六〇歳　女性

持病の関節リウマチの悪化で鎮痛の為、前日ボルタレン３Tを６Tに増量して、しかも就寝前にインドメタシン坐薬をさして寝た所、夜中に大量発汗して、その後体中が冷え、口が乾きイガイガする。腰が痛む。胸がモヤモヤして気持ちが悪い。不安が出て落ち着かないと言って家人にかかえられるようにして平成十六年十月二十日当院を受診。

脈沈遅細、顔色～皮フ、蒼白。舌やや紅で乾燥。手足厥冷。腹診で腹が弱く冷たく感じる。自汗(＋)、血圧一三六／八〇。茯苓四逆湯を投与した所、一服にて口乾、煩躁がとれ「体がポカポカしてきた」一貼にてほぼ回復。三貼で常態に戻った。

吉益東洞先生の考え(『輯光傷寒論』より)

『若し汗せざれば更に服すること前法に依る。又汗せざれば後服は少しく其の間を捉し、半日許にして三服を尽くさ令む。～』

吉益東洞先生の考え(『輯光傷寒論』より)

「此れも又無用の弁なり。夫れ疾を去るには尽くすにしかず。病証、なお在る者は益々之れを用いて可なり。何ぞ須らく更に言うべけんや」

私の捉え方

張仲景先生が親切に言ってくれていると私には思えるのだが。

『生冷、粘滑、肉めん、五辛、酒酪、臭悪等の物を禁ず』

吉益東洞先生の考え(『輯光傷寒論』より)

「夫れ、禁宜の説は古には無き所、此れも亦た、後人の加うる所なり。吾れ聞く、『疾を攻むるには毒薬を以ってし、精を養うには穀肉果菜を以ってす』と。古道に従事する者は宜しく其の口に嗜む所を縦にし、以って其の体を養うべきなり。何ぞ禁ずること之れあらん。」

私の捉え方

『では桂枝湯を作って、服し巳り、須ゆにして熱稀粥一升余をすすり以って薬力を助け温覆一時許りならしむ』ことは最低必要なことと思えるのだが、それも東洞先生は「尤も妄説なり」とおっしゃる。

本当にこの将息等々を守らなくても、桂枝湯は効力を発揮できるのだろうか。

そこで、自院で平成十四年～平成十七年三月まで誰がみても立派な桂枝湯証と思われる七三例を対象に将息をしっかり守らせた五一例（男性十二例、女性三九例。年令二一歳～七四歳。平均五二歳）と好きなようにさせた二二例（男性五例、女性十七例。平均年齢五十歳）で検討した所、四日以内での治癒率は前者約九〇％（四六／五二）、後者六四％（十四／二二）であった。

やはり将息は私のレベルの漢方医にとって有効率をあげる為には重要であると考えられた。

なお、麻黄湯証、大青竜湯証では余り治癒率に差がでなかった。

それは、両者共に熱が高く全身症状がひどくて歓楽街でムチャ出来る状態ではなく、大人しく家で寝ていた為と思われる。
逆に言えば軽いカゼこそ主治医の将息を含めた丁寧な指導が必要であると感じられた。

葛根加朮附湯の症例を呈示する

葛根湯証と思われたが夜、宴会があり又冬場であったので太陽病が、いずれ少陰の併病になると予測して葛根加朮附湯を処方して三日分で治癒したケースである。

◇症例　葛根加朮附湯

平成十年十二月始め、今朝より寒気がして熱が出た、頭が痛い、肩がこる、鼻水も出ると言って来院した。

脈浮実、無汗であり葛根湯証と思われた。

そしたら患者は「夜は宴会で遅くまで飲む」と言う。「漢方はあったかくして寝ていないと効かない」と言ったら「あらゆる条件に対応して的確な薬を処方するのが医者の勤めやろうが」と言い返されたので、気の弱い私はそんなものかと思い、多分、太陽＋少陰の併病になると予想して葛根加朮附湯を三日分処方した。

三日後に来院、「あの薬はよく効いた」との事。

開業医は食べていくためには本当に苦労させられる。

葛根湯

「覆って微似汗を取る。粥を啜るをもちいず。余は桂枝の法の如く将息及び禁忌す」

藤平健氏の解説（『傷寒論演習』一一二頁）

「要するに太陽病の薬方は、病毒を制圧するのに必要な異常体温レベルを超えるために働く温熱産生援助の剤なのです。これを投じて異常体温レベルを超えますと、今度は汗が出て平熱に戻ります。太陽病の薬方は発汗剤といわれていますが、本来は温熱産生援助の剤でして、汗が出るのはその結果なのです。この時に、必要とされる体温レベルを過度に超えますと急速に体温を下げるために必要以上に多量の汗が出て体力を失って治癒に向うどころか、陰証に陥ってしまうことは、桂枝湯の方後に書いてあります。

　ですからここで熱希粥を食べさせたらますます熱が上がり、結果的に大発汗となり陰証に陥る危険もあるので、わざわざこう断ってあるのです。つまり葛根湯は桂枝湯よりも温熱産生の働きが強い薬方なのです。」

コメント

①葛根加朮附湯について

葛根湯はご存知のように後背強急を主治する。

『腹証奇覧翼』では、桂枝湯は図1の範囲であるが、葛根湯は図2のようにその範囲が肩から前胸部まで拡がっている。よって五十肩にも使用するチャンスがある。

その上で、蒼朮、附子の加味した方剤がこの葛根加朮附湯である。尾台榕堂はその著『類聚方広義』の頭註で「凝ボウ腫痛」する者に用いると言っている。

「凝ボウ」とは「かたまって皮革の

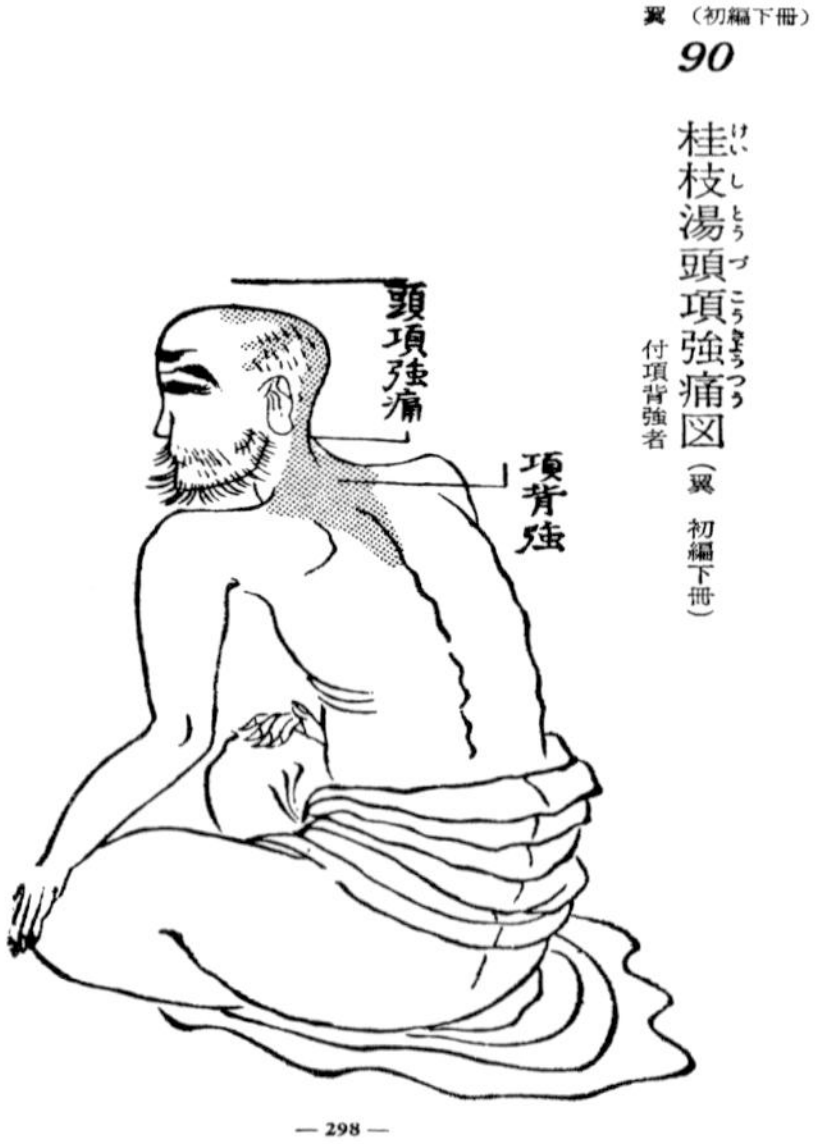

図1

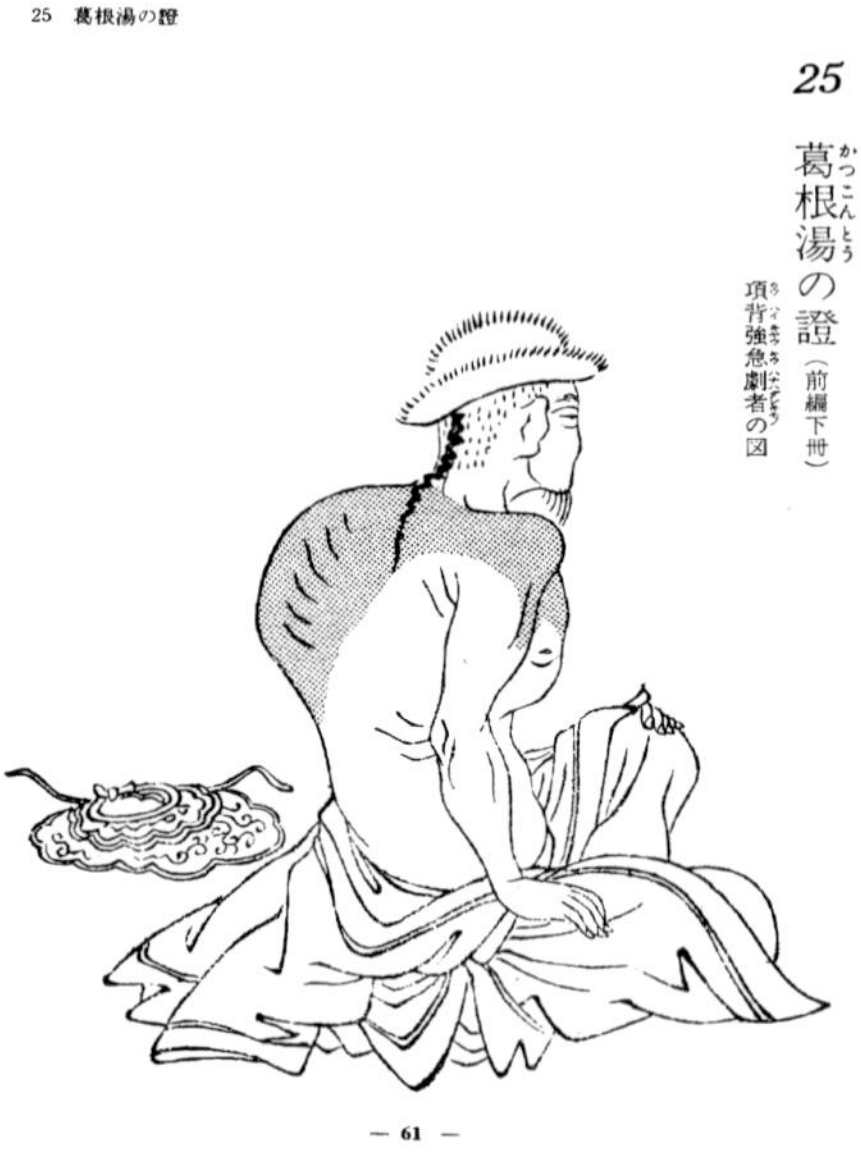

図2

ように硬くなること」であるから項背の筋肉が皮革のように硬くなっていたり経過の長い例に使用すると良いようである。

方剤投与の決め手として発症機序も大事であるとして麻杏薏甘湯の症例を呈示する

四十歳の日頃は元気で体格のよい男性である。一昨年の十二月、寒い中をサッカーをして汗びっしょりになったが、その後控えに回ってすごく体が冷えたと言う。夕方帰宅後、急に寒気がして高熱が出現。全身の関節、特に腰や膝がすごく痛むようになり、翌日来院した。脈浮やや緊で、太陽病期の虚実間と思われた。患者の処方は「麻杏薏甘湯」（エキス剤）であるが、二包で諸症状すべて改善した。

本例は一見、麻黄湯証や麻黄加朮湯証のように思えるが、本病態の誘因すなわち発症に至るキッカケが前二方と鑑別になった。

どういうことかと言えば、『金匱要略』の痙湿暍病脈証治で、「病者一身尽く疼み、発熱、日晡所劇しき者は風湿と名づく。此病は汗出でて風に当るに傷られ或いは久しく冷を取るに傷れて致すところなり。麻黄杏仁薏苡仁甘草湯を与ふべし」とあり、本例の寒い中をサッカーをして汗が出、その後控えに回って風にあたって冷えたのをキッカケとして発症した機序がまさしく一致するからである。

それでは東洞先生は桂枝湯を使用する際、何をポイントにして使用されているのだろうか

一般的理解：傷寒―無汗―麻黄湯　↑↓　中風―自汗―桂枝湯

傷寒論：「桂枝は本解肌と為す。若し其の人、脈浮緊、発熱し汗出でざる者に与うべからず。常に須らく之れを識り誤らしむること勿かるべきなり』

吉益東洞先生の考え（『輯光傷寒論』より）

「桂枝を以って解肌の薬と為すは、すでに誤りなり。且つ邪が肌表に在ると否とは、豈に、汗、不汗を以って之れを知るを容すや。夫れ、汗、不汗は客証にして主証に非ざるなり。主証治すれば則ち客証おのずから已む。故に其れ汗無きは苟も上衝、頭痛、発熱、悪風等の証有らば張氏すでに桂枝湯を与う。何ぞ汗、不汗とに拘るや」

私の捉え方

じゃ、東洞先生、麻黄湯はいくらなんでも無汗が大きなpointになるんじゃないですか。

吉益東洞先生の考え（『薬徴』より）

「君、私の『薬徴』を読んでないんか。『麻黄湯の如きも亦た、無汗を以って主証と為すべからず。喘欬、骨節疼痛等の証見れずして之れに麻黄湯を与うれば、亦た験なきなり。』

「織部君、君は中医を勉強していたから納得できないかも知れないが『営衛の説は固より憶見のみ』だよ」

「私の薬徴をもう一度しっかり読みなさい」

ちなみに『薬徴』では　桂枝は衝逆を主治。

『類聚方』↑↓『方極』では桂枝湯は上衝し、頭痛し、発熱し汗出で悪風する者を治すと、上衝がトップの症状としてあげられている。

私の捉え方

先生、そうおっしゃっても岡本一抱は『方意弁義』で「成無己が傷寒論の註に云える如く生姜は衛をすくだて、大棗は営をすくだつるものなり。」と言ってるように、私は桂枝は生姜と組んで発汗を促し表の邪気を発散させるように思えるんだけれども。

次に桂枝は上衝（衝逆）を主治するとした東洞先生の説を裏づける症例を呈示する。

◇症例① 桂枝湯例

E・M 三五歳 女性

普段は胃気虚に対して六君子湯を服用している。

写真1の状態が感冒罹患時は写真2のごとく頬が潮紅している。（上衝の症状）

◇症例② 桂麻各半湯例

I・J 五六歳 男性

感冒で来院時、赤いカゼ（桂麻各半湯）と言われる様に顔が真赤になっている。（写真3）

◇症例③ 苓桂味甘湯例

K・M 二六歳

顔面の紅斑が主訴（写真4）、その面。

翕然として酔状の如きより、苓桂味甘湯を服用させたその結果（写真5）のごとく顔の赤味が

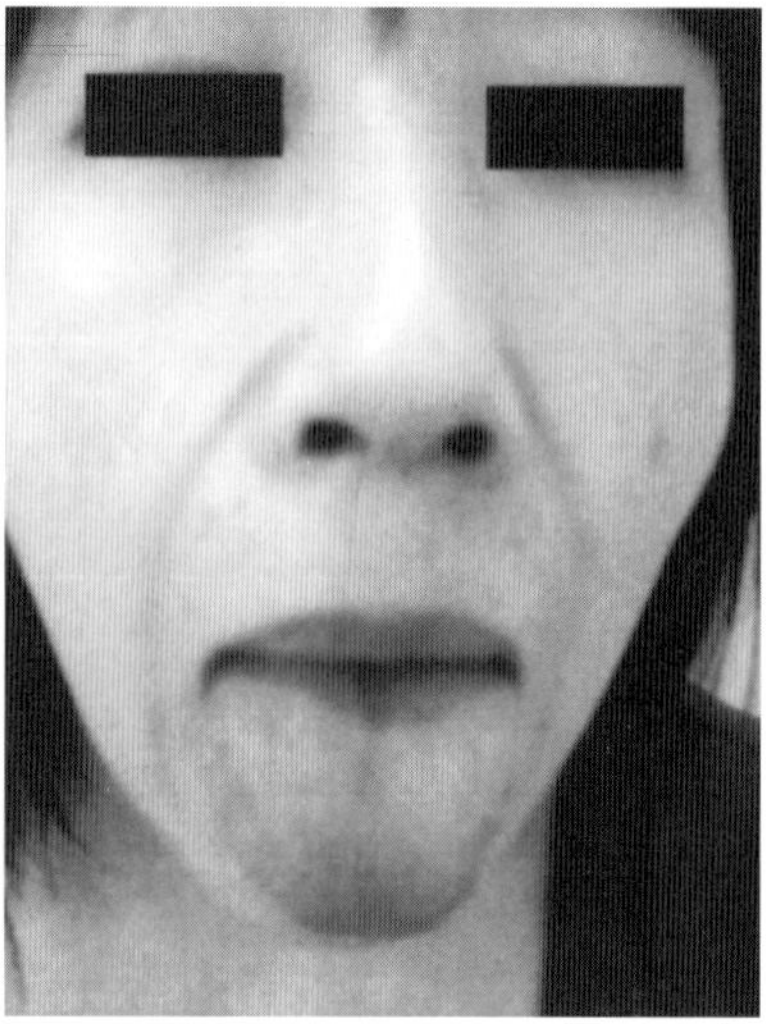

写真1

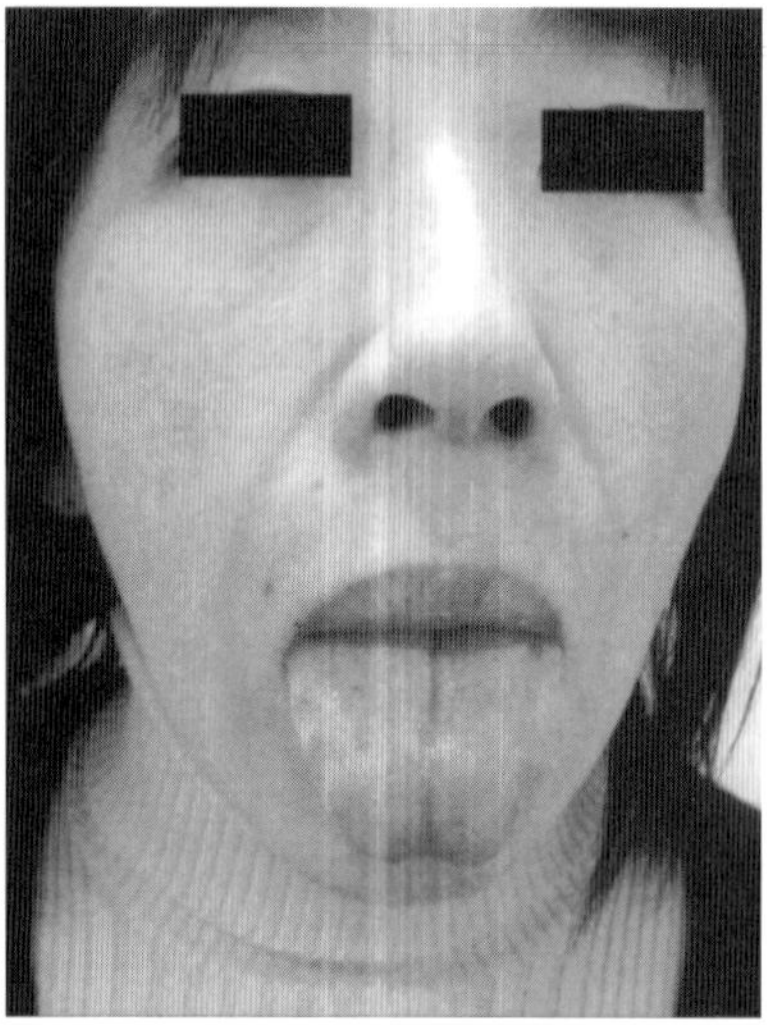

写真2

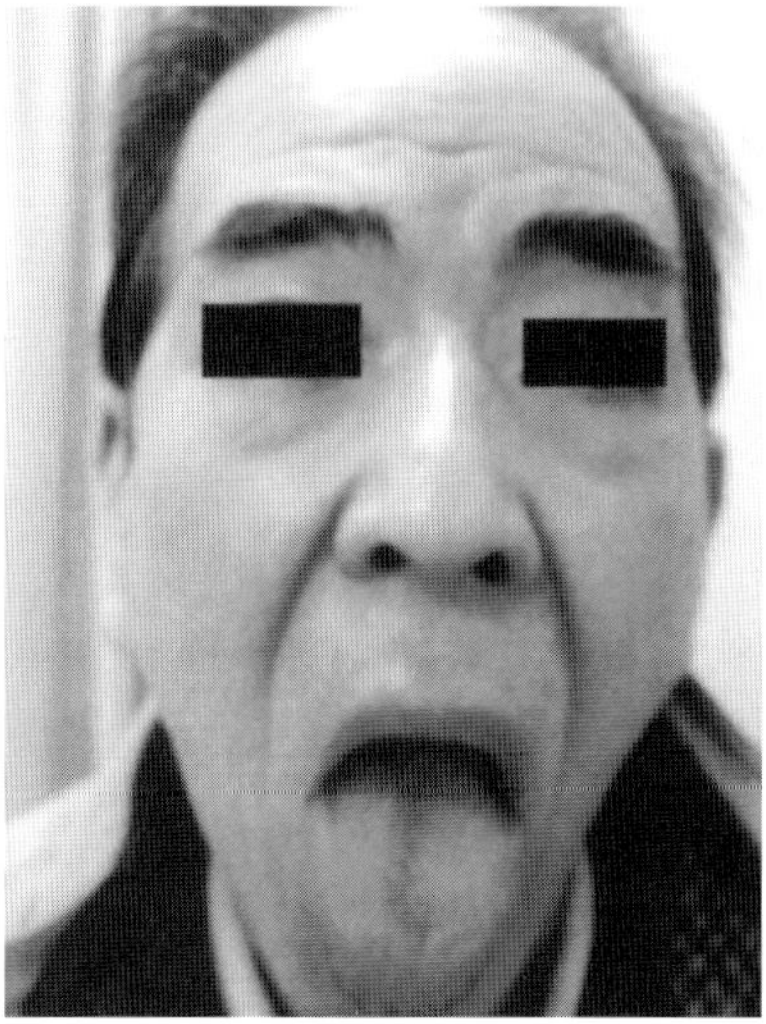

写真３

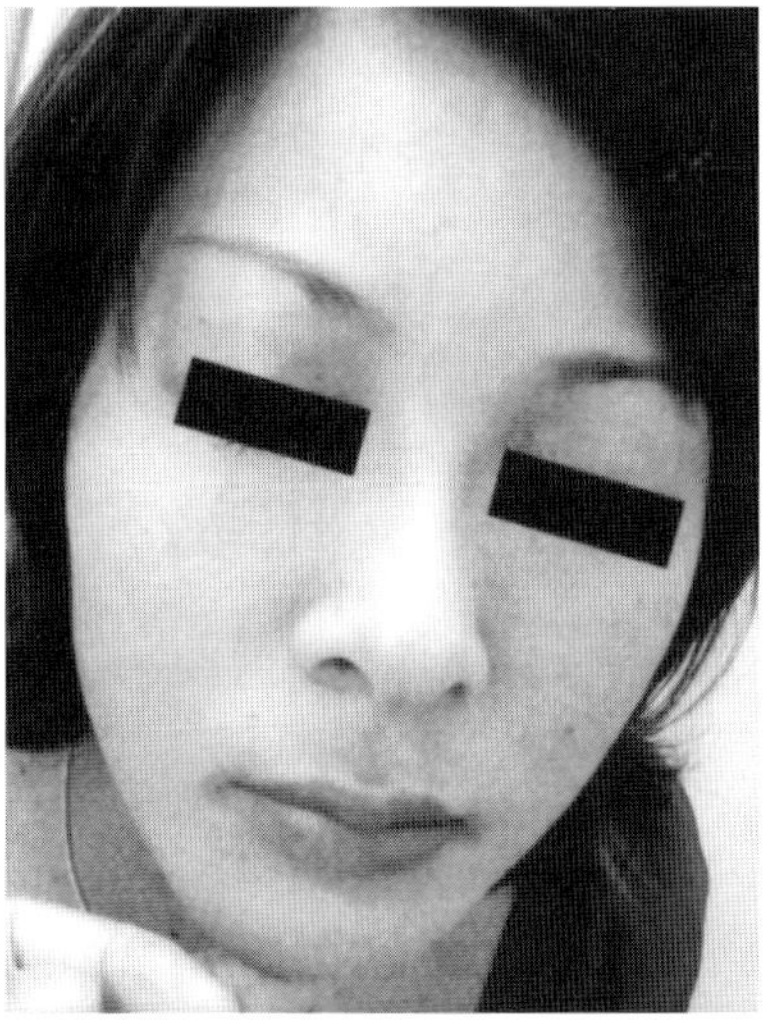

写真４

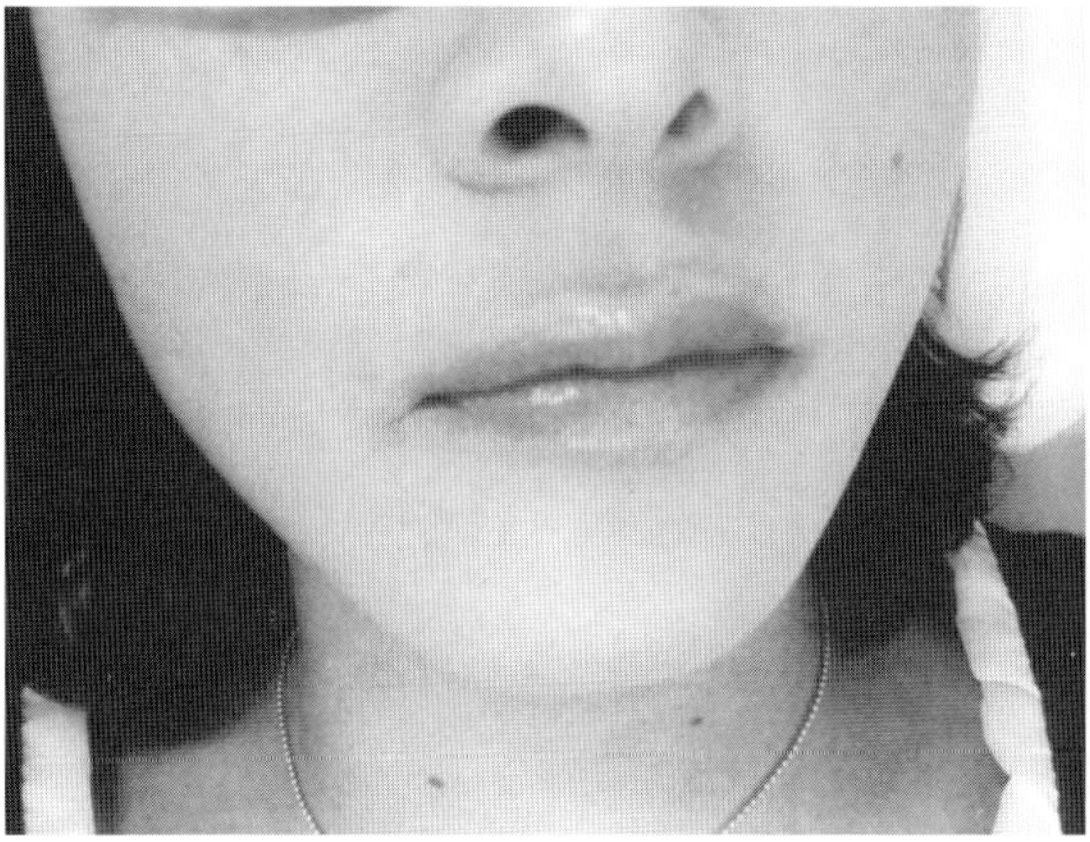

写真５

減少した。

次の症例は桂枝の加減例である。

精神興奮性、虚証タイプ

◇症例　O・K　五七歳　女

近所にカラオケ屋が出来、夜中じゅう騒いでいる為、不眠となり警察に届けたが自分で処理しろと言われ、急にカッーとして頭に血が逆流した。気分が悪くノボせて頭痛、冒眩が出現、逆に足が冷えたと言って昨年四月三日来院。やや虚証タイプで顔は赤くホテリ、イライラしている。早口でしゃべる。脈九六／分、浮弱やや数。血圧一四六／八四。腹力やや弱く右臍傍に腹直筋痙攣し、左臍傍に大動脈の著明な搏動を触知した。（写真6）

桂枝加桂湯三日分で症状はドラマチックに改善した。今年三月二六日、又興奮することがあり同じ症状が出現した。

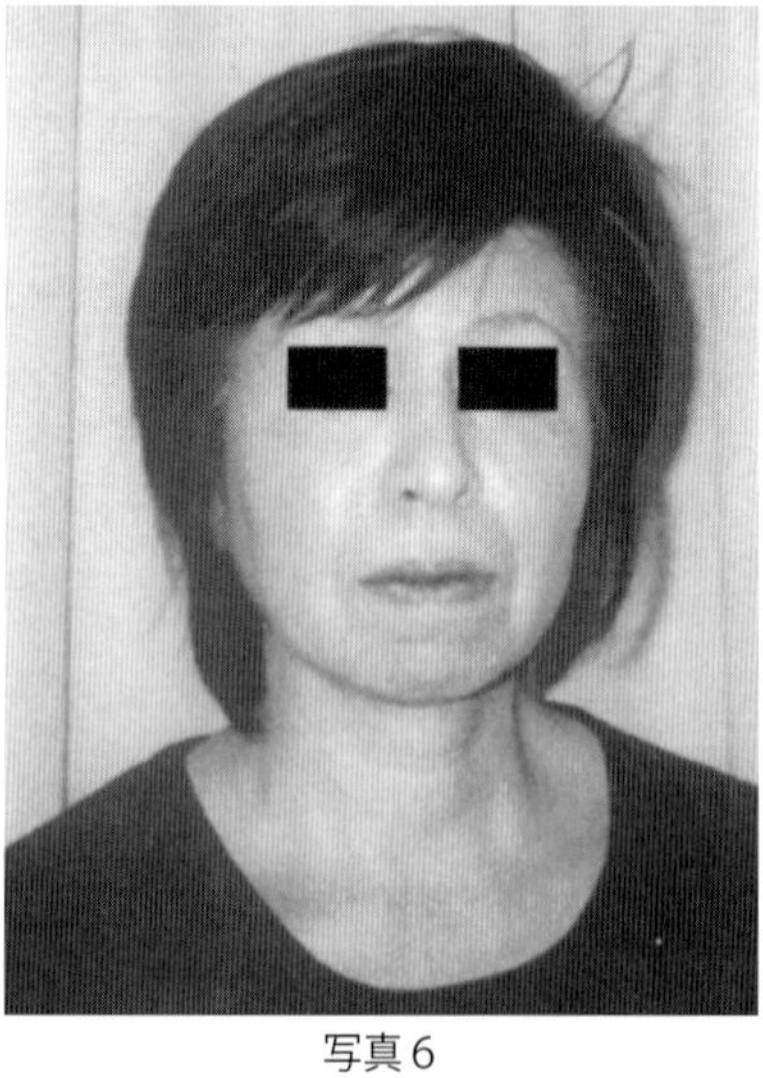

写真6

同方にて三日以内に軽減した。（写真7、8）

コメント

桂枝加桂湯は、『傷寒論』に「焼針し其をして汗せしめ針処寒を被り、核起りて赤き者は、必ず奔豚を発す。気少腹より上り、心を衝く者は其核上に灸すること各一壮、桂枝加桂湯を与う」と出てくる。

桂枝湯の桂枝を三両から五両に増やした方剤である。

東洞の『方極』では「桂枝湯証で上衝（ノボセや頭痛）劇しき者を治す」となっている。

奔豚は藤田椿斎によると「動悸がして気の上衝が激しい症状である」と言う。
（尾台榕堂『類聚方広義』頭註より）

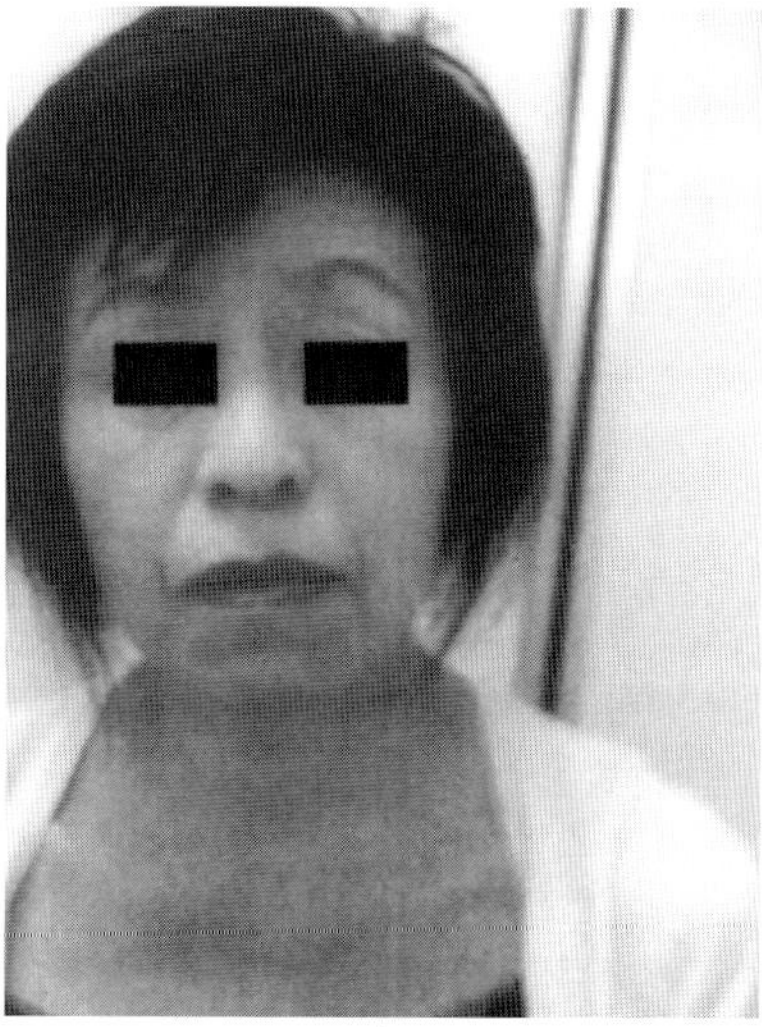
写真７

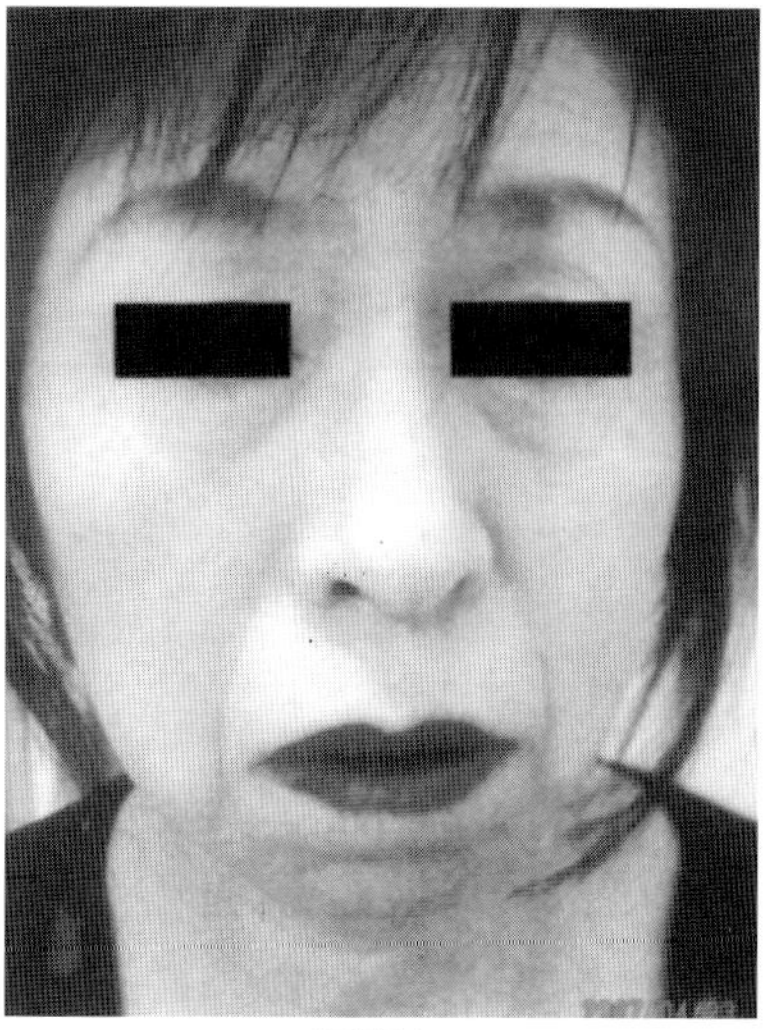
写真８

桂枝湯の桂枝を約倍量（三両→五両）にするだけで新しい適応に変わってくる。

では桂枝を除くとどうなるか。

条文通りのケース

桂枝去桂加白朮茯苓湯

ｉ　三三歳　女性

二～三日前より発熱全身の筋肉痛、頭痛あり、感冒剤（解熱剤入り）を服用するも熱は下がらず、頭痛はかえってひどくなり腹満してやや下痢となったといって来院した。やや虚証、脈浮やや弱、腹力中等度で心下痞鞕を認めた。小便も出が悪い。以上より桂枝去桂加白朮茯苓湯を処方したところ三日分で完治した。

本方は去桂枝につき古来より論争があるが、著者は原典通りの使い方をして数々著効を得ており、これはこのままで良いと考えている。なお、東洞先生は「按ずるに去桂の二字は疑うべし。姑く旧に従う」と言っている。

桂枝の増量や去によって証が違ってくるのは漢方の妙味である。

ⅱ　三八歳　女性

二日前より体がきつくなり前頭～後頭、項背にかけて凝痛、寒気、咽痛、悪心、軟便、尿の出が悪いと言って来院。

脈浮やや弱、血圧一〇四／七六、腹力やや弱心下痞鞕（軽度あり）桂枝去桂加白朮茯苓湯四日分で著効した。

ⅲ

条文は「桂枝湯を服し、或はこれを下し、なお頭項強痛し、翕々として発熱し、汗無く心下満微痛し小便不利する者」

東洞『方極』では「桂枝湯証にして悸し、小便不利し上衝せざる者」となっている。確かに二例共上衝症状なく顔はやや青白かった。

じゃ「麻黄」は？

吉益東洞先生の考え（『薬徴』より）

『薬徴』では「咳逆、水気を主治する」

麻黄湯は『方極』では「喘して汗無く、頭痛、発熱、悪寒、身体疼する者を治」で喘が最初にきている。

ちなみに「生姜」は東洞先生の『薬徴』にはなく弟子の村井大年の『薬徴続編』では、「嘔を主治す」となっていてナルホドと思えるが、

「大棗」は『薬徴』では「攣引強急を主治する。」とある。

私の捉え方

この大棗は中薬学では補益薬に分類され効能として、(『中医臨床のための中薬学』医歯薬出版、神戸中医学研究会 編著)

①補脾和胃(六君子湯等)

②養営安神(甘麦大棗湯や苓桂甘棗湯)

③緩和薬性(葶藶大棗瀉肺湯、十棗湯)となっているので、「そうであろうか」と思ってしまう。

吉益東洞先生の考え(『薬徴』より)

「大棗」の「考徴」で大棗の含まれている薬方を列記して、「此の諸方を歴試するに、皆其の挙ぐる所の諸証に攣引強急の状有るは、大棗を用うれば則ち治す。不んば則ち効なきなり。」

「そもそも十棗湯は大棗を君薬と為して引痛の証あり」

私の捉え方

中薬学では十棗湯に入っている大棗は峻下逐水薬の芫花、甘遂、大戟の薬性を緩和する目的の為と思われるが…

中国を旅行すると、西安やその他の市場で大棗がフクロに入っていっぱい売られている。

補脾和胃の為であって、東洞先生の言う胸の引痛や腹痛の為ではないと思えるのだが。

しからば攣引強急とはどんな状態なのか

そもそも東洞先生の腹診術はどの書物に詳しいのか。

よく引用される稲葉克文礼や和久田寅叔虎の『腹證奇覧』及び『奇覧翼』に対し岑少翁　↓　磯野弘道　↓　奥田鳳作は

その著『腹証問答』で、（『吉益東洞大全集』たにぐち書店）

「稲葉氏は亦た古方の醇粋に非ず。その腹診に於てや砕見固陋（さいけんころう）にして、いずくんぞ長沙腹診の精微を論ぜんや。岑氏少翁独りその精微を究む。余、未だその他を聞かざるなり。」

（他は皆ヘボですよと言っている訳である。）

東洞先生、之れを少翁氏に伝う。少翁氏、之れを吾が磯翁に伝う。

腹診は師弟伝授の秘訣にして〜

〈長沙腹診考〉
○拘攣
腹中を診するに手頭にあたりて、かかわり引きつるものあり。是、乃ち拘れんなり。

《薬徴》に曰く、芍薬の主治は結実して拘れんする也。又芍薬と大棗は大同小異なり。大棗は拘れんに似て細く琴の糸の如くリンと引きつるもの攣引強急なり。

〈腹診候〉日本安芸　吉益為則著
拘攣は芍薬、攣急は芍薬甘草湯之れを治す。腹皮拘急は小建中湯之れを主る。

凡そ四肢拘急も又之れを治す。

私の捉え方

私は、急性の足のこむら返りには脚攣急とみて芍薬甘草湯、慢性的な場合は小建中湯場合によっては四物湯或いは疎経活血湯を合方して良い結果を得ている。

●第2回　表裏の考え方

東洞先生は表裏をどう考えていたのか

「傷寒脈浮、自汗出で、小便数、心煩、微悪寒し、脚攣急するに反って桂枝湯を与え、其の表を攻めんと欲するは此れ誤りなり。之れを得れば便ち厥す。咽中乾き、煩躁、吐逆する者は甘草乾姜湯を作りて之れに与え、以ってその陽を復す。若し厥愈え足温なる者は更に芍薬甘草湯を作りて之れに与うれば、其の脚即ち伸ぶ。〜」

吉益東洞先生の考え（『輯光傷寒論』より）

「反って桂枝湯を与え其の表を攻めんと欲するは此れ誤りなり。」「此れ又後世の論にして疾医の言にあらず。夫れ表裏の弁は古にあることなきなり。古疾医の方を処するはひとえに其の証に随うのみ。豈に他の術あらんや。〜。表邪は将に何を以って其の果を表にあると証するや。〜。豈に理を以って、之れを推言するに非ざるか。表裏の説は、果たして空論のみ。空論を以って之れを実事に施すも亦た左けにならざるか。

『古疾医の道は一に証に随い、方を処す。此の証にして此の方を与う。何ぞ表裏に拘わるや』

私の捉え方

そうおっしゃられても私のような凡医には表裏内外の概念は重要だと思われるのだが。

『以ってその陽を復す』

吉益東洞先生の考え（『輯光傷寒論』より）

「此れ亦た疾医の言に非ざるなり。太倉公の従、主として之れを論じ、大過不及を推して有余不足を論じ、補瀉の説を分かちて寒温の剤を立つ。四時、其の治異なり。昼夜、其の候を殊にす。」

私の捉え方

そうおっしゃられても夏は体を冷やすビールがおいしいし冬には体を温める熱燗の日本酒があうと思うのだが補の考えは大事と思うけど。

「織部、人の話を最後まで聞かんか。」

「ハイ申し訳ございません。」

「陰陽は天地の気なり。人、之れを稟け以って生く。尽くれば則ち死す。薬石の能く復する所に非ざるなり。医の能く為す所に非ざるなり。」

ここは東洞先生の『医断』（鶴沖元逸著）中の「死生」に詳しい。

「死生は命（＝天命）なり。医も救うこと能わず。唯だ疾病によりて死を致すは命に非ざるなり。毒薬の能く治する所のみ。蓋し死生は、医の与からざる所なり。疾病は医の当に治すべき所なり。」

故に東洞先生曰く「人事を尽くして天命を待つ」～

要するに「努めて方意を明らめ、毒の所在を察し、証に随い、之れを治せば則ち其の事易きにして道も亦た遠からざるなり。」

そう言えば東洞先生から見ると曾孫弟子にあたる尾台榕堂先生は『方伎雑誌』で「医術の要は方意を得るにあり。方意を得るは薬能を詳にするにあり。但一味の能あり。一方の効あり。故に唯薬能のみに就ては方意の解せざるも有れども先、薬能を知る時は方の運用変通自由自在を得て方を使うこと恰も猿舞しの猿を使うが如し」と言っている。

ただし東洞先生は陰陽とか表裏とかの概念は必要ないとおっしゃってるのに対し、榕堂先生は「方用が巧者に成りても疾の陰陽表裏寒熱精虚邪実を診得せざれば、疾は治せぬ」と明言している。

東洞先生と虚・実

「古語に曰く『邪の湊まる所、其の気、必ず虚す』と此れによりて、之れを思うに、疾医の道は唯、其の毒を去るに在るのみ、毒を去るは、人の能く為す所なり。気は造化の主る所。人の能く為す所に非ず。故に以って、之れを害する所の者を除き、其の天年を全きせしむるは是れ則ち医の功なり。」

このあたりに東洞先生の疾医としての万病一毒説の真髄が読みとれる。

『若し重ねて発汗し、復た焼鍼を加うる者は四逆湯之れを主る。強人には大附子一枚、乾姜三両可なり』

「これも亦た妄説なり。夫れ疾を治するの法は、其の人の強弱に拘わらず、病勢の劇易に因りて、薬も亦た之れに従う」要するに体力の虚実は治療に関係無しと言っている訳である。

『素問』に云う『病に盛衰有り。治に緩急あり。方に大小有り。』と此れの言いかな。

私の捉え方

東洞先生、そうおっしゃっても体力的な充実や虚弱の概念はやはり必要ではないでしょうか。

和田東郭先生は『蕉窓雑話』五編で

「平生言うところの虚実を人の体にかけて見ること治術の上に於て甚、大事の入ることなり。とかく夫々の人体の厚薄虚実を度て薬剤の補瀉をなすべきこと也。必しも一概に病の虚実のみに目を付べからず。皆夫々の木地に因てそれ相応の物を用いざる時は大に害を招くことあるものなり。～治術の上にては病勢の盛衰劇易は元よりにて、その人の体の虚実と薬剤の軽重遅鈍を善弁すること肝要のつとめ也。」

と言っているし、望診のポイントも「総じて病人の居る間へつつっとは入るべからず。必、一、二間も間をおいて先何となく其形容を遠あいよりとくと望でおいて後、親く病人に近付て見るべし。又我が宿にて（＝自院）診察するにもちょっと病人の頭を出すより気を付けて其のあるきようよりして、坐りやうなどの勢をチラチラと見るところにて其の軽重虚実の大段を一つ心に認おくべし。かえって此、ちらっと見たるところにてよく分るもの也」

とその重要性を強調している。

東洞先生は生来の虚弱体質についてはどう考えていたのだろうか

吉益東洞先生の考え（『医事或問』より）

「生まれし時より天性弱き人あり。又強き人あり。其のつよき人は汗吐下して病の治する事もあるべし。弱き人、又老人などは汗吐下に堪えずして死すべし。いかん」

の或問に対して答えて曰く

「老人、小児の、壮年より弱きは、天地の常なり。病毒あれば常を変ず。却って人にすぐれて弱きは、皆腹中に毒あるゆえなり。其の毒を取りされば、皆つよくなるものなり。余、数十年来、老人、小児の諸病を治し、いよいよ薬毒にたえずして死することはなしという事、手に覚え、心に得たり」要するに虚しているのは体の中にある毒のためであると言っている訳である。

私の捉え方

私などは外来でこのタイプの患者さんには脾胃気虚とか腎虚とか病名をつけて、それこそ四君子湯や六君子湯、補中益気湯、腎気丸等を処方して長くおつきあいをしていただくようにしている訳だが…

東洞先生、そうおっしゃっても衰弱している患者さんにいくら腹に毒がありその結果としてそうなっているので、救う為には排毒するしかないと言われても現実は仲々実行しがたいと思われる。

末期癌の人に強い抗癌剤を投与して癌はなおったけど、その前に患者さんの方が亡くなってしまう事もしばしば経験するし、いくら「死生は人の預る事にあらず。天の命なり。医者は唯だ病毒を去りて人の疾苦を救う事なり」と言われてもこの風あたりのきびしい現代社会において実行することは仲々難しく私には思えるのだが。

では東洞先生には補法はないのだろうか

『医断』の中で『攻補』に対して

「医の術におけるや、攻むるのみ。補有ることなし。薬は攻むるを一とする者なり。疾病を攻撃するのみ。

《内経》に曰く、

『病を攻むるに毒薬を以ってす。』も此れ古の法なり。

故に曰く『攻むるのみ』と。精気は人の生くる所以なり。養い以って持すべし。之れを養持する者は『穀肉果菜のみ』之れを補うと曰わずして養うと曰う。故に曰く『補あることなし』

私には現代においては補法は必要だと思われるのだが。

東洞先生らしい症例

吉益東洞先生の考え（『医事或問』より）

『薬徴』の乾姜（結滞する水毒を主治するなり）の「弁誤」に出てくる。「『本草』は乾姜を以って大熱と為す。」

私の捉え方

そりゃそうでしょう。

中薬学では乾姜は散寒薬に分類され、その効能は

①温中散寒―人参湯

②回陽通脈―陽気衰微、陰寒内盛による亡陽虚脱で、四肢の冷え、脈が微弱などのショック状態を呈する時は附子などと使用する―四逆湯、通脈四逆湯

③温肺化痰、化飲―苓甘姜味辛夏仁湯、小青竜湯等（『中医臨床のための中薬学』医歯薬出版、

神戸中医学研究会 編著）
となっているので、私などはそう理解して使用しているが、それではいけないのでしょうか。

吉益東洞先生の考え（『医事或問』より）

「是において世医は皆、四逆湯方中の姜附は熱薬なり。故に能く厥冷を温むと謂えり。」

「非なり」

「按ずるに厥冷は毒の急迫なり。故に『甘草』を以って君となし、姜附を以って佐と為す。其の姜附を用うるは水毒を逐うを以ってなり。何ぞ熱之れ有らん」

私の捉え方

そうじゃないんですか。


次の症倒に対し君なら何を処方するかね。

「京師二條路白山町に嘉兵衛なる者あり。其の男、年の始め、一朝にして下痢し日午に至るに及ぶ。其の行数知ること無し。

是において神気困冒し、医、独参湯（注、傷寒大全、亡陽虚脱に人参を多量に使用）と為して之れを与う。日晡所に至るに及んで、手足厥冷す。医大いに擢れ、姜附を用うること益々多し。而れども厥冷益々甚だし。諸医皆以って不治となす。余之れに診を為す。百体に温無く、手足地に僻み、煩躁して叫號し、腹痛の状有る如し。まさに臍に動ありて手を近づくべからず。『是れ毒なり。薬を以って治すべし』乃ち大承気湯を与う。厥冷則ち変じて熱となる。三服にして神色反って正しく、下痢、半ばに減じ、十日ばかり服し諸状ことごとく退く。『毒、之れ解すや、厥冷は温り、大熱は涼す。若し厥冷を常に復するに熱薬を以ってするときは則ち大黄、芒硝も亦た熱薬となさんか』

吉益東洞先生の考え（『輯光傷寒論』より）

本例は少陰病の茯苓四逆湯証のように一見思えるが、東洞先生によると真熱外寒と言うより、腹に毒があれば、それを排毒しない限り救命出来ない。例えば標症が陰病期に見えても、と言っていると思われる。

私の捉え方

私は『傷寒論』少陰病篇に出ている、いわゆる「少陰三急下証」こそ東洞先生の万病一毒説
↓　排毒が根治とする典型のごとく思うのだが。即ち
①少陰病、得之二三日、口燥咽乾者、急下之、宣大承気湯

②少陰病、自利清水、色純青、心下必痛、口乾燥者、可下之、宜大承気湯
③少陰病、六七日、腹張、不大便者、急下之、宜大承気湯
それに対して東洞先生は
①は証具わらず。
②自利し、色純青なるは、是れ即ち臭穢なり。大承気湯の主る所。
③腹脹、不大便なるは大承気湯の治す所
「一見少陰証であっても腹にある毒を退治しなければ根治にならない」と東洞先生は強調している訳である。

そこで
◇自験例　八一歳　女性　を呈示する
[主　訴] 腹満、便秘、高熱持続
[既往歴] 一五歳、肺結核
[現病歴] それまでは感冒罹患時に時々診ていた患者で麻黄附子細辛湯ですぐ回復していた。半年前ころんで全身打撲した。その後、頭痛、三八℃以上の高熱が持続し近医で出されたボルタレン坐薬を朝、夕入れると一時的に下熱していたが次第に全身衰弱がひどく便が出なくなり高熱持続、腹満がつづき平成一九年二月六日、当院を受診した。

［現　症］体格、栄養状態‥やせ型、不良。（写真9）
体重三九kg、体温三八・五℃
脈八〇／分、整、沈実、舌はやや紅で胖で中央にやや厚白苔（写真9、10、11半年前）

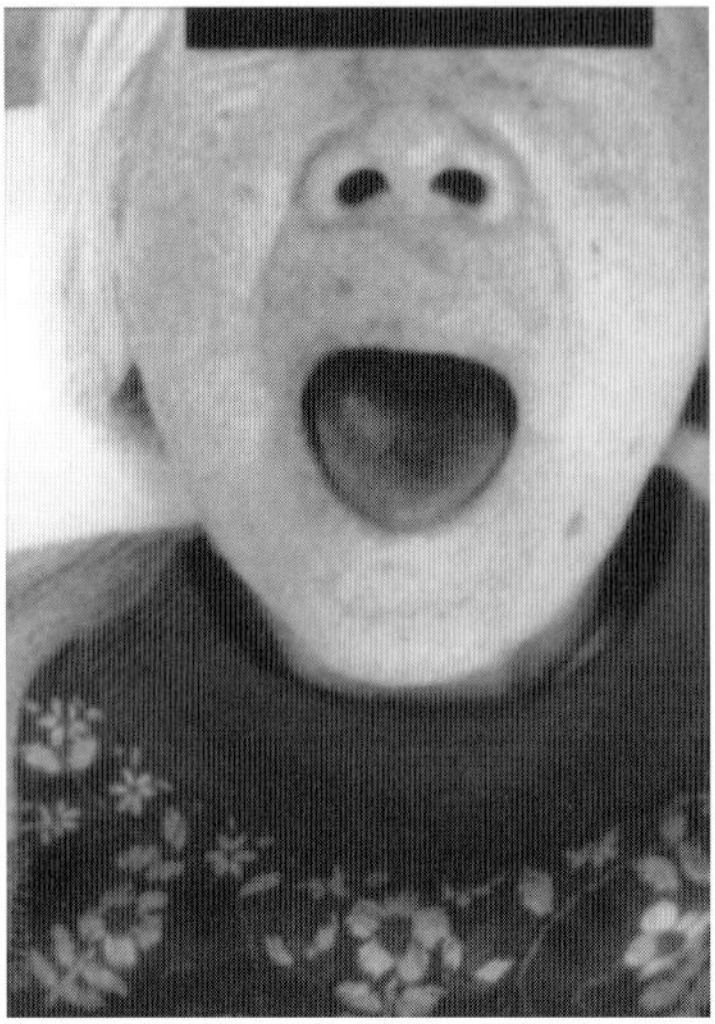
写真10

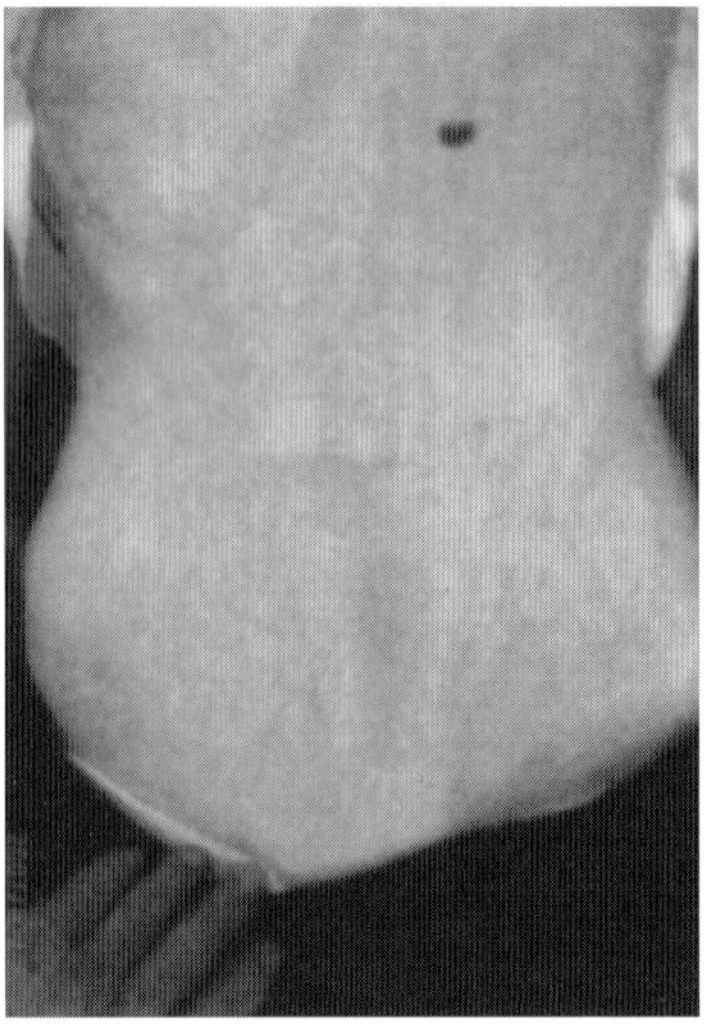
写真9

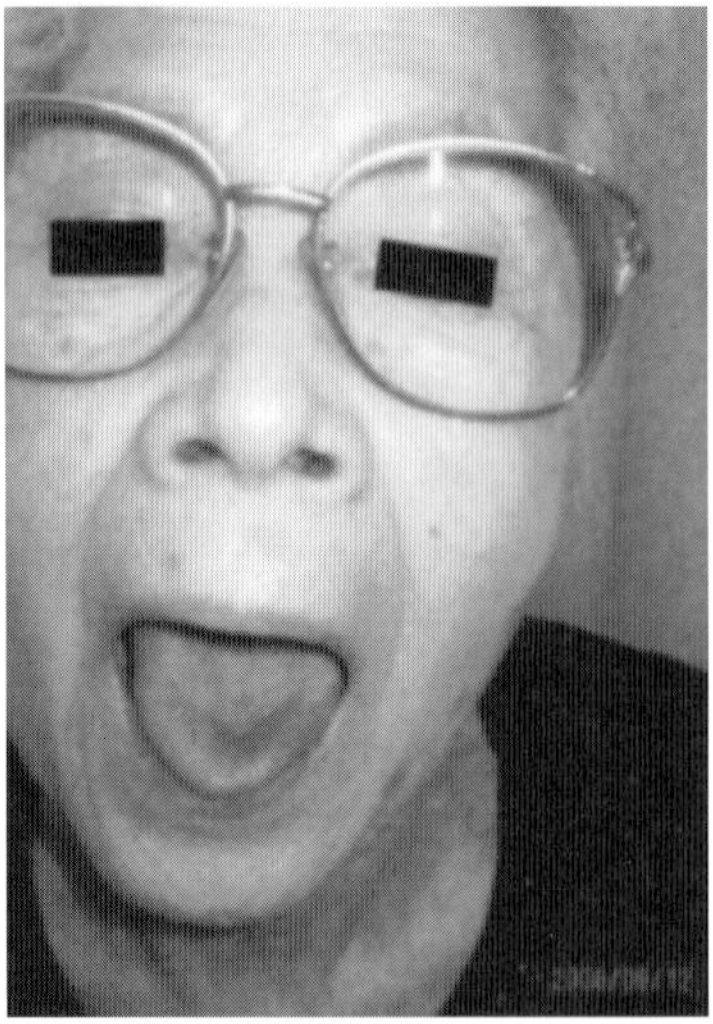
写真11

血圧：一四〇／七〇
腹証：上腹はベニア板状
臍周囲に圧痛
臍下〜下腹部は硬い
便塊を触知する

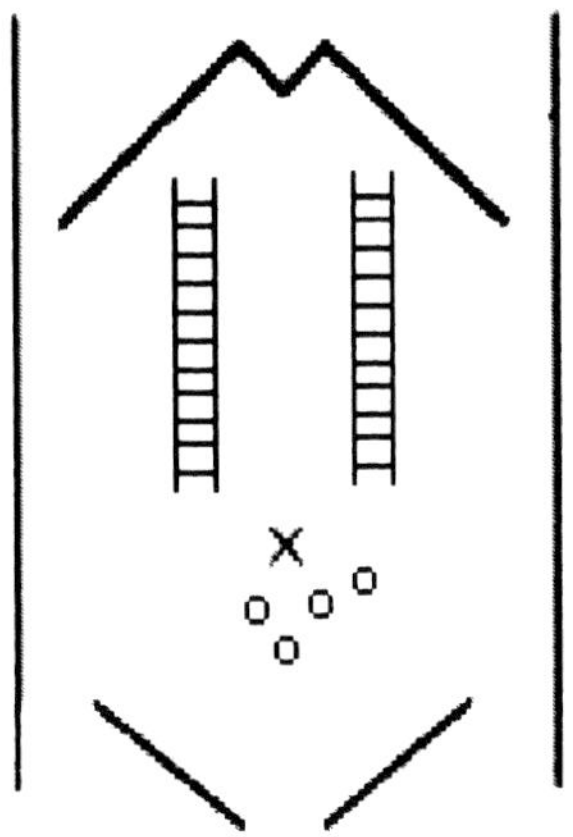

図３

［経　過］体は写真12のごとく虚している上に、写真13の胸写所見より肺結核の再燃を考えたが、ここは東洞流に腹の毒が原因と考え一三三ツムラ大承気湯七・五ｇ／日を投与した。

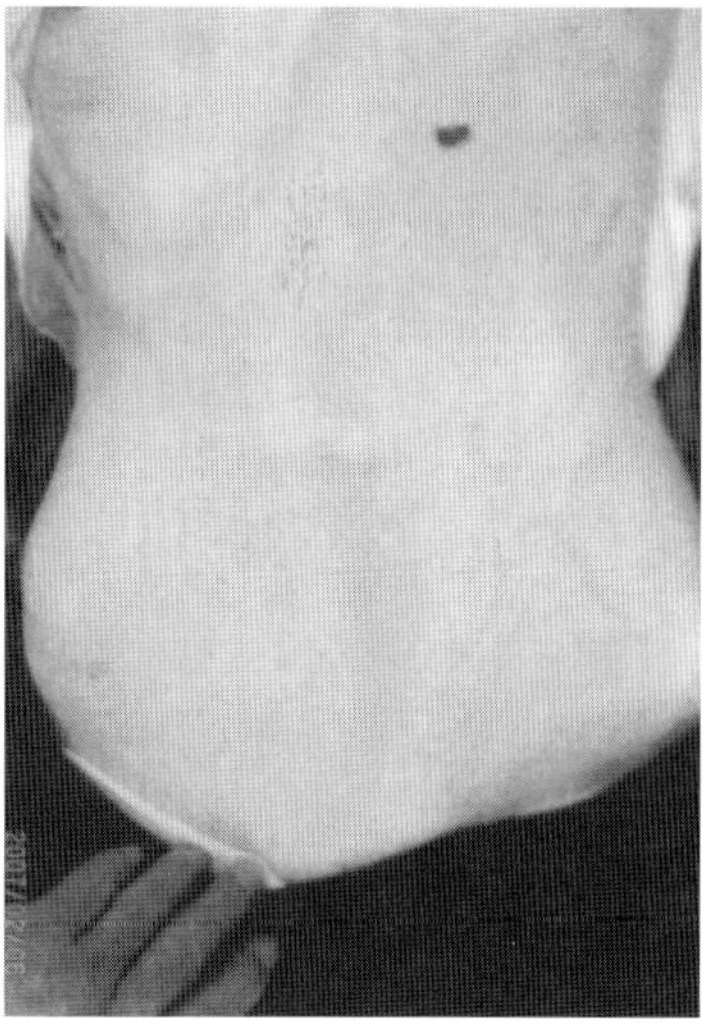

写真12

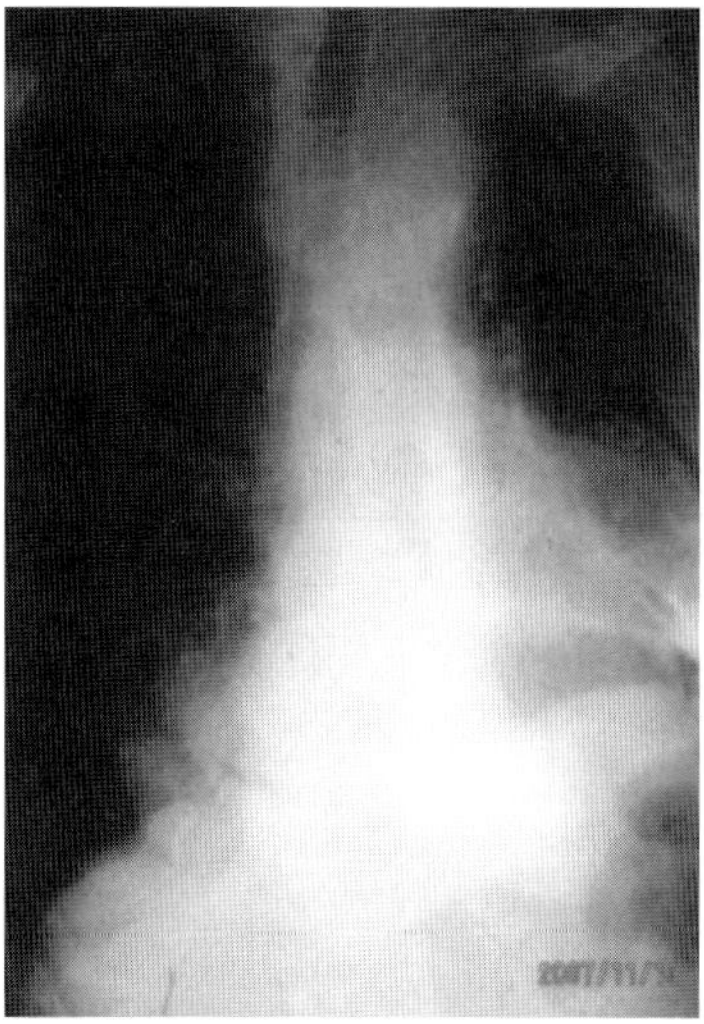

写真13

便が気持良く毎日二〜三回出、それにつれ下熱し、二週間後には快調となった。

◇自験例　五一歳　女性

［主　訴］高熱、腹満、便秘

［現病歴］日頃はドライアイに対して漢方治療（明朗飲加菊花、枸杞子）中の、写真14のような虚証タイプの方である。

一週前にインフルエンザに罹患し、様々な西洋薬を近医で処方され服用したが、スッキリせず三八℃以上の高熱が持続し「体があつく頭が割れるように痛い。汗が全身から出て非常に口が乾く」と言って平成十七年十一月十日来院した。

［現　症］やせ型、脈沈緊、血圧一一四／七六

舌はやや紅舌、厚白苔。腹証は臍を中心に実満し圧痛を認め下腹に硬い便塊を触知した。

便は五日間出ていないと言う。

［経　過］見かけは虚しているが、インフルエンザによる陽明病状態と診断した。そこで一三三ツムラ大承気湯七・五g／日を投与した。

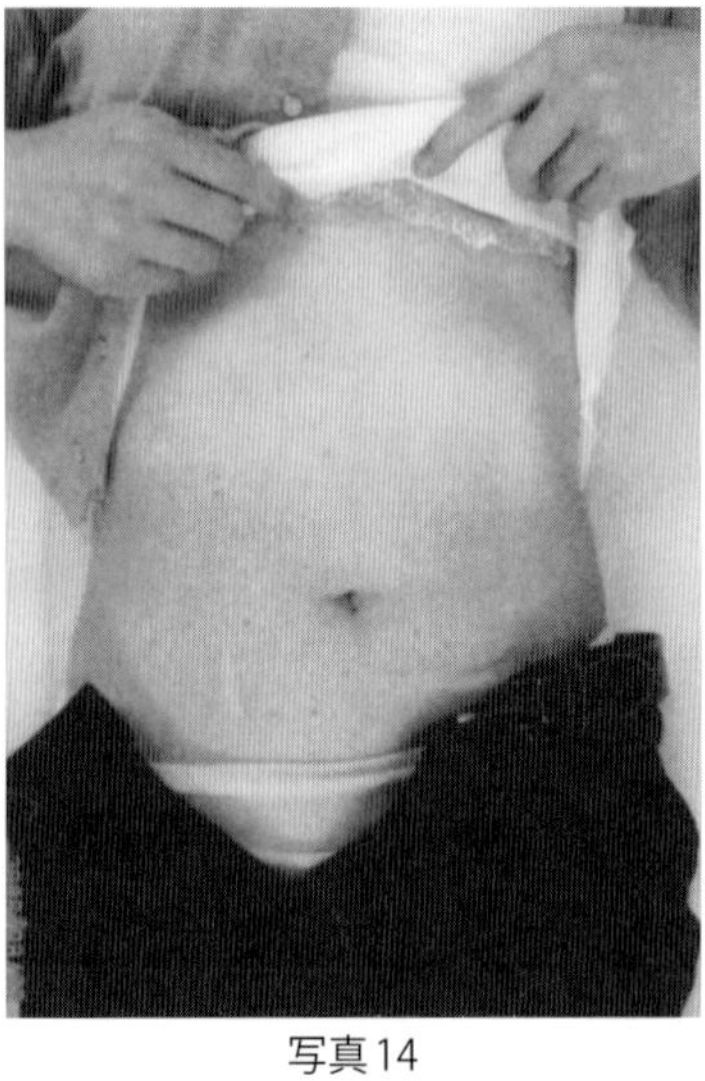

写真14

三日後に来院した。大承気湯服用後「臭い便がいっぱい出て、それにつれて熱が下がり気分が良くなった」と言う。現在、頭痛もない。体温三六・一℃、腹満も消失していたので廃薬とした。

［考　按］呈示した二症例は見かけは虚証であるが、高熱、腹満、便秘、譫語等の邪実の証拠を認めれば、大承気湯等の瀉下剤を迷わず使用して下すべきであることを示している。Septic shockに対してスペクトラムのあった抗菌剤を併用するのと基本原理は同じと思われる。

それに対し体力が実証で邪気盛の症例を報告する

現代はメタボリック症候群に代表されるように体力も腹力もあり内臓脂肪もたっぷり貯えた人が数多く見られる。雑病として診る時には大柴胡湯や防風通聖散をベースに使用することが多いと思われるが、急性疾患を併発した場合には大承気湯を使うチャンスが出てくる。具体的な症例を呈示する。

◇自験例　五五歳　女性

［主　訴］めまい、腹満、便秘、悪心

［現病歴］この一週間、ストレス食いしたという。二日前天井がぐるぐる回るめまいが生じ上腹部～臍のあたりがはって胃も痞え、悪心がひどいと言って平成十九年四月十六日受診した。

この二週間便が殆ど出ていないと言う。

［現　症］身長一五二cm、体重七二kg。腹囲一〇二cm、写真15、16のように掌々たる肥満の方である。

脈八〇／分沈緊、血圧一三八／八二
腹証：臍を中心に実満し心下〜臍下部まで抵抗、圧痛を認めた。
［経　過］主訴のめまい、悪心に対して苓桂朮甘湯も鑑別に入れたが、食べ過ぎが誘因となり元来の便秘をベースに腹満が原因となったと考えツムラ大承気湯七・五g／日を投与した。翌日、大量排便後、腹満が次第に減少し、それにつれ、めまい、悪心が改善。一週間後にはすべての症状がなくなり廃薬とした。

コメント

主訴が何であれ、腹満、便秘がある時は一度下してみることは漢方にとって大切な治療法のひとつである。

雑病への応用

◇症例　自験例　八一歳　男性
［主　訴］夏バテ、腹満、便秘
［現病歴］日頃は高血圧症、糖尿病に対しオルメテック（20）1T、

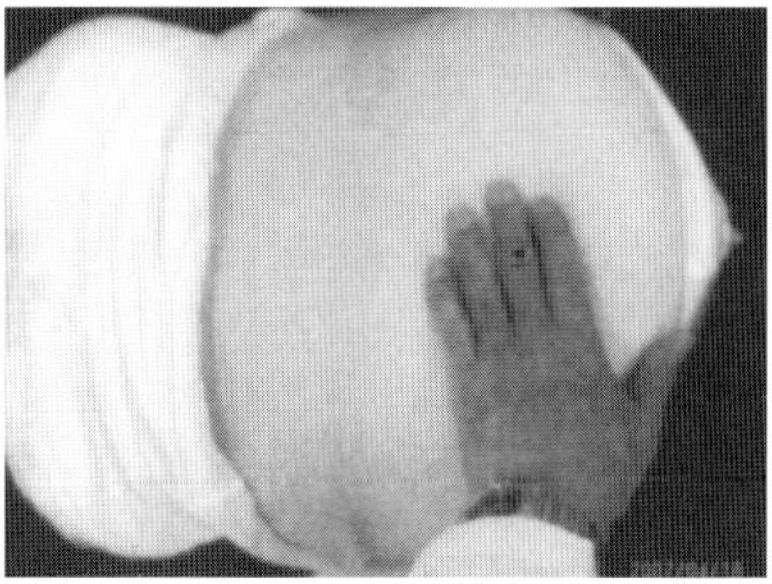
写真15

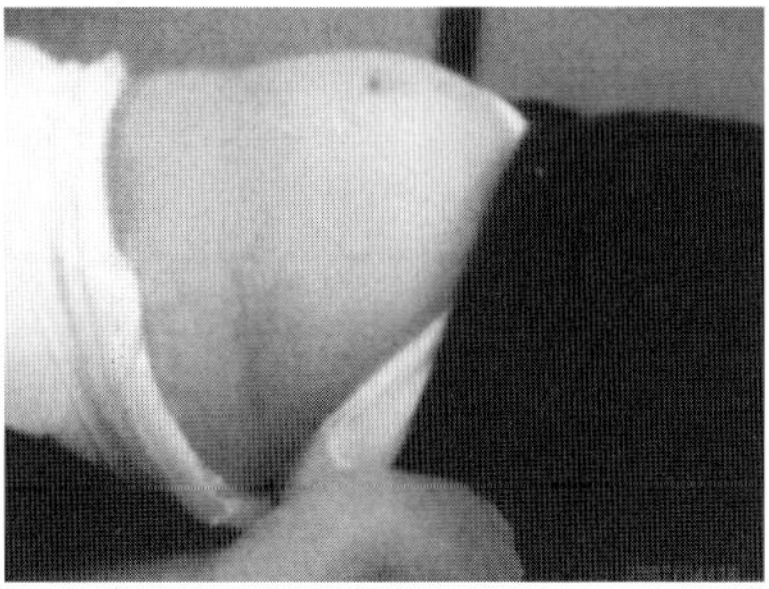
写真16

カルブロック（16）1T、アマリール（3）1Tで長年診ていた患者である。
平成十九年八月に入り、外出して毎日歩いていた所、汗が出て口渇し、水を大量飲んだ。夕方から体がきつくなり、便秘がひどくなり、腹も脹る。食欲もないと言って八月六日来院した。
[現　症] 身長一六二cm、体重六一・五kg、腹囲九一cm（写真は三ヶ月前のもの）
脈：沈実、八〇／分、血圧一五二／九二
腹診：腹力中等度、臍～心下を中心に膨満し圧痛を認めた。
[経　過] 四一ツムラ補中益気湯七・五g／日を処方した。
ところが一週たっても体のきつさがとれないばかりか腹満、便秘がひどくなりイライラして眠れないと言う。

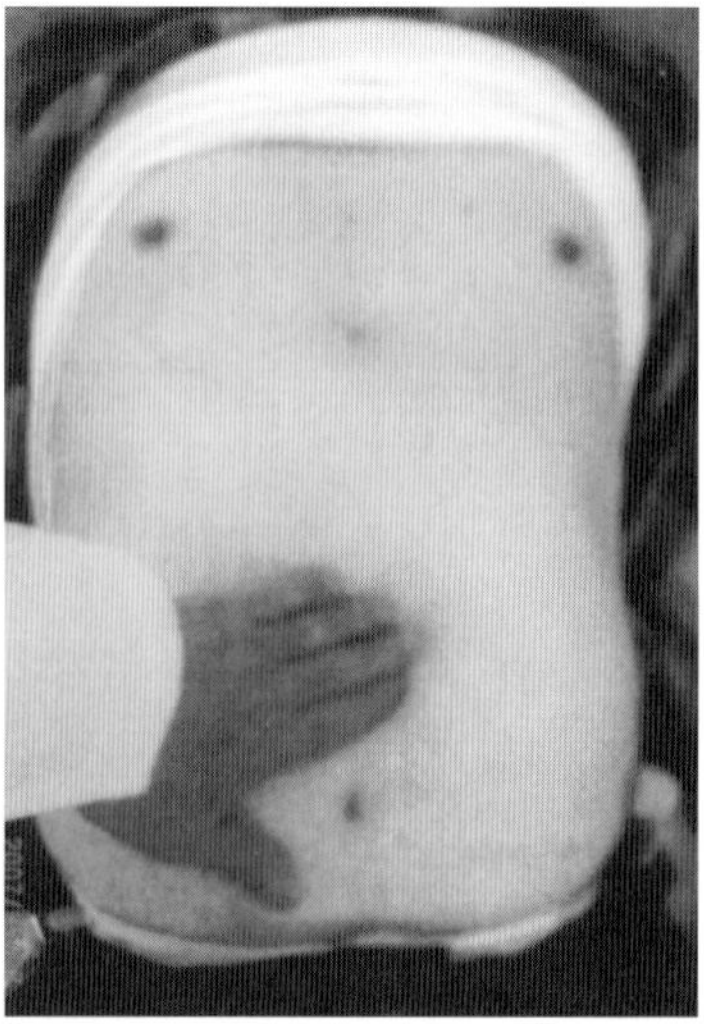
写真17

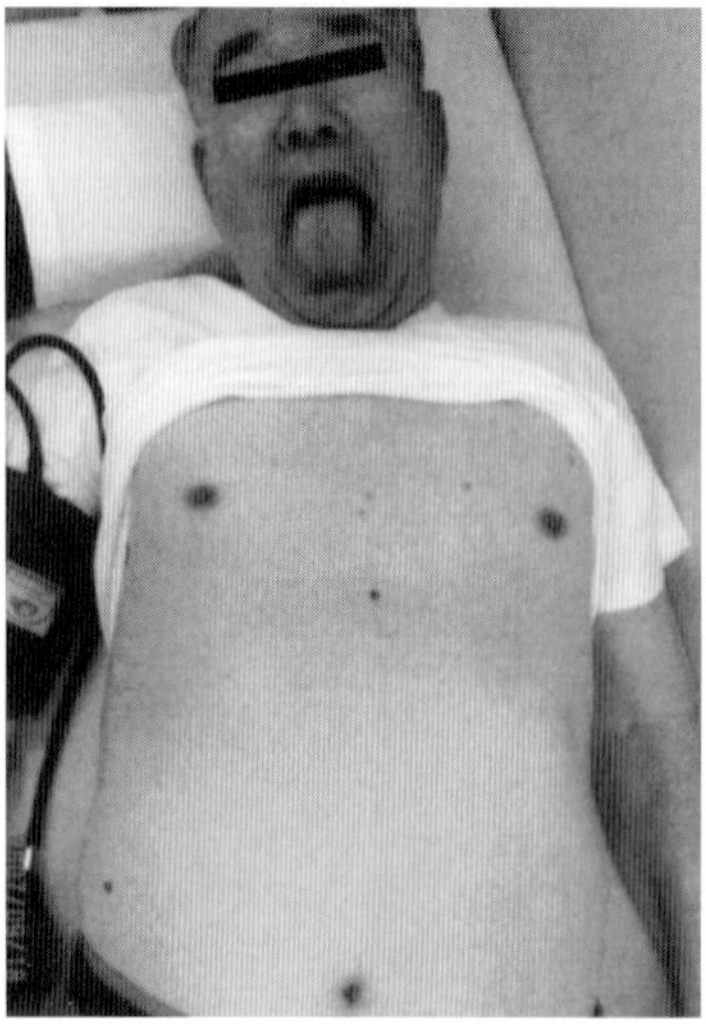
写真18

そこで一度下してみてはどうかと思い、一三三ツムラ大承気湯七・五g／日に切りかえた。一週後に来院。臭い便が毎日一大量に出、その後腹満、イライラがなくなり体のきつさが全くなくなった。

「継服したい」と言う。「先生『一三三』は夏バテの漢方薬ですか」と質問するので「貴方にとってはそうかもね」。

以後、大承気湯二・五g／就寝前で経過順調である。

さて大承気湯を使うポイントは尾台榕堂の『類聚方広義』（創元社『類聚方広義解説』藤平健主講より）では、東洞の『方極』の「腹堅満し或は下利臭穢、或は燥屎の者を治す。凡そ、燥屎有る者は臍下必ず磊（らいら）たり。肌膚必ず枯燥する」が参考になるが、やはり腹診が特に大事であり、稲葉克文礼の『腹證奇覧』（図4、5）、和久田寅叔虎の『腹證奇覧翼』（図6、7）の腹証図が決め手となる。

特に図4、図6の典型例だけでなく図5、図7の腹証を示すケースのあることを知っておくことが大事である。

『傷寒論』の解説はそれこそ多くの先達が色々な立場でなされている。

私は中西深斎の『弁正』が中でもスタンダードなものと思っているが、その師の東洞先生の『輯

大承《だいしょう》気《き》湯《とう》の證Ⅰ（前編上冊）

前ハ腹堅満《ケンマン》
後ハ臍堅満

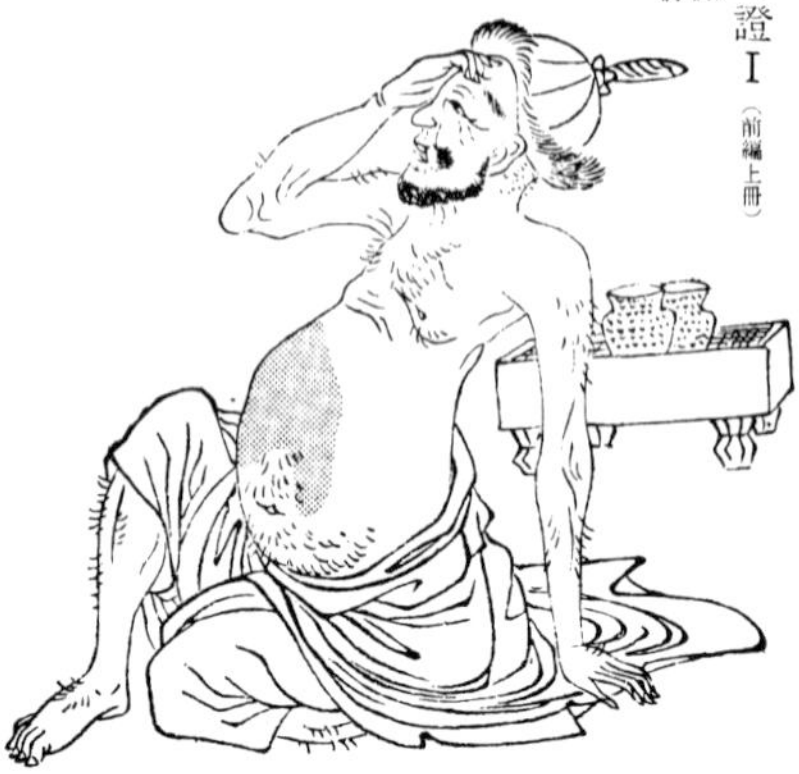

図4

大承《だいじょう》気《き》湯《とう》の證Ⅱ（前編上冊）

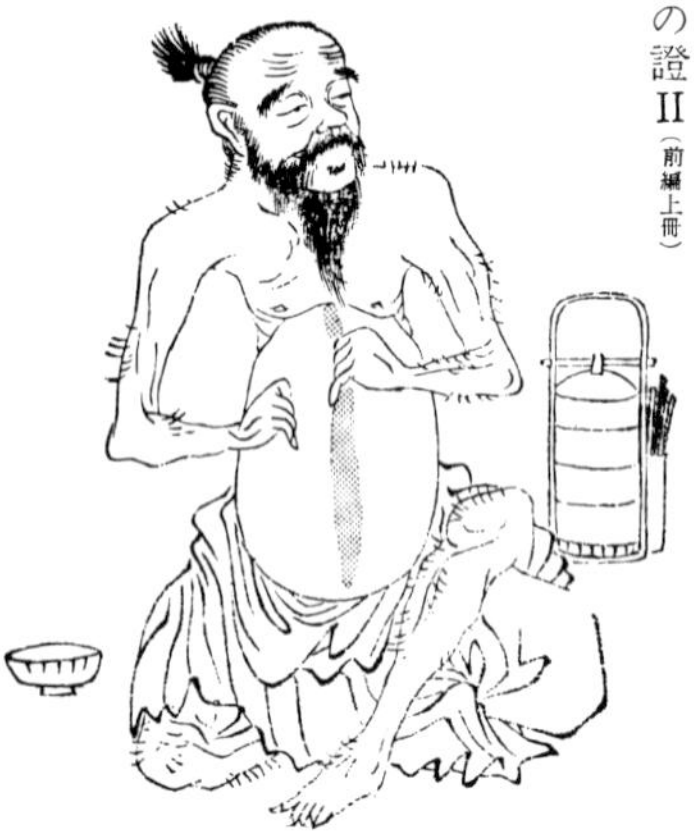

図5

大承《だいじょう》氣《き》湯《とう》の證Ⅰ（翼　三編上冊）

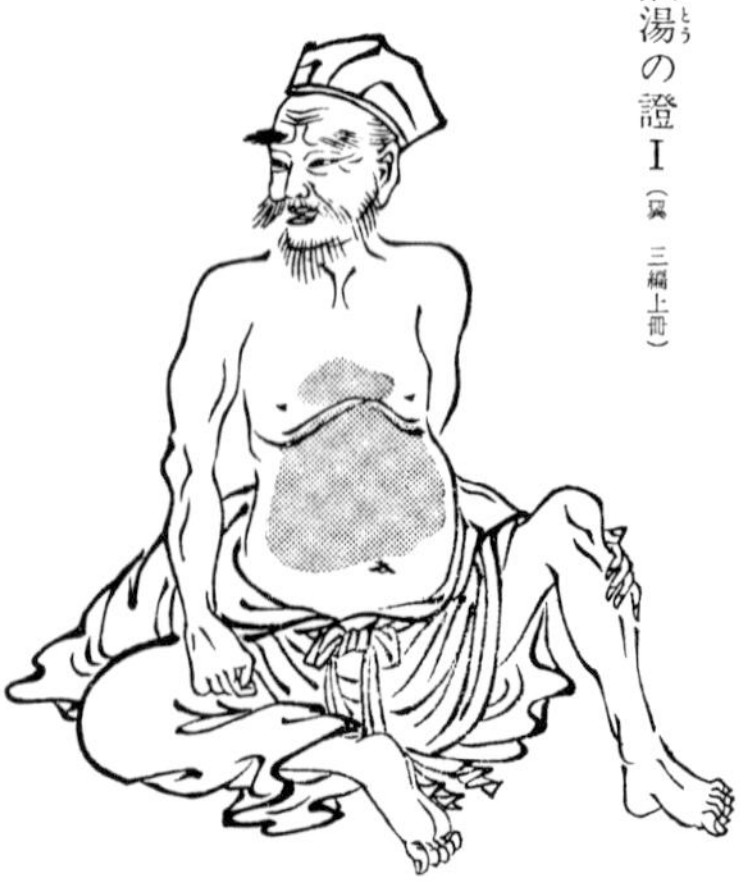

図6

大承《だいじょう》氣《き》湯《とう》の證Ⅱ（翼　三編上冊）

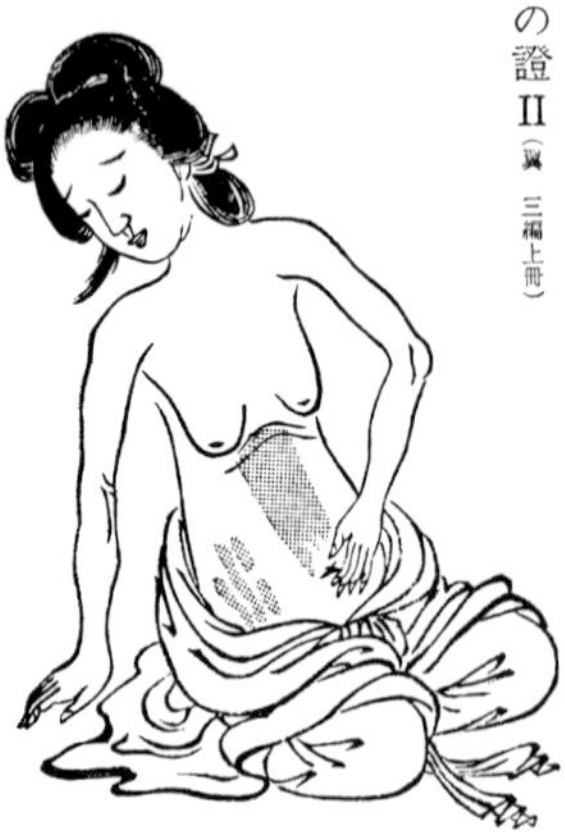

図7

光傷寒論』は中医学的な解釈になれている人間にとっては、それこそ「エッ、ホンマかいな」と眼を見はると言うか、開かせられると言うか、ウロコが落ちるとまではいかないが、ビックリする解釈が多い。ただし自分の少ない経験の中で東洞先生「そうおっしゃいますが」と言うケースがあり、この条文はそのままその通りに理解していいんじゃないか思える個所もある。

「傷実四五白身熱、悪風、頚項強ばり、脇下満ち、手足温にして渇する者は小柴胡湯之れを主る」

吉益東洞先生の考え（『輯光傷寒論』より）

「誤まりなり。小柴胡湯証にして渇して嘔せずは、是れ、柴胡去半夏加括蔞湯主る所なり。按ずるに《外台秘要》は柴胡桂枝乾姜湯と作る。亦た胸腹動有り。衝逆等の証無かるべからず。」

私の捉え方

そうおっしゃっても次の私の症例のようにこの条文通りの症状を示し小柴胡湯のみで快癒した例はいくつもある。

◇症例　七〇歳　女性

風邪をひいたと言って来院。発症して五日目と言う。身体が熱っぽいが外で風にあたると寒気がする。手足がホテる。口が乾く。脈沈弦、腹診で胸脇苦満を認めた。小柴胡湯投与二日分で諸症状が改善した。

又、東洞先生が言う所の胸腹動は「牡蠣」の、衝逆は「桂枝」の主治であるので、この症状は飽くまでこの条文が柴胡桂枝乾姜湯である場合に言える訳で小柴胡湯であれば見当違いである。

同じ事は東洞先生が使用していなかったと思われる四逆散についても言える。

「少陰病、四逆。其の人或は欬し、或は悸し、或は小便不利。或は腹中痛み、或は泄利し、下重する者は四逆散之れを主る」に対して

「方意、明ならず。舎てて論ぜす」

「傷寒八九日、之れを下し、胸満煩驚し小便不利、譫語し、一身盡く重く転側すべからざる者」（柴胡加竜骨牡蛎湯）についても

「方意明らかならず。故に舎てて論ぜず」とコメントしている。

確かに私が調べた範囲では、東洞先生の『建珠録』『配剤録』『配剤記』には柴胡加竜骨牡蛎湯もだが四逆散は一例も使用されていない。東洞先生が使ってなかった当帰芍薬散を『続建珠録』で最多

使用の南涯も両処方は使用していない。

一方に対して一条文しかないものは方意がしぼりきれていないので使用しない、あるいは使用出来ないと言うことであろうか。

柴竜湯は、東洞翁の著わす所の『方極』には出ていなくて、「大いに世に行われたが、然れどもその文、簡を要す。初学に便ならす、蛇足に似たりと雖も、然れども亦、翁の口授する所を輯めて、而して担易にして鄭重、故に後進をみちびく一助と為さん」と欲して編集された『方機』には小柴胡湯、柴胡加芒硝湯、柴胡去半夏加括蔞湯、柴胡加桂枝湯、柴胡桂枝湯についで出てくる。

「本方の症にして胸腹に動ある者、失精する者（倶に応鐘）胸満煩驚する者」と書かれている。

余り得意ではないか、使用（親試実験）していなかったと以上より推定される。

又ノイローゼをよく診察していた和田東郭は四逆散は、多数使用していて『蕉窓方意解』に詳しく解説しているが、柴竜湯に関しては「小柴胡湯」「大柴胡湯」「柴胡加芒硝湯」ときて、次に柴竜湯は『是亦大柴胡湯方中に於て竜骨四両、牡蛎五両を加えたるものなり、～」とわずか五行しか書かれていない。余り使用していなかったと思われる。

尾台榕堂は条文通りの使い方をしている。

ただし、私達が今使用している柴竜湯は『傷寒論』本来の処方ではなくて、『外台秘要』の処方であり、先程出た和田東郭や南涯は大柴胡湯加竜骨牡蛎と考えていたが、尾台榕堂は『類聚方広義』にのっている生薬内容を使用している。

榕堂の『井観医言』より

◇症例

本石町、近江屋三左衛門の主管。

傷寒にて治を尾台榕堂に請う。之を診するに病人、何かブツブツ言いながら立ちさわぐを家人抱き止めようよう床上に臥さしめたり。

其症、腹満、大渇、舌上乾燥、歯断までも黒色にて錯語やまず。二便不通、脈沈微なり。因って大承気湯三貼を与え、下後復来り診すべしと言い帰りぬ。

大承気湯を用しかば臭わい黒便おびただしく下り三日目には精神頗爽然となりぬ。但、夜間恐驚して安眠せず。

因って柴胡加竜骨牡蛎湯を用い、三十餘日にして快復せり。

これが『傷寒論』の条文に基づく柴竜湯の本来の使い方と思うが、榕堂は『類聚方広義』の頭註にて「此の方、甘草、黄芩を脱するに似たり。」と言っているので本例に鉛丹を原典通りに用いたかは不明であるが、鉛丹の代わりに黄芩を入れて使用した可能性はある。
榕堂が頭註にあげている狂症、癲癇等は吉益東洞先生も見ていたと思われるが、余り得意処方ではなかったのかも知れない。

いくつか自験例を紹介する。

柴胡加竜骨牡蛎湯例

◇症例1　中◯◯　六三歳　男性

[主　訴] 不眠、胸苦しさ、血圧が高く首肩が凝る
[既往歴] 三十歳頃、胃潰瘍
[現病歴] 以前より神経質な性格で、少しでも気になる事があると不眠傾向にあったが、平成十二年八月に妻と旅行し、ささいなことで喧嘩したのをきっかけに増々入眠が悪くなり、浅眠、多夢、小さな物音ですぐ覚醒するようになり日中はイライラして血圧が上昇頚や肩が凝り、頭重感が持続、胸苦しさも出現した為、平成十二年十月十八日当院を受診。
[現　症] 体格栄養状態良好、食欲は変わりなし。便は便秘と下痢を繰り返す。
脈八四／分、沈弦、舌は紅舌で白苔、血圧一六二／一〇〇㎜Hg。

腹診：腹力、中等度以上で右に胸脇苦満、臍上～傍悸。

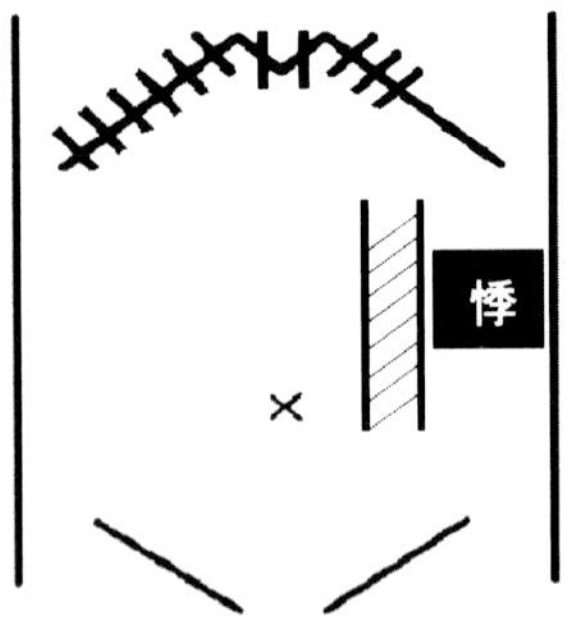

図8

［漢方的診断］

病位・病期：半表半裏、少陽病、肝うつ

病勢：実証

薬方：柴胡加竜骨牡蛎湯

［経　過］以上より腹証も参考にして、柴胡加竜骨牡蛎湯加葛根三・〇、黄連一・五、釣藤三・〇を煎薬で投与した。

一週後は気分が少しずつ楽になりイライラ感、頭重感、肩凝り軽減、だいぶよく眠れるようになった。

血圧一四二／八〇。

「先生に言っていなかったが胃もちょくちょく痛んでいた。」と言うので、前方加芍薬三・〇、甘草二・〇を追加。

三週後、頭重感、胸苦しさ、不眠、腹痛すべて改善「気分がすごく楽になった」と言う。

血圧一三六／八〇。

以後、継服して体調は心身共に極めて良好で血圧一三〇／八〇前後にコントロールされ「夫婦仲もお陰で良くなりました。」との事。

◇症例2　古〇〇地　六三歳　男性

［主　訴］頻脈発作と精神不安

［現病歴］平成十二年十一月末、急性心筋梗塞にて居住地の県立病院循環器科に入院、ＰＴＣＡを受け、心筋梗塞はよくなったが、その後度々頻脈性心房細動となり種々の薬剤で改善しない為、平成十四年一月にはカウンターショックを施行されたが一時的ですぐ再発。

この一週間は一〇〇～一二〇／分の頻脈性心房細動が持続し胸苦しく今にも死にそうな感じで不安で居ても立ってもおれなく平成十四年二月二二日当院を受診した。

［現　症］体格、栄養状態は良好だが不安そうで落ち着きのない顔貌。食欲は不良。睡眠は不安のためすぐ醒める。二便は良好。

脈一〇〇～一一〇／分、結代。血圧一六二／八〇、舌、紅舌、白苔

腹診：腹力は中等度以上で右にハッキリした胸脇苦満、臍上悸を触知。

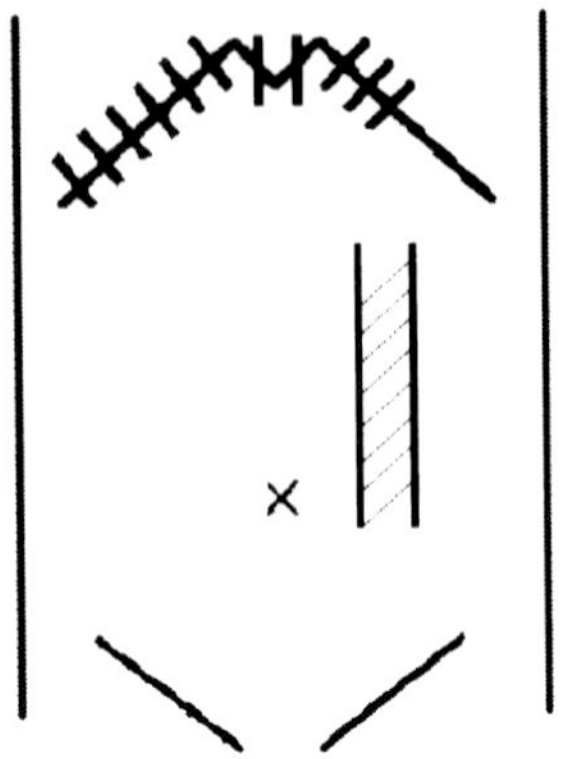

図9

［参　考］服用（ニトロールR、バイアスピリン、メインテート、レニベース、ワーファリン、リポバス、ベブリロール）

［漢方的診断］

病位・病期：少陽病、半表半裏、肝うつ

病勢：実証

薬方：柴胡加竜骨牡蛎湯

［経　過］以上と腹証より、柴胡加竜骨牡蛎湯加葛根三・〇、黄連一・五を煎じ薬で投与した。

二週後に来院。漢方薬服用後三日目頃より脈拍数も八〇～九〇／分となり胸苦しさ、不安がだいぶとれ、現在は気分が落ち着いてきた。血圧一三六／八〇、脈は結代（心房細動）しているが六八／分。

四週後、心電図上の心房細動は持続しているが胸苦しさ、不安はなくよく眠れるという。

以後平成十四年十二月まで継服して心身状態良好な為、廃薬とした。

さて、この柴胡加竜骨牡蛎湯は出典の『傷寒論』では

「傷寒八、九日これを下し胸満、煩驚し、小便不利し、譫語し、一身尽く重く転側すべからざる者」となっている。

これは失われた処方（山田光胤著『漢方処方応用の実際』から）とされている。

すなわち

・現在使用されているのは傷寒論本来の処方ではなく外台秘要の処方である。
・康平本では又方としてあげてある。
・和田東郭、吉益南涯は大柴胡湯に竜骨、牡蛎と考えていた。
・尾台榕堂は『類聚方広義』で、この方は甘草、黄芩がぬけている。小柴胡湯の加味方だと言っている。
・湯本求真は『皇漢医学』で、小柴胡湯に竜骨、牡蛎、鉛丹、桂枝、茯苓、大黄を加えたものだ

と考えていた。

・山田光胤先生は「本方については昔からいろいろ問題があるが、現在用いられている『外台秘要』の処方で充分効果があるから実際にはこれでよい。原方には鉛丹が入っているが大塚氏の流涎がひどくなった経験から現在はこれを除いている。」と結論づけられている。

又『餐英館療治雑話』で目黒道琢は

・此方癇症並に癲症に用いて有効のこと。傷寒類方に見えたり。倩、当今の病人、疝気と気滞と肝うつと三証の病人十に七、八なり。肝うつ久しければ癇症となる。婦人別して肝うつ並に癇症多し。この場を識得理会すれば当今の雑病を療するに難かしからず。

と述べている。

尾台榕堂（おだいようどう）（一七九九～一八七〇）幕末日本漢方医界の巨星

『類聚方広義（るいじゅほうこうぎ）』では

柴胡加竜骨牡蛎湯の頭註にて

①狂症、胸腹の動甚しく、驚擢人を避け、兀坐して独語し、昼夜寐ず、或は猜疑多く、或は自死

せんと欲し、床に安んぜざる者を治す。

②癇症にして時々寒熱交作り、欝欝として悲愁し、多夢少寐、或は人に接するを悪み、或は暗室に屏居し、殆んど労瘵の如き者を治す。

この場合の癇症：万病回春で言っている意識の昏乱、狂叫、奔走の病をさしている。

③癲癇、居常胸満上逆し、胸腹に動あり、毎月二三発するに及ぶ者は、常に此の方を服し懈らざれば、則ち屢発するの患無からん。

と精神症状やてんかんへの応用についてコメントしている。現代はストレス社会であるので、この方は使うチャンスが非常に増えてきた（当院では）。

又、四逆散に関して榕堂は類聚方広義の頭註では、「散よりも湯で使用した方が反って佳し。痢疾、累日下痢止まらず、胸脇苦満し心下痞塞し、腹中結実して痛み裏急後重する者を治す」としか述べていないので、ノイローゼ等には余り使用していなかったと推定される。

そうだとするとこの四逆散を痢疾以外のノイローゼを含めた雑病に応用する際には和田東郭のコメントが古典的には一番参考になりそうである。

目黒道琢も『餐英館療治雑話』の「四逆散の訣」で「此方当今、肝うつの証多きゆえ此の方の応ずる証極めて多し。

和田家にては雑病人百人療すれば五、六十人は此の方に加減して用ゆ」と書いている位である。

しかし条文通りのケースは結構ある

四逆散

◇症例　七一歳、男性

二十歳台より手足が異常に冷え、レイノー病といわれいろいろな治療を受けたが全く改善しなかった。現在、前立腺肥大で某泌尿器科、また不整脈で近所の循環器科で治療を受けている。ところが特に誘因なく来院二〜三日前より低体温となり、手足の冷えが増悪し、食欲低下、全身倦怠感がひどく、日に三回ぐらいの軟便となり、平成十六年四月六日当院を初診した。

体格、栄養状態は良好で「望診」でやや赤ら顔であるがきつそうな顔貌、動作は物憂げ。「聞診」では声量普通、論旨は明快。「問診」では食欲なく軟便がちで動くと動悸がし入眠が悪いと言う。毎日、日本酒一合、タバコ十本を嗜んでいる。

方剤投与の決め手となったのが「切診」である。

脈診で沈弦滑であり、舌診で紅舌、胖、白滑苔、そして腹診では腹力中等度で両側性に比較的ハッキリした胸脇苦満と臍下に及ぶ腹直筋の攣急を認めた。

以上より本例の手足の冷えや低体温は肝うつ（熱厥）によるものと考え四逆散を煎じ薬で投与した（四月六日）。

七日、「昨夜は久しぶりによく眠れた」。

八日、食欲も元気も出た。

九日、体の低体温、洗面時のレイノー症状が改善した。

十日、諸症状がほとんどなくなり「大変調子が良い」と言う。

約三ヶ月継服させ廃薬とした。


さて本例は主訴だけからは少陰病の真武湯証や四逆湯類のように思えるが、診察してみると四逆散証であった。本剤は『傷寒論』では少陰病篇に「少陰病、四逆し～」と出てくるが本態は「肝うつ」によって起こる手足の冷えである。

吉益東洞は一見、茯苓四逆湯証と思われる症例を大承気湯で治した経験を『薬徴』の〝乾姜の弁誤〟で報告している。

結論は冷え症と言っても色々な状態があり当帰や乾姜や附子の入った方剤だけではなく、丁

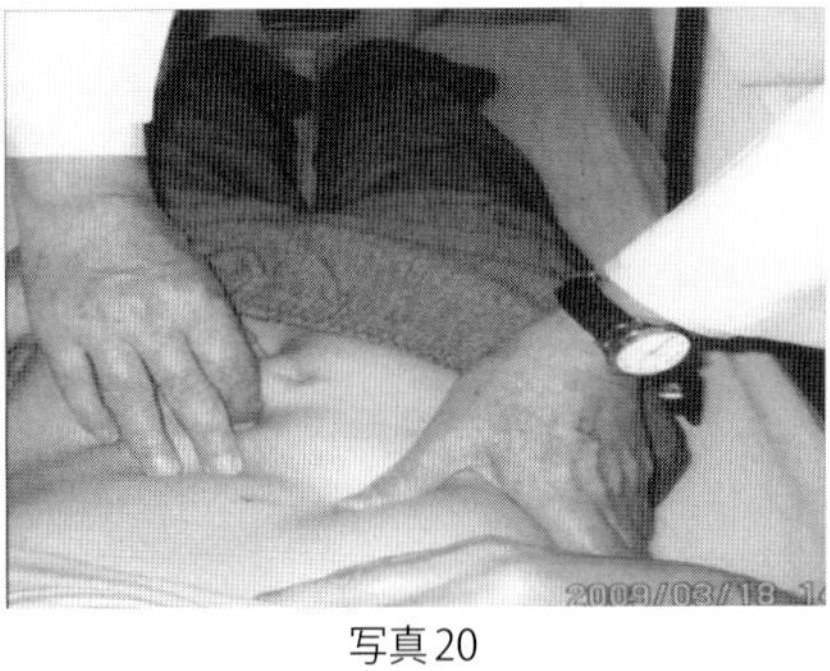

写真20

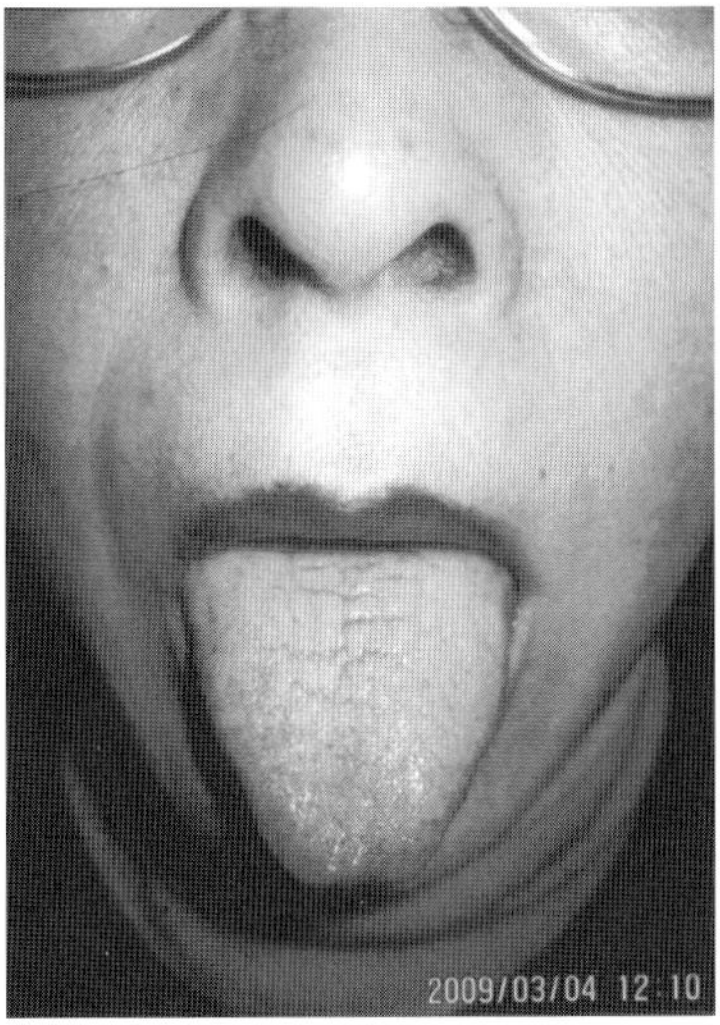

写真19

寧に脈診や腹診をした上で薬方を決定すべきだと言うことである。
すなわち主訴は何であれ、やはり四診が大事である。

四逆散即ち肝厥の虚証タイプを報告する

抑肝散加陳皮半夏合人参湯

◇症例　六二歳　女性

家庭内のゴタゴタがあり怒りがあるが処理できない。四～五日前、食欲なし、体がきつい。微熱感あるのに低体温三四℃。

腹診を参考に上記を処方。二週後来院して随分楽になった。「体と心が一緒になった」

一週前、体温三五・五℃→三六・八℃（現在）。

即ち肝厥による冷えにも虚実があると言う事である。

条文を参考にしながら腹診が決め手となった四逆散の応用例を報告する

◇症例1　足の深部静脈血栓症　T・T　五一歳　男性

歯科のドクターである。スポーツマンでよくテニスをしていた。

平成十九年六月二十日、走っていたら急にフクラハギが痛み出し肉離れと思い七月中は運動を止めていたが仕事は続けていた。

八月三一日右大腿が腫れたので九月一日、日赤を受診、立ち仕事による右下肢深部静脈血栓症と言われウロキナーゼとヘパリンの注射を受けしばらく仕事を休むように言われた。継続治療にもチットも改善しないと言って九月二九日当院を受診した。

［現　症］一七一cm、七一kg。脈沈弦、舌　紅舌、血圧一三二／八〇。

腹力中等度、両側性胸脇苦満、腹直筋攣急、下腹に瘀血と思われる圧痛あり。（写真21）

大腿は赤点の所で、周囲径を測定した所、右の方が左より約４cm拡大していた。（写真22、23）

［経　過］腹診を参考にして四逆散合桂枝茯苓丸

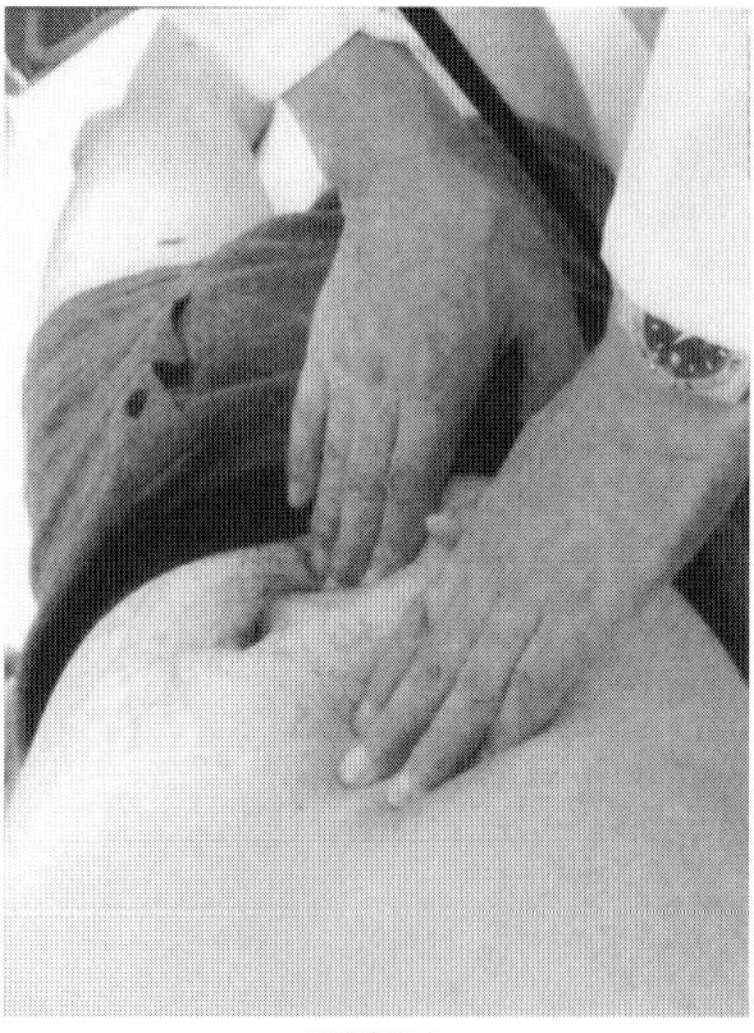
写真21

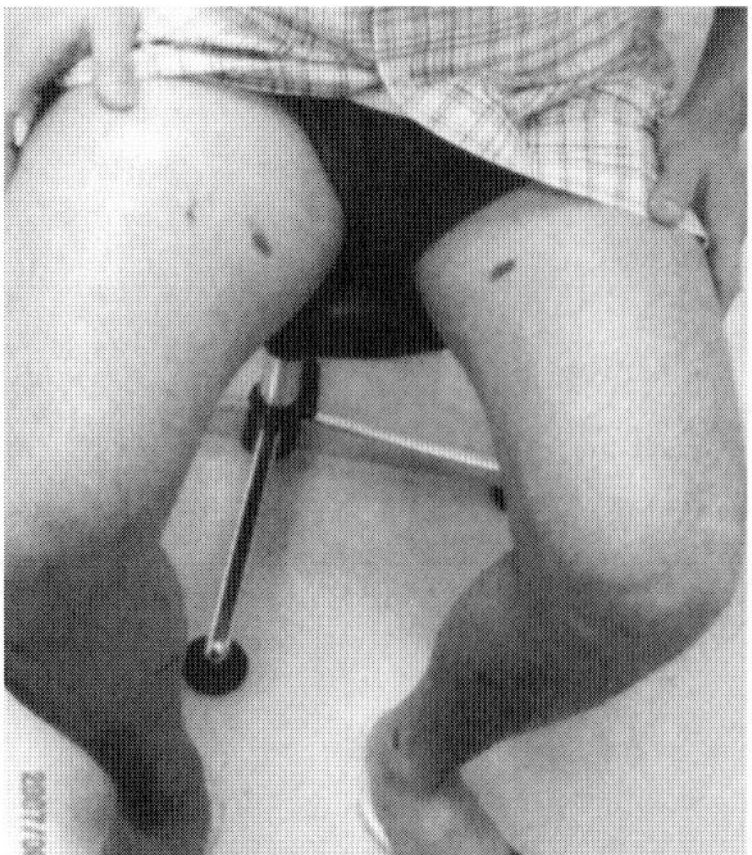
写真22

加薏苡仁を投与した。

日を追うごとに右大腿は細くなり（写真24〜26、十月二七日）、三ヶ月後元に戻った。

先日奥さんが来て「主人がとても明るくなり私にやさしくなった。先生のお陰です」と感謝された。

もう薬をやめましょうと言ったら「どうしても続けたい。あの薬は気分もよくなる」と言うので継服させている。

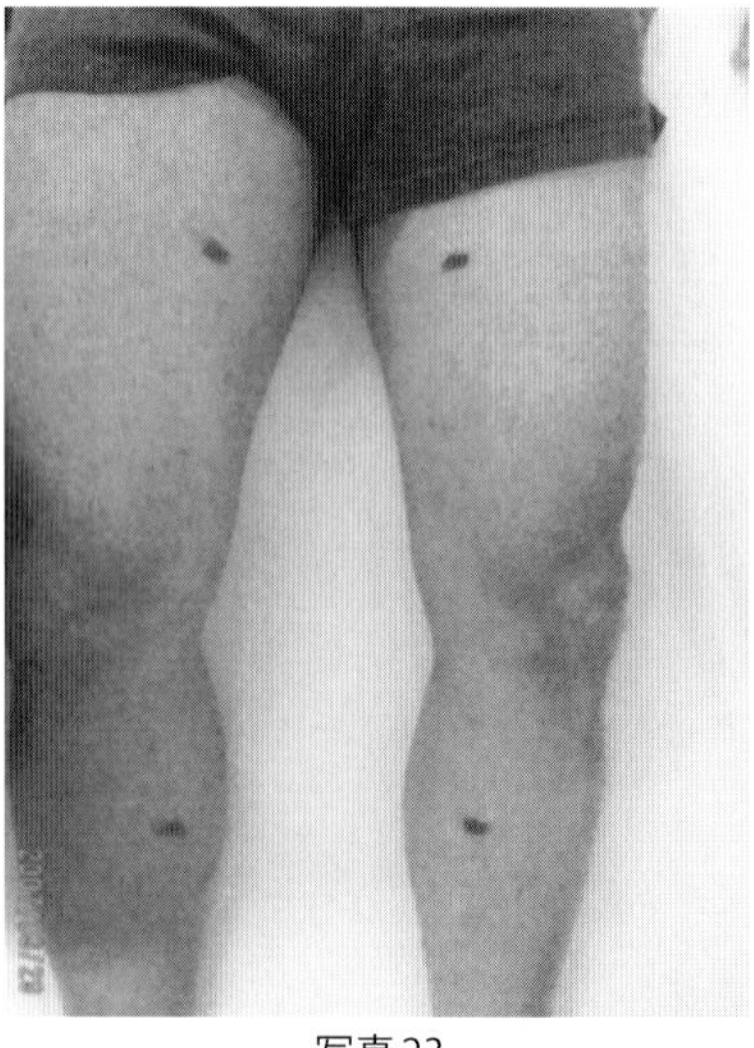

写真23

余談となるが、東郭は「抑肝散」も加芍薬として

「此薬も亦四逆散の変方なり。腹形大抵四逆散同様なれども拘れん腹表に浮びたるを抑肝散の標的とす。

四逆散は拘れん腹底に沈むを標的とすべし。其上抑肝の方には多怒も、不眠、性急の症など甚しきを主症とするなり。」として使用している。

なお東郭自身はこの四逆散を「稀代の霊方なり」と言っている。

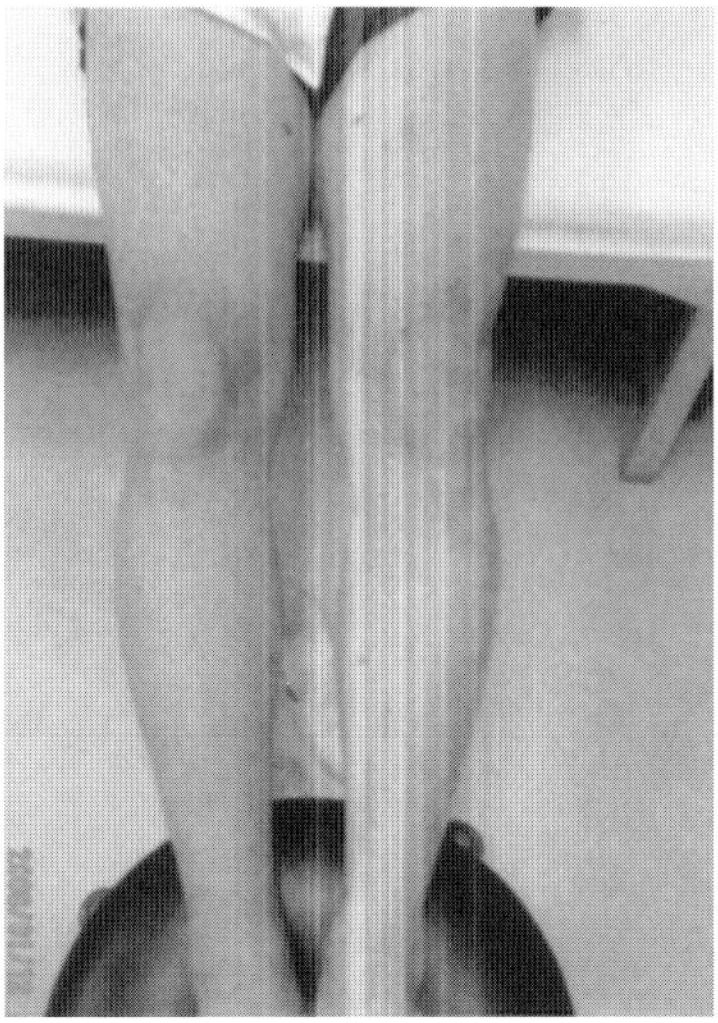

写真25

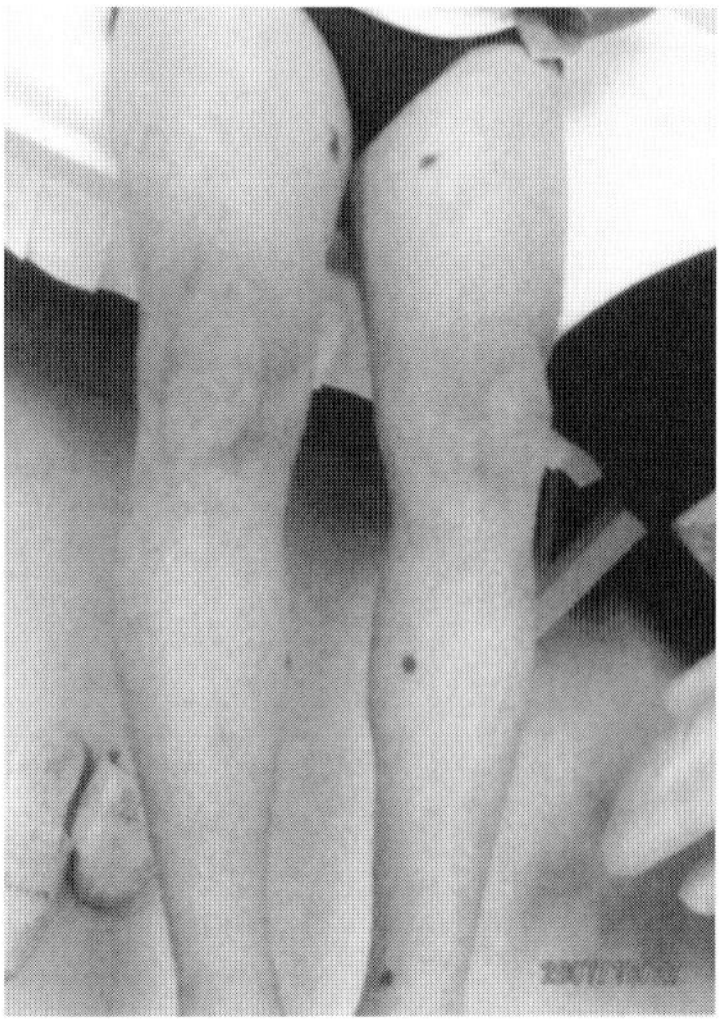

写真24

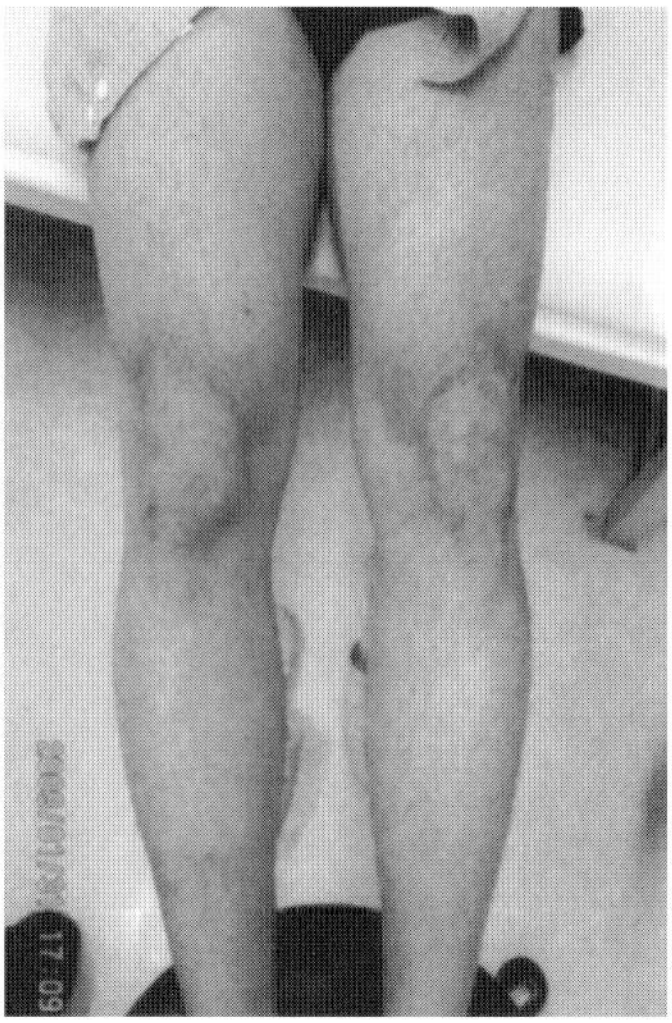

写真26

抑肝散加芍薬に対して

山田椿庭「夜話」

「抑肝散　是の方は余ノ疎肝の薬とは大に異なり是の方は脾胃を扶けて肝をゆるめる薬なり。当今世上一般芍薬を加て用ゆれども余、按ずるに芍薬は疏泄の品なれば立方の意に合わず、加えずして随分宜しき様なり。

又、名に抑肝というといえども立方の意は緩肝と言う位ならん。又、肝火亢ぶる人は多分脾胃虚のものなり。肝火亢ぶる故に脾虚するに非ず、脾虚する故に肝亢ぶるなり」

そこまではそうかなと思われるが、弟子の註に

「先生、常に此の方に羚羊角を加え甘草を相応に入て用いられたり」とある。

羚羊角は中薬学では平肝熄風薬に分類され熱極生風の高熱、痙攣や肝陽上亢の眩暈、頭痛等に用いられており、古人の言に「肝の病にあっては必ずサイ角を用う」とあり加芍薬と比べてドッチもドッチと言う気がする。

東洞は『輯光傷寒論』では薬方の無い条文は一切コメントしていない。

又私もそんなに真剣に読み込んでいない条文が特に少陰病篇にいくつかある。

例えば「少陰病、但厥無汗、而強発之、必動其血、未知従何道出、或従口鼻、或従目出、是

名下厥上竭、為難治」などである。

それに対し山田椿庭は、「一婦人齢五十余、疫を患い随分相応の疫にて何分了々たらず其の内、目けん少しく朱を塗るに似たり、是を問うに此頃より眼涙皆血なりと言う。～」先の条文をあげ「その証なり後果して不治にして没せり」。温病の血分証や現代医学のＤＩＣか分からないが、椿庭の『傷寒論』の理解の深さが知られる一例である。

●第4回　四逆散の症例

さて四逆散は私の頻用処方のひとつである。

現代は大変なストレス社会であり、そのためか心身を病む人が増えてきた。著者の在住する大分市でも心療内科や精神科クリニックが大はやりであり又会社内でもメンタルケアーが盛んに言われるようになってきた。中には十分なカウンセリングが行なわれずに安易に精神安定剤や抗うつ剤等が数多く投与されているケースが多いように私には思われる。飲んでいる人の顔貌は望診力のある医師が視ればすぐ分かる。副作用として口渇、口乾、腹満、便秘、尿不利等を訴え仕事の集中力が落ち又注意力も散漫になる場合もある。

著者に言わせるとなぜ漢方治療を試みないのだろうかといつも不思議に思っている。

統合失調症やそううつ病、うつ病の重症型等は西洋薬治療が第一かも知れないが漢方薬の方が良い効果を示すケースも結構あると感じている。

そんな漢方薬のひとつに先出の四逆散がある。東洞先生が証そなわらずと使用しなかった四逆散の条文通りの症例をつづいて紹介する。

条文通りの症例

◇症例2　H・A　七二歳　男性

[主　訴] 持続する咳

[現病歴] 一〇月初より、風邪をひいた覚えがないのにちょっとしたことで咳が出る。時にストレス時や緊張すると悪い。手足が冷えやすい。尿がスムーズに出ない。そちらは泌尿器科でハルナールをもらっているが、余り効果はなく緊張すると尿意が生じ便所に行くがスキッと出ないと言って一〇月二六日当院受診。

[現　症] 一七〇cm、六三kg、舌診やや紅、胖、薄滑苔、脈沈弦細、血圧一三〇／八〇、腹力中等度、両側性胸脇苦満、腹直筋攣急、少腹不仁

(写真1、2、3胸写)

[経　過] 肝うつがらみの咳、尿不利と考え腹症を参考にして35ツムラ四逆散七・五g分三／日を処方した。

一週間後、咳はほとんど出ない。尿はスムーズに出る。

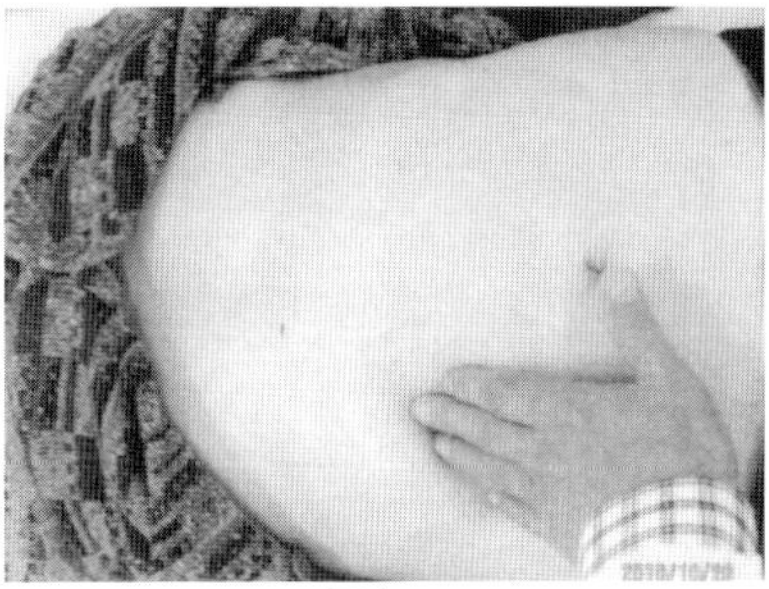

写真2

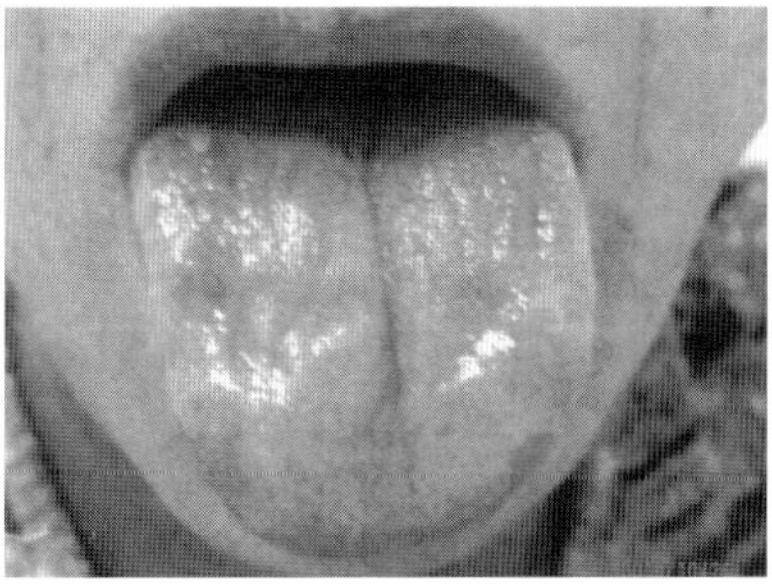

写真1

二週間後、全く問題なし。廃薬。

コメント

四逆散の「四逆し、或は咳きし～或いは小便利せず」の例である。

四逆散

◇症例3　M・Y　三七歳　男性

［主　訴］睡眠中に起った午前三時頃のめまい、動悸、時々胃痛

［現病歴］今年五月七日、特に誘引なく夜中（午前三時頃）急に激しい動悸で覚醒した。立ち上がろうとしたらめまいがした。不安の為、朝まで一睡も出来なかった。五月九日夕食後又動悸がして眠れなかった。胃も時々痛み出した。

仕事上の人に言えないストレスがあると言って五月一一日来院した。

［現　症］一六四cm、五三kg、やや不安そうで青白い顔色、舌診やや紅舌、胖、薄白滑苔（写真1）、脈沈弦細血圧一三〇／七二

［腹　証］腹力中等度、右やや強い両側性胸脇苦満と臍下に及び腹直筋の攣急を認めた（写真2）。

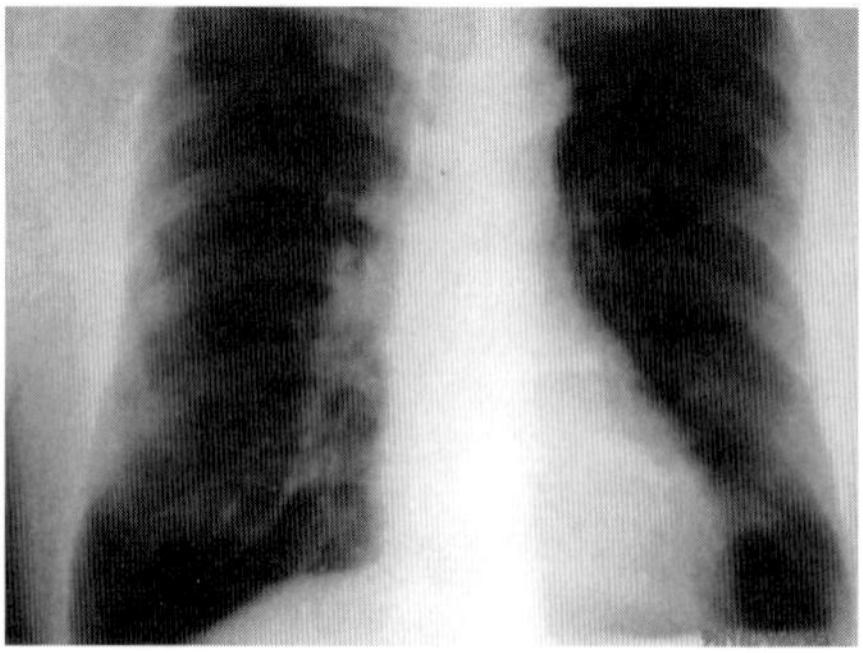

写真3

［経　過］35ツムラ四逆散七・五ｇ分三／日を投与した。

一週間後夜の動悸はなくなったが寝付きが悪いというので12ツムラ柴胡加竜骨牡蛎湯二・五ｇを就寝前に追加した。又大分医大循環器科へ依頼して二四時間心電図を取ってもらった所、問題なしと返事を得た。

以後、動悸も不眠も全く無くなり八月二八日廃薬した。

コメント

四逆散の「四逆し或いは～或いは悸し～」の症例である。

◇症例４　Ⅰ・Ａ　五二歳　女性

［主　訴］胃痛と手背の冷え
［現病歴］一〇年以上前より時々左上腹部の腫れ

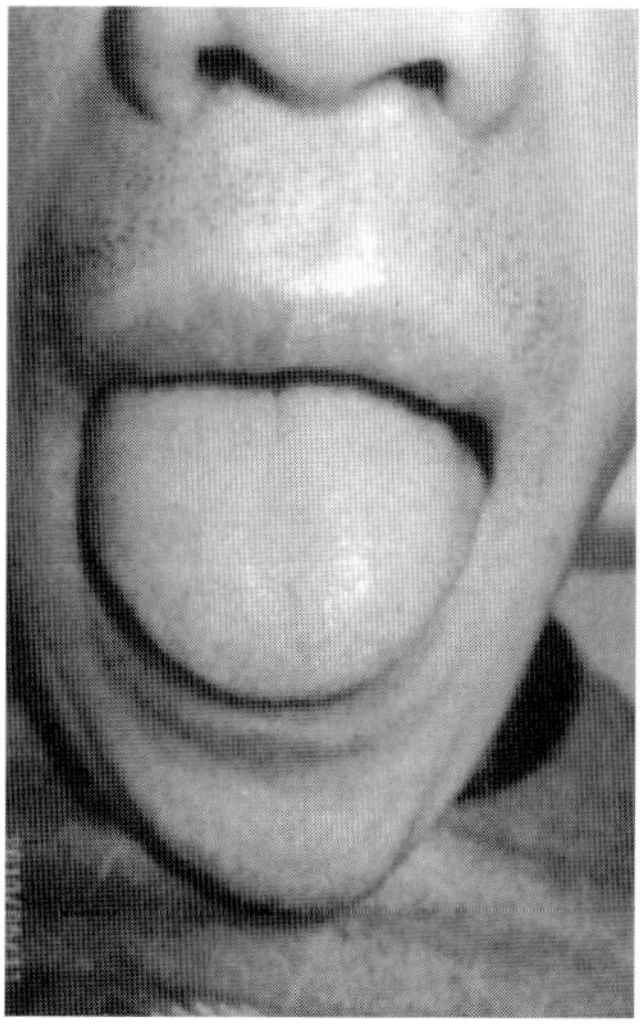

写真１

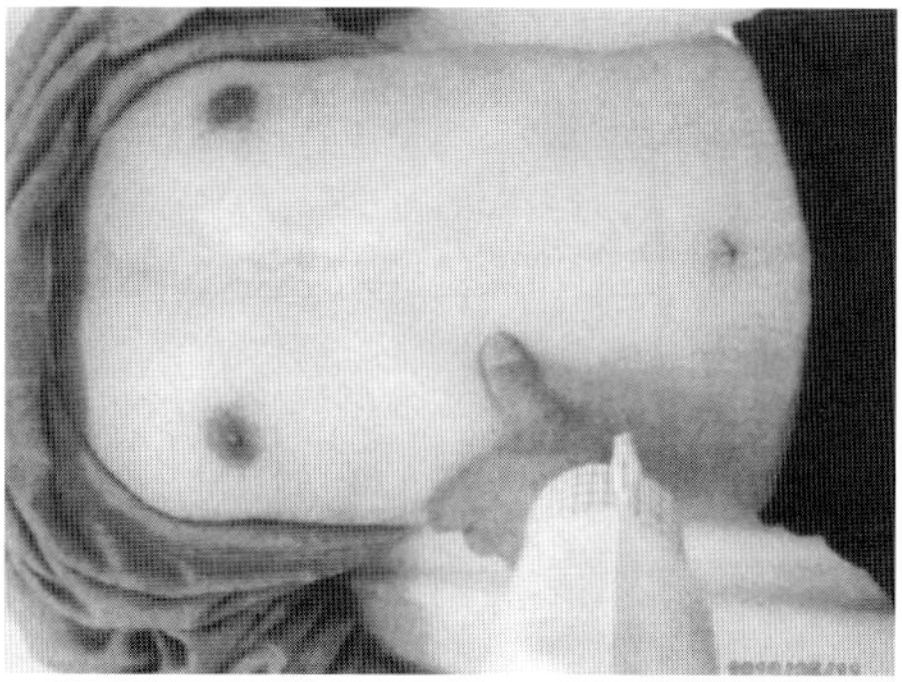

写真２

ている感じがし、押さえるとゲップが出て又排ガスする。西洋医学的にはあらゆる検査をし、ＰＰＩ等出されたが効果がない。
この三ケ月は手背がものすごく冷え空腹時は右上腹部がシクシク痛み食後は逆に左上腹部が張って苦しくなると言って一月一一日に来院した。
［現　症］一五八cm、五五kg、ゆううつそうな顔貌、舌診淡紅、胖、歯痕、薄白滑苔（写真１）、脈弦細、左関脈で強く右関脈は弱く触れる。血圧一三〇／七六
腹証：腹力中等度で右に胸脇苦満、左上腹〜側腹やや上部に打診で鼓音。特に右にハッキリした腹直筋のれん急を認めた（写真２）。
［経　過］35ツムラ四逆散七・五g分三／日を処方した。一週間後には著明改善、一ヵ月後には胃症状も手背の冷えも無くなった。

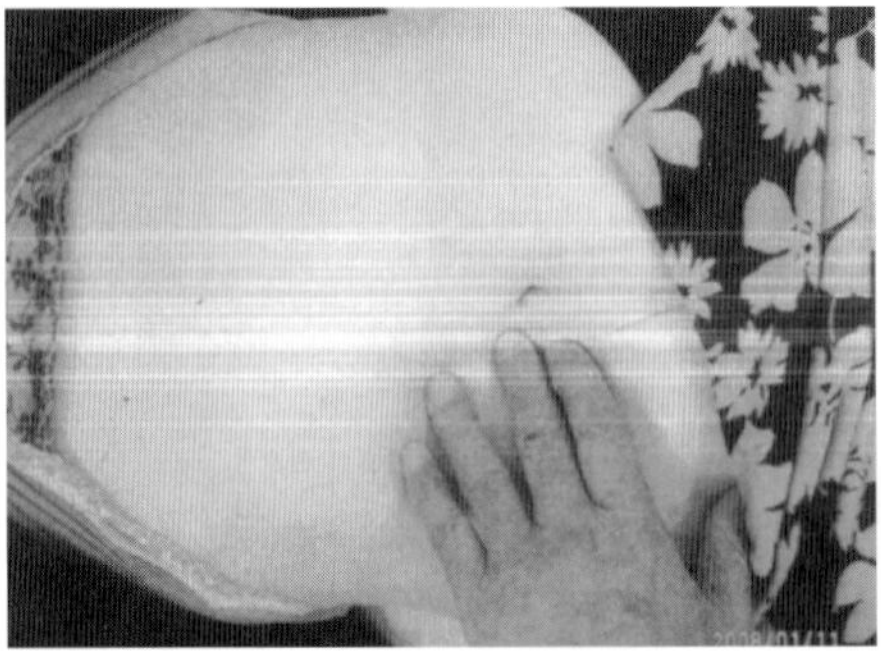

写真２

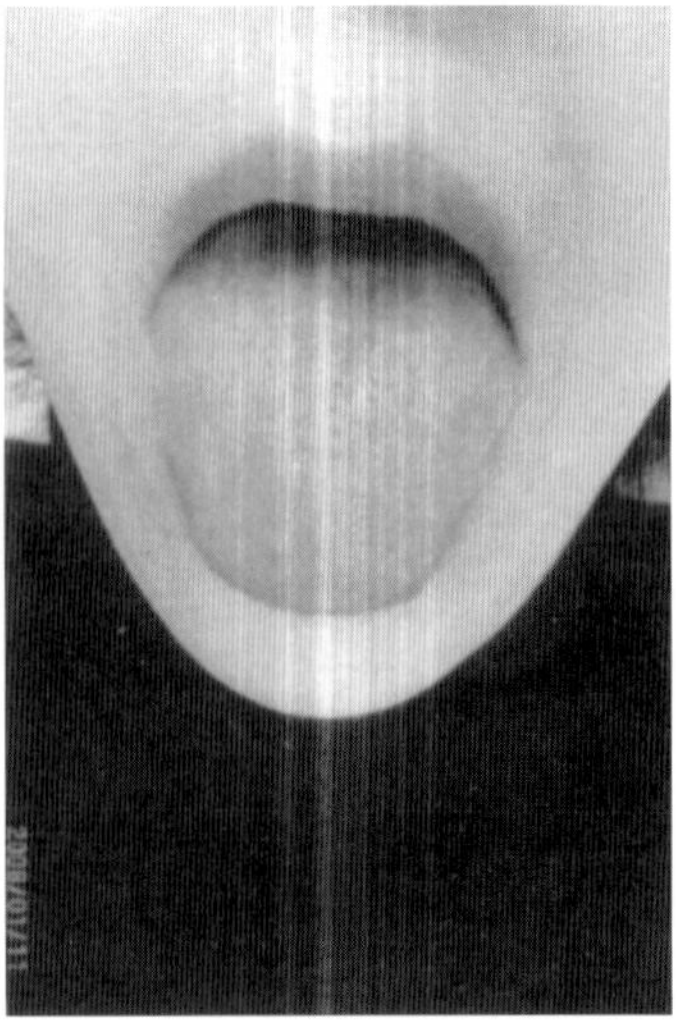

写真１

ところが以前より頚～肩も凝っていたというのでS－07葛根加朮附湯に切り換えた所それも一週間分で軽快した。

コメント

四逆散「～或いは腹中痛み～」

◇症例5　I・R　三一歳　男性

［現病歴］以前より何等かのストレスがかかると腹痛、下痢が生じていた。下痢は裏急後重を伴っていた。最近一ヶ月間はひどく毎日五回位下痢をする。近くの消化器科で受けた胃カメラ、大腸ファイバーでは問題なし。処方されたイリボーで下痢は止まったが今度は便が出なくなり腹が張って苦しくなり中止したら又下痢が続き出したと言って来院した。

［現　症］一七一cm、56kg、やせ型、ゆううつそうな顔貌、色白、舌診紅舌、胖、白滑苔（写真1）、脈沈弦数、血圧一二〇／六〇

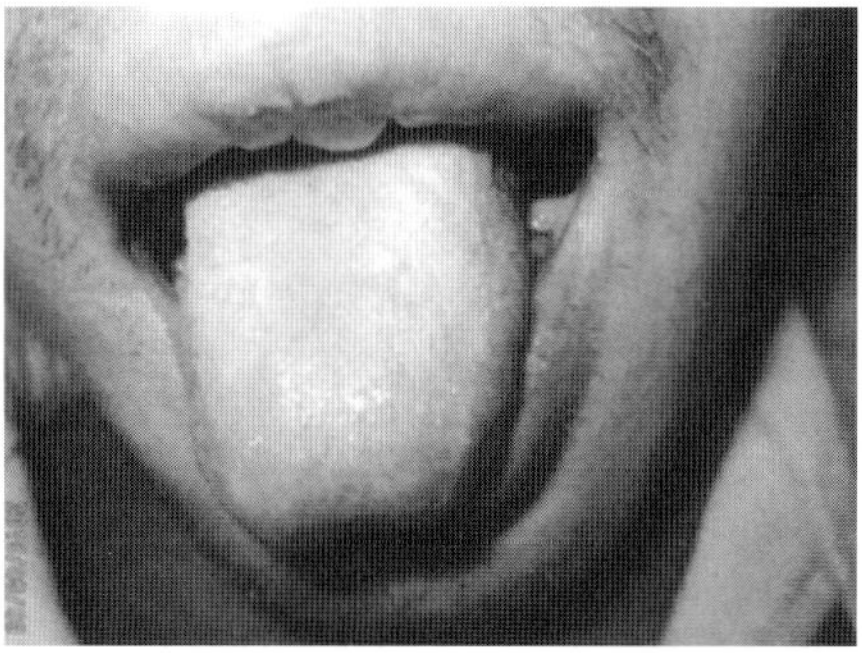

写真１

腹証：やせているが腹力中等度、両側性胸脇苦満、臍下に及ぶ腹直筋のれん急（写真２）。

［経　過］35ツムラ四逆散七・五g日処方した。

二週間後下痢は、五回→二回位となった。裏急後重も無くなった。

一ヵ月後すごく良い。食事の注意と適度の運動、物の考え方等カウンセリングして廃薬とした。

コメント

四逆散「或いは腹中痛み、泄利下重～」の症例である。

さてこの四逆散を使用するポイントになるのが何と言っても腹診所見である。『腹証奇覧』の図が参考になる。（図１）「胸下の左右、心下或は胸下の傍、皆実満して、たとえば大柴胡の腹に似て、胸隔実満、逆満して苦痛も亦甚だし。」とコメントされている。

和田東郭は「蕉窓方意解」にて「是亦大柴胡湯の変方にて其腹形専ら心下及び両肋下につよく聚り其の凝り胸中にも及ぶ位のことにて並に両脇腹もつよく拘急す。されども熱実する事少なきゆえ大黄、黄芩を用いず唯心下両肋下を緩め和らぐる事を主とする薬なり。」大切な事は「全体の腹形心

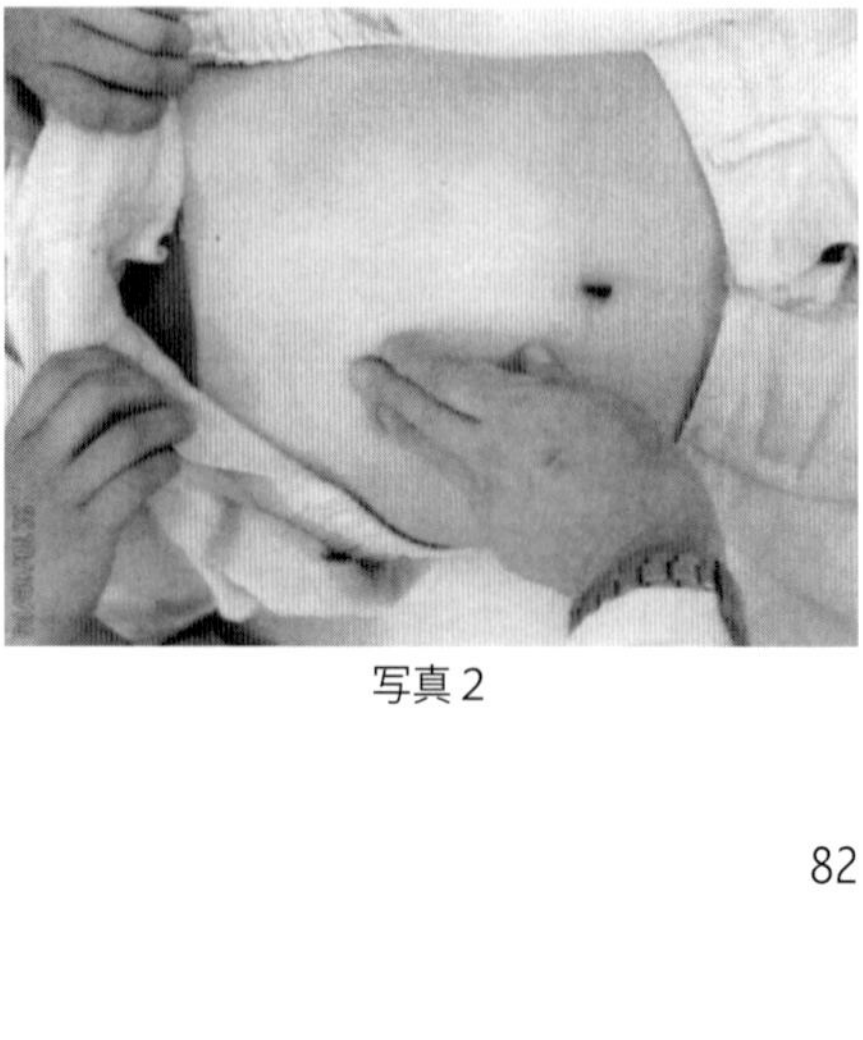

写真２

下肋下の様子をよく会得して其候具れる上ならば四逆厥するもこの薬にて治すべし。真少陰の四逆厥とは脈状、腹候なども大に相違あるべし。」と同じ手足の冷えでも四逆湯等の少陰の薬とは鑑別できる事を述べていいる。東郭はこの四逆散を「疫症及び雑病に用いて種々の異症治すること勝て計うべからず希代の霊方なり」と大変な評価をしている。著者もその通りだと確信している。

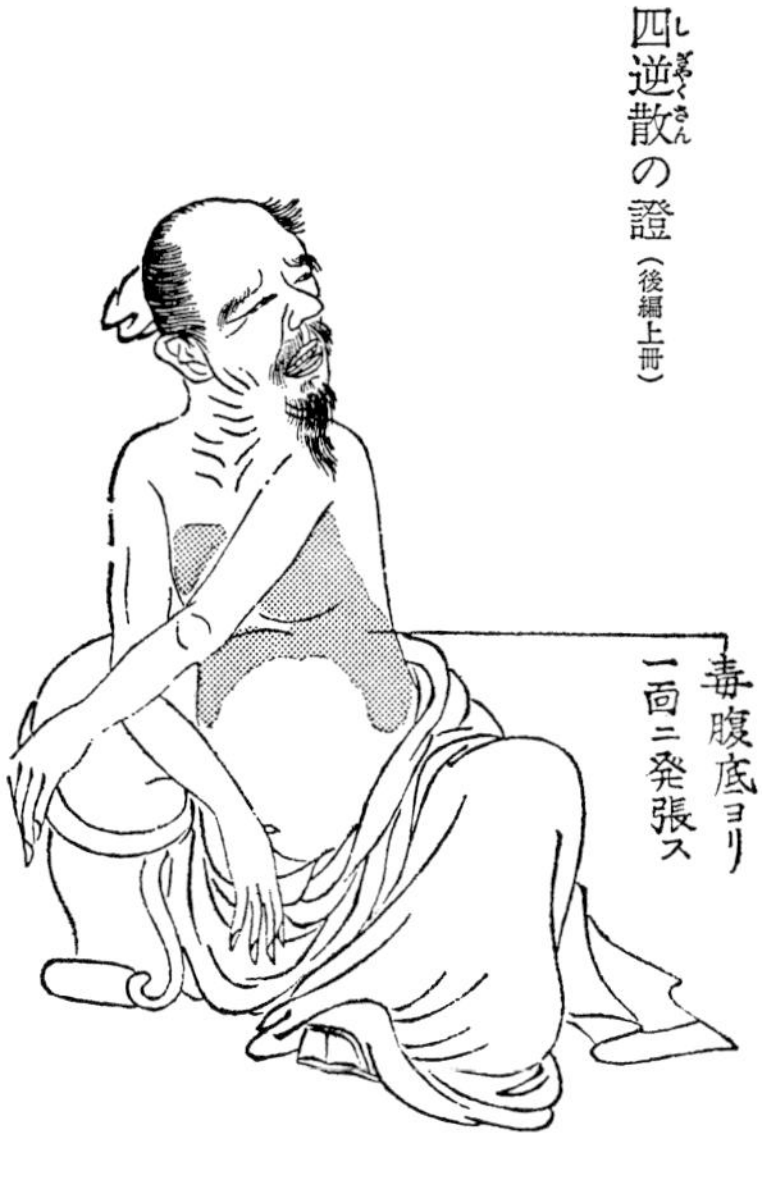

図１

ただし肝うつに対して本方を用いる時の著者なりの目安がある。気滞を伴う事が多いので左脇下に打診で鼓音を認める事が多いと言う事である。すなわち大腸の脾わん曲部にガスの貯留している事が特徴のひとつと思っている。そのガスが更に多く貯留して左横隔膜を挙上させ左肩こりなど生じた場合は四逆散の加味方である柴胡疎肝湯（加香附子、川芎、青皮（著者は陳皮で代用）、更に山梔子、煨姜（著者は乾姜で代用）を加味したら柴胡疏肝散であり更にひどくなったら柴胡疏肝湯に烏薬、木香を加味した「理気平肝散」である。

浅田宗伯はその著「勿誤薬室「方函」〝口訣〟」の理気平肝散のコメントで「二行通り拘急して上、

胸脇下に迫り、腹痛、下利、微咳等をなす者、四逆散なり。一等進んで上部に迫り、気逆、胸痛をなしうっ塞する者を柴胡疎肝湯とす。今一歩進んで、身体強急、痙状の如く神気うつうつ楽しまず物に感動しやすき者」「理気平肝散」の主なりと三方の違いを簡潔に述べてくれている。

この三方の著者なりの鑑別は腹部単純X－Pの立体像である。問題の無い普通の人は左横隔膜は右よりも低いのが原則であるが四逆散はほぼ左、右同じ高さ、疎肝散、理気平肝散の順に脾わん曲部がガスの力で上へあがってくる。左の横隔膜が吸気時に下に降りにくいので左肩で呼吸するのか左肩が凝りやすくなると著者は考えている。

ついでに申し上げるとこれらの方の虚証、寒証タイプに使うのが千金の「当帰湯」である。腹部単純X－Pでは同じく大腸の脾わん曲部にガスが貯留している。脾わん曲部は背面の方が前より高いので症状はガス貯留の程度によって左上腹～脇腹にかけ又背中まで痛み貯留が多いと左胸～背中まで痛むことになる。慢性膵炎や狭心痛、肋間神経痛と西洋医学的に診断され色々な西洋薬を服用しても全然効果がなく当帰湯のわずか一週間の服用で積年の痛みが全く無くなった症例を数多く経験している。中に大建中湯が含まれ更に温薬の当帰、桂枝、乾姜なども入っているので虚証、寒証で冷えた大腸に特に脾わん曲部のガスがその証をおこしているのは納得出来そうである。

延年半夏湯は外台が出典であるが「腹内左肋に痃癖あり、硬急、気満し食する能わず胸背の痛むを主る」。それでは、痃癖労を治す「解労散」で言う所の痃癖とはどのような病態であろうか。「しこり」「かたまり」とよく解釈されそれが実質的なものなら色々な病気で生じた所の脾腫を来たしたものともとれる。ただ著者は両方が著効した多数例の検討からすると現代においては脾わん曲部のガスと考えている。単純X－Pの所見から判断した訳であり又打診の鼓音、又立位の方が症状が強く出やすい等もそれを裏付けている。

ただし解労散は著者の経験ではガスは主に脾わん曲部に延年半夏湯はそれに加えて胃疱にも貯留した場合に使用すると良いような印象を持っている。

さて東洞先生なら柴胡疎肝湯や理気平肝散或は解労散、そして延年半夏湯を私などが使用する症例にどんな処方を出されているのか大変興味が湧くところである。

いずれも腹の毒とみて大柴胡湯合桃核承気湯あるいは大黄牡丹皮湯等を投与するのだろうか。湯本求眞先生ならそう出しそうである。

タイムマシーンがあれば行って是非お聞きしてみたいものである。多分怒られそうであるが、私に言わせると東洞先生の頃は多くの人が梅毒や結核に感染しており各種の寄生虫をも腹の中に持っていた上での腹証であり、現在のストレスの多い状態とは質的に異なっているのでは無いかと考えられるからである。又上下水道を含め衛生環境の違いもあるしそのあたりを考慮した上での平成の腹診術を再構築すべきとは考えられないだろうか。

東洞先生「織部君、どの時代においても病気になるのは体の中の毒のためだよ。それを退治しなければ根治にはならないよ」

「東洞先生、そうおっしゃられても」

薬徴の重要性

東洞先生の漢方医学を理解する上で最も参考とすべき著書は『薬徴』ではなかろうか。類聚方の各薬方の最後にコメントされている「為則按ずるに〜の証有るべし」や各薬方を使用するに際し重要なポイントをあげている『方極』或は『方機』更には各薬方の腹診所見を学ぶ上においても、なぜこの薬方がこのような腹診所見を呈するのかを理解する上において『薬徴』の知識なしては不可能である。

さて中医学ではあるレベル以上になると弁証論治した結果に基づき既製の薬方に頼らず自由自在に生薬を組み合わせて処方する事は結構多いようであるが、我が日本漢方では即製の薬方を中心に場合によっては多少の加味をして使用してきた歴史がある。その傾向は特に古方派において大変重要視されてきた。

それで日本漢方の古方派において『傷寒論』『金匱要略』を一応習熟後は各薬方ごとにそれの適応する証、各種病態への応用法、その漢方の適応範囲を広める為の加減方を勉強していく事になる。

尾台榕堂の『類聚方広義』はその点最高のテキストと言っても過言では無いであろう。

東洞先生の『類聚方』と『方極』をひとつにまとめ更に頭註として御自身の臨床体験（『井観医言』、『方伎雑誌』、『霍乱治略』等参照）に基づくコメントが載せられており大変貴重な書物である。

一五年前、師の山田光胤先生に「織部君はこの本をどれ位読んでいるのかね」と尋ねられ「大体読んでます」とお答えしたら「大体じゃダメなんだよ。すみずみまで暗記する位読みなさい」と怒られ身のひきしまった思いと「よっしゃ　勉強するぞ」と大決心した事がある。

その榕堂先生の『重校薬徴』を『薬徴』を学ぶこれからの人に私は推奨したい。又『薬徴』にはもれているがやはりはずせない重要生薬については村井大年の『薬徴続編』が参考になる。

ついでながら患者は「私は葛根湯ですよ」と言ってくる事ははなはだ稀であるし殆どが「寒気」とか「頭痛」とか「下利」とかの症状を訴えて来院するので当然適確な薬方を決める上での鑑別診断が必要になる。それを学ぶには浅田宗伯の『傷寒雑病弁証』が大変役に立つ。しかもたにぐち書店から長谷川弥人先生の訓読校注が出版されていて非常に便利で使い易い。

◇症例　　三二才　男性
抗生物質で有名な西洋メーカーのＭＲさんである。一週間前にひどいカゼをひき抗生剤や解熱剤で急性症状はなくなったがまだ背中のあたりの寒気と口内の乾燥感、胸の不快感が残り、しかも「先生、不思議な事に頭だけ汗をかくんです。」と言う。この瞬間薬方は決定したが一応型通りの診察をした。右の軽度の胸脇苦満と臍傍～上の腹部大動脈の拍動を触知することにより、柴胡桂枝乾姜湯をエキスで投与した。三日分ですべての症状が改善した。

さて『傷寒論』『金匱要略』の方剤でこの頭汗を証の中に示すものは先出の『雑病弁証』によると次の八方である。

①「傷寒十余日、熱結んで裡に在り、復て往来寒熱する者は大柴胡湯を与う。但結胸して大熱無き者、此れ水結、胸脇に在りと為す。頭汗出づる者」の「大陥胸湯」

②「傷寒五六日、已に発汗して復之れを下し、胸脇満、微結し小便不利し渇して嘔せず但頭汗出て往来寒熱、心煩する者」の「柴胡桂枝乾姜湯」

③陽明病、之れを下し其の外熱有り。手足温、結胸せず心中懊憹、飢えて食する能わず但頭汗出づる者」の「梔子豉湯」

④陽明者、発熱汗出づ。此れ熱越と為す。黄を発する能わざるなり。但頭汗出で身汗無く剤頚而還、小便不利し渇して水漿を引く者此れ瘀熱裏に在ると為す。身必ず発黄す」の「茵蔯蒿湯」

⑤「防已黄耆湯、風水を治す。脈浮、表に在りと為す。其の或いは頭汗出で表に他病無し。病者但下重し腫より以上和と為す。腰以下当に腫れ陰に及ぶべく以って屈伸し難し」の防已黄耆湯

以上の五方に加え浅田宗伯が記載してあるのが清の張璐撰の「医通」に云う所の

⑥「下血して讝語、頭汗出づ、熱血室に入るなり」の小柴胡湯。

⑦「頭汗多き者裏実の証あり。故に頭汗ありて脇下満、大便堅なる者」の「大柴胡湯」

⑧「頭汗讝語する」「調胃承気湯」

よって頭汗を症状の一つとして訴えるケースはこの八方を鑑別して投与すれば良い訳である。

それに対して東洞先生は『輯光傷寒論』の中でいずれも証そなわらずとしているので頭汗については当然触れておらずこの症候を全く問題にしていないように思われる。

しかしながら現代の漢方医学においては薬方を決定する上で頭汗や黄汗など特徴ある汗は鑑別診断として大変参考になると私には思える。

東洞先生なら「主証と腹診所見さえ分っていれば何ぞ頭汗などの客証にこだわるのか」とおっしゃられるであろう。

方機と方極について

そこで東洞先生が何を各薬方の主証と考えていたかを知る上で参考になるのが『方極』や『方機』である。

しかし『方極』は簡明ではあるがこれだけで薬方を使いこなす事は結構難かしい。それで参考になるのが「亦た」東洞「翁の口授する所を輯めて而して担易にして鄭重、故に後進をみちびく一助と為さんと欲っ」して編纂された『方機』と一処に読んだ方が分かりやすい。

先づ桂枝湯である。『方極』では「上衝し頭痛し発熱し汗出て悪風する者を治す」としか述べられていないので脈がどうなのかは余り重要視していないのかと思ってしまいそうであるし確かに『薬徴』では桂枝湯の君薬と思われる桂枝の主治は「衝逆」となっているので上衝がトップにくるのはその通りかなと思えるが実際の臨床の上ではどうであろうか。

一方、『方機』においては「頭痛、発熱、汗出で悪風する者は正証なり。頭痛の一証もまた当に此の方を投ずべし。」「悪寒、鼻鳴、乾嘔する者は外邪の候なり。此の方之れを主る。」更に脈にふれられていて「脈浮弱、或は浮数にして悪寒する者は証を見えずと雖もまた此の方を用う。浮数、浮弱は蓋し桂枝湯の脈状なり」以上から判断すると東洞先生は上衝、頭痛、発熱、汗出で等の証がなくても脈が浮弱或は浮数と悪寒があればそれだけで桂枝湯を投与して良いと言っている訳である。それであるならばなぜ『方極』において上衝をワザワザトップにもってくるのか著者には合点がいかない所である。

実際、感冒でこられた患者に桂枝湯を処方する場合、望診では頬や目の囲りにホノかな赤味を認める事はあるがやはり決め手は脈の浮、弱或いは緩と「頭痛、発熱、汗出で悪風」と腹診上の臍周囲の腹直筋の軽度の拘攣にあると私は思っている。

ただし「桂枝加桂湯」になると「上衝甚だしき者」が即ち、顔面の潮紅や頭痛の激しい事が大きなポイントになる事は確かである。

「桂枝加芍薬湯」はどうであろうか。『方極』では「桂枝湯証にして腹拘攣甚だしき者を治す」ではとても使いこなせないように思える「芍薬」の主治は『薬徴』では「結実して拘攣する。」となっているので東洞先生が『薬徴』を書くポイントとした「量の多少を以って其の主治する所を知るなり」からすると桂枝湯の芍薬を倍量にしているので「腹拘攣甚だしき者」は確かにそのように思えるが実際に臨床応用する際には『方機』の「腹満、塞下、脈浮、或は悪寒し、或は腹時に痛む者」の方が参考になる。ただこの中で気になるのが脈浮という所である。なぜなら『傷寒論』の「弁太陰病脈証併治」の中で「太陰病、脈浮者可発汗、宜桂枝湯」となっているので太陰病で桂枝加芍薬湯の証と思われても脈が浮の場合は桂枝湯の方を使用すると言うことなので、加芍薬の方は脈が沈細が原則と思えるからである。

◇症例　二四才　女性

三日前クーラーで少し体が冷えていたのに果物等を食べてしまった。夜、急に腹が痛くなり軟便が二～三回出た。一日様子を見て改善しないので当院を受診した。やや、やせ型、腹は臍のあたりを中心に周期的にグーと痛む。腹診で両側性に腹直筋が臍を中心に突っ張っていたが脈が浮であったので原典の条文通り桂枝湯をエキスで投与した。二日後には諸症状すべて改善した。

こういったケースを著者は一〇例以上経験し全員、桂枝湯のみで改善している。脈が沈細等あれば迷わず桂枝加芍薬湯でいく所である。ただし脈浮のケースに桂枝加芍薬湯を使っていないので果たして効果はどうなのかは分からない。著者は原文忠実派である。

「東洞先生、太陰病の桂枝加芍薬湯は、脈浮が桂枝湯とあえて条文にあるので、脈沈ではないでしょうか?」

東洞先生、無言のまま。

● 第6回　方剤のイメージ

方剤のイメージ

人間には持って生まれた体質があるしその後の環境因子の影響により同じ病邪に犯されても表面にあらわれる反応は様々である。それでその時、その場による随証治療が強調される事になる。ただし反応は様々と言っても現在の体質によって一定の傾向はありそうである。

桂枝体質

中国の黄煌氏の著書にメディカルユーコンから出ている『十大類方』がある。その中で例えば「桂枝体質」として「桂枝証および桂枝類方々証の出現頻度が比較的高い一種の体質類型をいう」「体質の鑑別は、患者の体型、皮膚、脈象、舌象を観察することで完成する。」と言っている。具体的には「外観特徴：やせ気味で比較的色白で皮膚のきめは割合細かい。皮膚表面は湿潤し筋肉は割合硬く腹部は平らであることが多く腹壁も緊張気味である。目に輝きがあり唇は淡紅あるいは暗、脈象は浮大で軽く触れてもすぐ応じる。舌質は柔軟で淡紅あるいは暗紅、舌面は湿潤していて舌苔は薄白である。好発症状：汗をかきやすいかあるいは自汗、盗汗を生じたり、よく手足に汗をかく。寒冷疼痛、心理的刺激に対して敏感で感冒をひきやすい、腹痛しやすい、動悸が起りやすい、眠りが浅くあるいは夢を多くみる。便秘しやすく筋肉のひきつりや痙攣などを起こしやすい」とある。であるから「体質がガッシリして色黒でよく大酒をあおり、大きな肉塊を食らうといった英雄的男児は、明らかにこの種の体質に属さない」し又「臨床でよく見られる赤ら顔で艶があり、太鼓腹の［紅胖体質］、あるいは筋肉が緩んで柔らかく目に輝きがなく寒がりで動きたがらない［黄胖体質］も又この種の体質」即ち「桂枝体質」には「属さない」事になる。

こういった体質傾向を持った人が「桂枝湯証」をおこす頻度が高いと言っている訳で以下の方剤を使う上でのイメージとして頭の中に入れておくと参考になりそうである。例えば「桂枝加附子湯」。『傷寒論』では「太陽病、発汗して遂に漏れやまず其の人悪風し小便難く四肢微急し以って屈伸しがたき者」に使用する。

先日暑い中ゴルフに行った。適宜ポカリスウェットを飲んではいたが全身から汗がしたたり出た。口渇は無かったので白虎加人参湯や五苓散では無いと思った。しばらくして手～腕、足の筋肉が強ばり寒気がひどくなった。小便も出ない。スコアーは第五ホールまで五オーバ、残りの四ホールはこの症状が出たので十二オーバ、結局五十三であった。手持ちの桂枝湯エキスに加工附子を一・〇g 追加して服用し、しばらく安静にしていたらだいぶ楽になり冷汗も消失した。その日は更に三服飲み水分を十分とって休んだら翌日には常態に復した。熱中症の初期だったのかも知れない。この方剤が効いたと言う事は私が桂枝体質と言う事であったのだろうか。少し淋しい気がした。

以下「桂枝加芍薬湯」「小建中湯」「当帰建中湯」「桂枝加黄耆湯」「桂枝加竜骨牡蛎湯」等もこの体質傾向をベースにそれぞれ方剤特有の証をあらわすと言う事になる。

柴胡体質

それでは「柴胡体質」はどんな感じになるのだろうか。黄煌氏の主張する所によるとまず柴胡症として「胸脇苦満」「寒熱往来あるいは休作有時」の二つを掲げている。胸脇苦痛の存在の重要性は東洞先生も『薬徴』の主治として強調しているので納得できる所である。黄煌氏は更にその延長として女性の乳房脹痛、結塊もそれに入ると言っているのが参考になる。しかし実際の所どうであろうか。

又寒熱往来については「体温の変化以外に、さらに自覚的に寒熱交替の感覚がある。例えば畏風発冷し時に面紅煩熱する。」は良いとしても「あるいは上半身が発熱し、下半身は畏冷する」「半身は熱く半身は冷たい」「心胸は煩熱し四肢は氷例する」「温度変化に対する感覚が過敏になっている」事などは本当に柴胡証の特徴と言えるのであろうか。ただし黄煌氏はその実例として清代の名医・費伯雄氏が「逍遥散加減」を用いて一日おきに不眠となる奇症を治ゆ」した例、又現代の岳美中氏が「小柴胡湯で毎日正午になると全身マヒを起こすという小児を治療した」ケースを引用しており柴胡剤の応用を考える上で参考にはなりそうである。

そこで柴胡体質である。黄煌氏によると「外見特徴：体型は中等かやや痩せ気味」これに対し大柴胡湯はどうなのかとつい質問したくなるがそれは置くとして「顔色は微暗黄あるいは青黄あるいは青白色を呈し、つやが無い」しかしこれは肝脾不和による脾の虚によるものも加わっているのでは無いだろうか。ただし四逆散や抑肝散証の人は言う通りの感じの顔色である事は確かであるが大、小の柴胡湯証ならどうであろうか。「皮膚は比較的乾燥、筋肉は比較的堅緊」「舌質は堅老、暗で紫点がある。」これは飽くまで慢性疾患ででてくる所の柴胡証で肝気うっ血から気滞や瘀血を起こした人には見られても急性から亜急性期の患者ではそんなに多く認められる所見とは著者には思えない。

「好発症状：主訴は自覚症状が多いことであり気温変化に対する反応が敏感、あるいは時に悪寒、熱感があり、情緒の起伏が比較的大きい。食欲は情緒の影響を受けやすい。」このあたりは柴胡加竜骨牡蛎湯、四逆散、柴胡桂枝湯、柴胡桂枝乾姜湯、加味逍遥散の証をあらわす人に確かに認められる所である。「胸脇部に時に気塞満悶感があり、あるいは触痛あり肩頚部はつねに酸重感、拘攣感があり」は柴胡剤でよく見かけられる所であるが「四肢がよく冷え」確かに四逆散に「少陰四逆し～」とはあるものの、柴胡桂枝乾姜湯や逍遥散を除いた柴胡剤一般ではどうであろうか。更に「下腹部に脹痛を発しやすい。女性は月経周期が一定せず月経前に胸悶、乳房の張り、煩躁、月経が始まってからの腹痛、月経血は暗あるいは血塊がある」にいたっては肝気うっ血による気滞、瘀血が起って出て来る症状と著者には思われ治療の為には適切な柴胡剤と駆瘀血剤の併用が必要になるのでは無かろうか。

柴胡の二味の構成

柴胡は又何と組むかによって方意が違ってくるのもひとつの特徴と思われる。

例えば、柴胡と黄芩、柴胡と芍薬、柴胡と黄連、柴胡と山梔子、柴子と升麻、黄耆等々である。代表方剤を順に掲げると柴胡と黄芩は大小の柴胡湯、柴胡桂枝湯、柴胡桂枝乾姜湯など、少陽病期の発熱性炎症性疾患に主として鑑別して使用される。柴胡と芍薬はストレス性疾患に対して四逆散、柴胡桂枝湯、加味逍遙散等、柴胡と黄連は温胆湯など、柴胡と升麻、黄耆の入った方剤は中気下陥に対する昇提作用を発揮する目的で補中益気湯、乙字湯に含まれている。柴胡と山梔子は加味帰脾湯である。

習慣性便秘

最近は習慣性便秘を主訴として来院する患者さんが結構増えてきた。習慣性ではあるものの治療の実際に際しては方剤の鑑別が必要になってくるのは言うまでも無い。大黄や芒硝の入った下剤では却って不都合が生じる場合もある。

◇症例1　三十五才　女性

独身時代は気軽に便意のおもむくままに排便していたので便秘は無かったそうであるが結婚して2Kのマンションで姑と一処に生活するようになり便所が近く壁もうすいので気軽に排便出来なくなり、とうとう常習性便秘となってしまったとの事。主訴は「臭くない便とガスがスムーズに出てその直後に他の人がトイレに入っても大便やオナラの痕跡が残らないような漢方を出してくれ」である。そこで臭わない便づくりのためヨーグルトや乳酸菌製剤の服用、肉食の厳禁とともに患者さんの性格、腹診所見を参考にして加味逍遥散合大建中湯を処方した。結果は大変良く非常に喜ばれた。

◇症例2　二十四才　女性

五才頃よりの常習性便秘で出る時は硬くて兎の糞状で四～七日に一回と言う。体質は低体温、低血圧症で手足の冷えがひどい。体格栄養状態は身長一六〇cm、体重五〇kgで中等度である。脈は沈細、血圧一一〇／七六mmHg、普段、家では八〇／五〇mmHg位。手足が冷たく腹力はやや弱、心下～臍のあたりが冷えており腹部はやや膨張し打診で鼓音を認めた。

以上より附子理中湯合大建中湯を処方した。一週間後に来院、大便は毎日気分よく出るようになり腹の虚満もなくなった。三週間後手足も温かくなり低体温も低血圧も改善し、現在は一日一～二回の服用ですべて調子良いとの事。

以上の二症例のように著者の所では常習性便秘イコール大黄や芒硝の入った方剤ではない事が多い訳であるがそれでは大黄剤はどんなタイプに使用すると良いのであろうか。

大黄体質

黄煌氏の『十大類方』に戻ることにする。

「外観特徴：体格壮実、筋肉堅緊、顔面が紅く油ぎっている、あるいは顔面が汚い感じ、唇厚暗紅、舌苔厚で乾燥。」このあたり大黄甘草湯や調胃承気湯ではどうかと思われるが、大小承気湯、桃核承気湯、防風通聖散ならそう言えると替同出来そうである。

「好発症状：普段は畏熱喜涼、食欲旺盛、頭暈、頭昏を発しやすく、便秘しやすく、汗が少ないあるいは出にくい、胸悶、口乾、口苦、痰液唾液粘稠、高脂、血圧は高め、腹部に圧痛感あるいは抵抗感」以上が大黄体質と彼は言っている。

逆に言えば虚証、寒証の人の便秘に大黄あるいは類似の下剤を服用させると大変な事になる場合があると言う事である。

◇症例1　六十一才　女性

元来が冷え症で胃弱の人である。前日絶食後胃の透視をした。その後バリウムを出す目的で下剤（マグラックス）3Tを三回夜まで服用した（午前十二時、午後三時、午後八時）。本朝八時三十分、水様性下痢数回、腹痛がひどく二回吐いた。低体温（三五・二度）となり全身から冷汗が出、なかばショック状態で来院した。

顔色は蒼白、意識レベルは低下、四肢は厥冷、脈は沈微細、血圧一〇二／六四㎜Hg（写真1、2）、問診すると胸がモヤモヤして口内が乾く、更に尿が出ず筋肉がピクつくと言う。

そこで「発汗若しくはこれを下し、病なお解せず煩躁する者」に使用する茯苓四逆湯の方意でエキスでただちに真武湯合附子理中湯を服用させ、さらに五％ブドウ糖二五〇㎖を点滴した。一時間後気分はそう快となり、顔色の蒼白も改善した。体温も三六・三度となったので帰宅させた。漢方は続けて服用するように指示した。翌日来

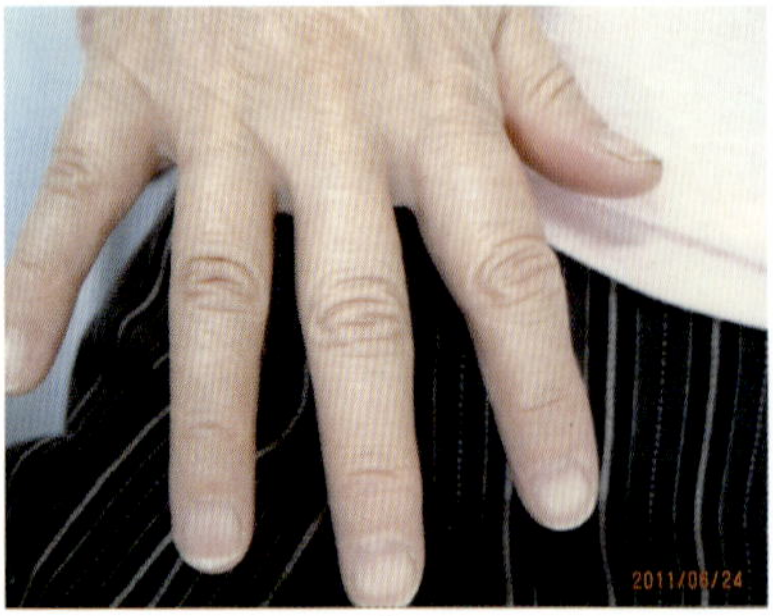

写真2

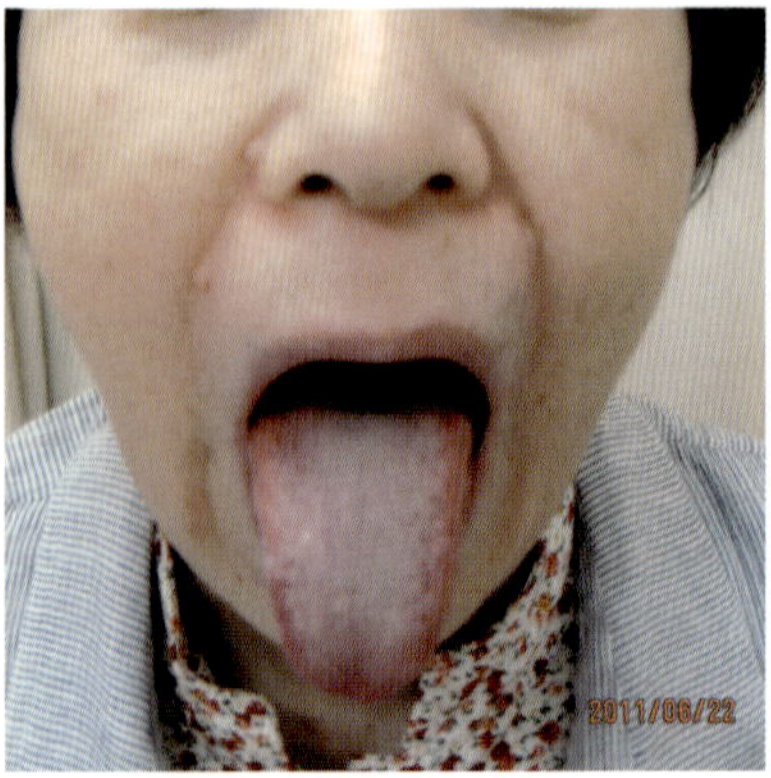

写真1

院。気分も下痢、手足の厥冷も帰宅後二～三時間でスッカリ回復した。体温も平常時の三六・七度となったと言う。念の為、三日分服用して廃薬とした。写真３は点滴後で蒼白の肌色がピンク色に回復している。

本例は虚証で胃弱の人に安易に強い下剤を服用させた時に数々起こる合併症のひとつである。

◇症例２　　六十四才、女性

三日間、便秘がつづいていたので友人にすすめられセンナの濃い煎じ液を服用した所、二時間位して急にしぼるような腹痛がおこり下痢を数回、手足が冷え冷汗が出る。腹満が強いと言って来院した。

顔色は青ざめ手足は冷え脈は沈細、血圧は一三二／八〇㎜Hg、腹診すると腹は虚満し時々腹直筋がキューと拘れんしそれに一致して「お腹がいたい。いたい。」と言う。打診で臍～上下にわたり鼓音を認めた（写真４）。

そこで点滴し99ツムラ小建中湯合大建中湯を服用させ

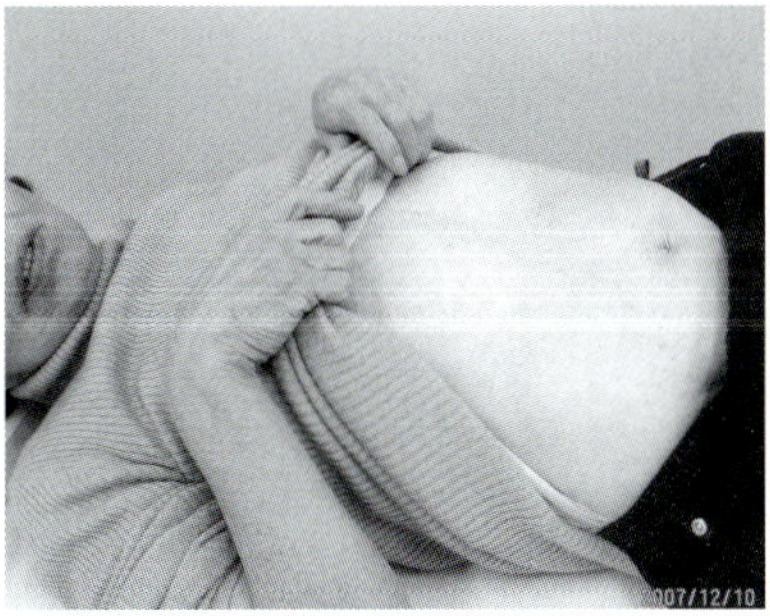

写真４

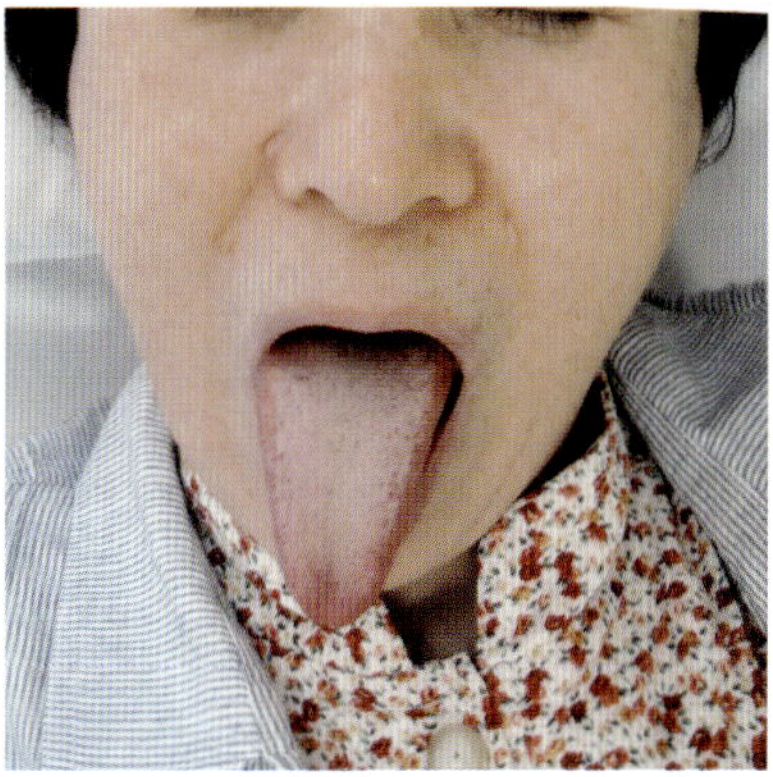
写真３

た。終る頃は腹痛は大分良いと言うので同方二回分持たせて帰宅させた。

翌日来院、腹痛は殆ど無い。悪心はあるが嘔吐無し。ただガスで腹が張って苦しい。その為、食事が入ら無いと言う。

そこで発汗後では無いが「腹張満」の厚朴生姜半夏甘草人参湯を煎じ薬で投与した。翌日来院。「湯液服用後ガスが上、下から気持良く出て腹の張りがへり食事がとれだした。ただ下腹の痛みが少し残る。」と言うのであと三日分服用させ諸症状消失し元気を取り戻したので廃薬とした。

厚朴生姜半夏甘草人参湯

本剤は『傷寒論』の「発汗後腹張満者」だけの情報ではどういった状態に使用するのかイメージが湧きにくい。東洞先生は『方機』では「腹張満し嘔逆する者」。『方極』では「胸腹満して嘔する者」としかコメントしてくれていないので、そこで著者なりに『薬徴』からこの方剤の証を構成してみた。

厚朴は「胸腹脹満を主治し旁ら腹痛を治す」生姜は村井先生の続編に「嘔を主治する」。半夏は「痰飲、嘔吐を主治する。旁ら～逆満～腹中雷鳴を治す。」甘草は「急迫を主治する。故に裏急、急痛、卒急を治して～」そして人参は「心下の痞堅、痞梗、支結を主治する。旁ら不食、嘔吐～腹痛～を治す」

以上から推定するこの方剤の証は色々な原因（発汗後とはなっているものの）で急にきた腹張満で心下が痞え嘔気、場合によっては吐き、時に腹がグルグル言い居ても立ってもいられず腹痛する状態と推定される。

「東洞先生、そう理解してよろしいでしょうか」多分先生はうなづいてくれると思うが。

◇症例　七十三才　女性

主訴はここ数年続く腹満でガスが貯っているが少し便秘がちで大便もガスもスキッと出ない。ひどくなるとノドがつまって何となく息苦しくなるという事である。体格、栄養状態は中等度、脈は沈細、血圧は一一八／八四㎜Hg、腹は臍を中心に膨満し打診で鼓音を認めた（写真５）。

以上から厚朴生姜半夏甘草人参湯を煎じ薬で投与した。

一週間後腹満はほぼ消失、ノドのつまり感は全く無くなった。

一ヶ月分投与し調子が良いと言うので廃薬とした（写真６）。

本剤は急迫状態では無い慢性の腹張満にも使用できると言う

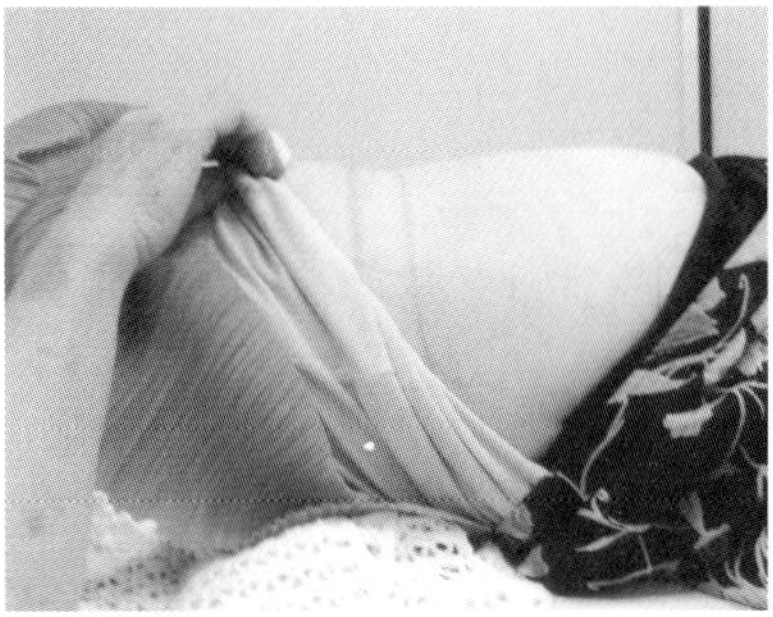

写真５

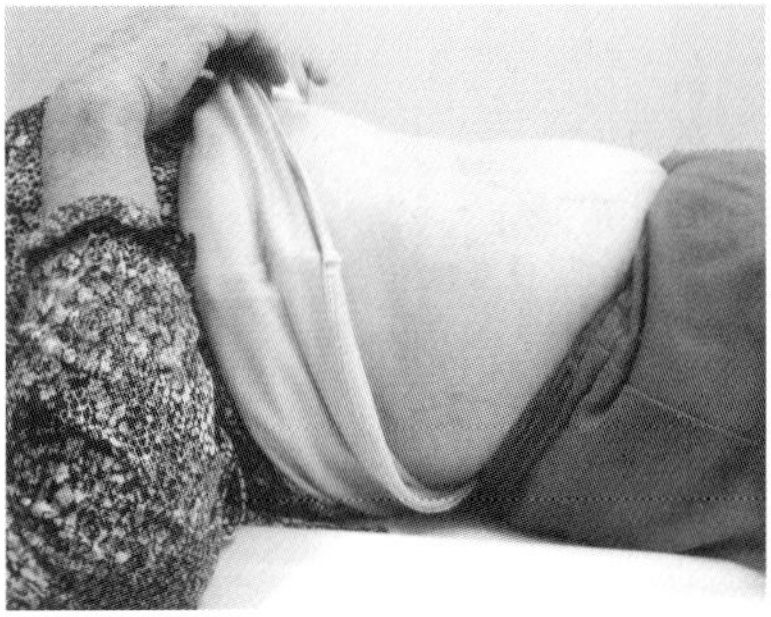

写真６

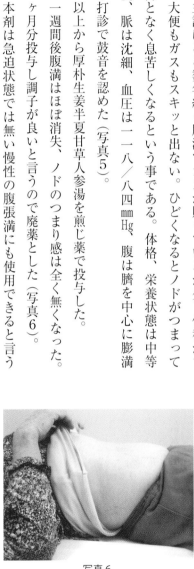

事であり半夏、厚朴、生姜が入っているので半夏厚朴湯的症状にも腹張満を確認した上で投与すると両症状が共に消失した例である。

厚朴七物湯

著者は厚朴生姜半夏甘草人参湯の実証タイプに厚朴七物湯を使用し著効を得ている。

厚朴三物湯との鑑別は腹満が比較的急性か慢性かで使い分けており今の所は成功している。

厚朴三物湯は厚朴、枳実、大黄から構成される小承気湯の厚朴を増量した内容で東洞先生は『方極』で「小承気湯証にして腹満劇しき者を治す」とそのポイントを述べられている。『金匱要略』の「腹満、寒疝、宿食者篇」の「痛んで閉ざす」の条文だけではとても使いこなせない。東洞先生のコメントが非常に為になる。

この厚朴三物湯に桂枝去芍薬湯を合方したものが厚朴七物湯である。

『金匱要略』では「病腹満し発熱すること十日、脈浮にして数、飲食故の如き」状態に使用する事になっており、比較的亜急性期に使用される訳で現代では抗生剤服用後になお熱がつづき腹満して大便が出づらく腸内にガスが充満する時に著者はよく使用している。

しかし発熱が無い時でも『脈経』に「腹満気脹を治す」とある事よりやや実証で便秘とガスによる腹満に使う機会の方が多い。

◇症例　七十二才　男性

県立病院で悪性リンパ腫に対して化学療法を半年以上受けていた。三ヶ月前より腹満、便秘がひどく種々の緩下剤では大便は出ても腹満が改善しないと言って来院した。

手足は細くなっているが腹は張り臍を中心に力はある。打診で鼓音を認めた。脈は沈弦、血圧は一二二／七八㎜Hg。

厚朴七物湯を煎じ薬で投与した所毎日大便とガスが気持良く出るようになり「すごく調子が良い」というので現在まで服用中である。

黄煌氏の大黄体質について納得出来る所も多いのは確かであるが、方剤はいくつかの生薬が組み合わさって出来ているので飽くまで参考としながらも実践では東洞先生の『薬徴』『方機』『方極』『腹証奇覧』での所見等こそ重視すべきであると今の段階では著者は考えている。

例えば大黄剤の代表の大承気湯である。『腹証奇覧』の中の大承気湯證Ⅱで「～或は身体るいそうして堅埋あるものあり。世に所謂、中風脹満、或は労療等に比の證多し」等、黄煌氏の言うタイプとはとても思えない症例も結構存在するからである。

（参照『月刊漢方療法』第五号ｐ38～40）

漢方医学の強み

西洋医学の薬剤には無い効果を漢方薬で発揮する場はいくつもあるが、中でも疼痛性疾患で、特に冷えが関与している時には、独壇場と言っても過言では無かろう。

西洋医学で使用されている非ステロイド系抗炎症剤は、熱をもって腫れている痛みには有効である事は筆者も認める所であるが、冷えが原因で起こる神経痛にはまず効かないし、胃痛や浮腫等の副作用が出る事が少なからず経験される。

又、最近市販された「リリカ」も冷え症や水毒タイプに使用するとフラツキや脱力感がくる事があり、やはりこれらの西洋薬にも漢方医学的にみると適応というか証があると言う事が分かる。

附子について

そこで、冷えでおこる病能に対して使うのが附子の入った漢方薬である。

東洞先生は『薬徴』では「附子、水を逐うを主るなり。故に能く悪寒、身体四肢及び骨節疼痛、或いは沈重、或は不仁、或いは厥冷するを治す。旁ら腹痛、失精、下利を治す」とその効用を述べておられるが、これだけの情報で附子を自由自在に使いこなす事は結構難かしく思える。

東洞先生曰く、「それは君が『薬徴』の考徴、互考、弁誤をしっかり読み込んで無いからじゃ」。

では中薬学ではどうであろうか。医歯薬出版から発行されている『中医臨床のための中薬学』（神戸中医学研究会編著）では、この附子は散寒薬に分類され、性味は大辛、大熱、有毒となっている。東洞先生はそれに対し弁誤で「本草綱目に曰く、［附子の性は大熱～］それ味の辛酸苦甘鹹は食して知るべきなり。性の寒熱温涼は嘗めて知るべからずなり。知るべからざるを以って知ると為すは一に諸を臆して測り其の説紛々す。吾れ孰ぞ適従せん。」と全く認めていない。しかし五性の寒熱温涼平は嘗めて判断するものではなく、服用後の体の反応であるので「東洞先生、嘗めて知るべからざるでも、やはり五性の特質は必要と言うか参考にすべき情報では無いでしょうか。」

「君、『傷寒論』、『金匱要略』を中医学、中薬学的に読まず、一度虚心坦懐に読んでみたらどうかね。夫れ仲景が附子を用うるは逐水を以って主と為し熱の有無に拘っていないじゃ無いか」「でも先生、やはり悪寒というか冷えが本態にあるという事でしょう？」「織部君、麻黄附子細辛湯、大黄附子湯の若き証に、前方は［反って発熱し］又後方は［脇下偏痛し発熱と］あるじゃろう。どこに熱は無いと謂っておるかね。だから附子は何度も言うが、逐水を以って主と為し熱の有無に拘わる必要は無いのじゃ」。

確かに東洞先生のおっしゃる附子の逐水作用について『中薬学』では、温陽利水作用として取りあげられてはいるものの、他に回陽救逆作用として例えば「大量の発汗、激しい下利、激しい嘔吐などによる亡陽虚脱で顔面蒼白、チアノーゼ、四肢の冷え、脈微弱」などhypovolemic shock状態を呈するときに、乾姜、人参、甘草などと用いる場合、即ち、四逆湯類など。又、補陽益火、腎陽虚や脾腎陽虚の状態で八味地黄丸、牛車腎気丸、附子理中湯、真武湯などが適応となる病態などもある。

そして四番目が散寒止痛である。読んで字のごとくであるが、代表方剤は甘草附子湯などである。よって逐水作用のみでは附子の適応のすべてをとても説明出来そうにない。

以上をまとめてみると附子の効用は、散寒、止痛、強心、利尿作用と言う事と思われる。

四逆湯の附子は生附子を使用する事になってはいるが、毒が恐いので私は修治したものを適量使うようにしている。それでも結構効いている。

相反

又、使用にあたり、相反の薬物を知っておく必要がある。

相反とは二種類以上の薬物を同時に用いると有害な副作用を産出する事と中薬学では定義され、この附子は半夏、栝楼、貝母、白蘞、白芨に反すとされているので、これ等の生薬が含まれている薬方に附子を加味する際には注意する必要がある。ついでに申し上げると大概の漢方薬に含まれている甘草は、海藻、大戟、甘遂、芫花に反するので、十棗湯には甘草ではなく大棗が入れられている。

でも本当に半夏や栝楼、貝母と附子は相性が悪いのだろうか。

例えば半夏瀉心湯である。浅田宗伯の『勿誤薬室「方函」「口訣」』では「此の方は飲邪併結して心下痞鞕する者を目的とす。」それより「来たる嘔吐にも噦逆にも下利にも皆運用して特効あり。『千金翼』に附子を加うるものは即ち附子瀉心湯の意にて飲邪を温散させる老手段なり」とあるし、『橘窓書影』でも「余々く半夏瀉心湯を運用す。而して加減亦法あり。其の心下逆動悸ある者茯苓を加え背悪寒する者附子を加え気うつする者香附子を加わう」とある所からみると、半夏と附子は相反だから配合禁忌とはとても私には思えないのである。さらに『方読便覧』にも積聚に半夏瀉心湯加附子とあるのも参考になる。

一方、貝母や栝楼仁は、『中薬学』では清化熱痰薬に分類されるので、大熱の附子とは相性が悪い可能性はあるので、栝楼仁の入った小陥胸湯、エキスにある柴陥湯或いは、貝母の入っている百合固金湯、清肺湯などは、附子を加味する時は慎重に観察し、患者のメリットが不利益を上まわる時のみ投与する方が無難かも知れない。

でも東洞先生なら「附子を投与すべき証あらばなぜそれをためらうのか。」とおっしゃられる事であろう。『医断』の中で「相畏相反の説は甚だ謂れ無し。古人、方を製するは全く此れに拘わらず、甘草、芫花の如きは未だ其の害を見ざるなり。その他も亦た以って知るべきのみ」とあるからである。

それならば十棗湯には甘草ではなく、なぜ大棗なのかとつい質問してみたくなるが、初期の頃色々配合を試みた段階で甘草がそれらの峻下逐水薬にあわなかったので、結局大棗が選ばれたのだと思われるが実際の所はどうであろうか。

附子証

黄煌氏の『十大類方』によると附子証の特徴ととして　一、精神衰弱、丸くなって眠りたがる。二、寒がる、四肢厥冷、特に下半身、膝以下の冷え。三、脈微弱、沈伏　等である。

参考までに

この附子証と石膏証や黄連証、そして大黄証は性質が全く相反するのは私も納得する所である。黄煌氏によると「石膏証は身熱、大汗、煩渇、舌乾」「黄連証は身熱煩躁、不眠、舌質紅に舌苔黄膩」「大黄証は身熱便秘、舌乾焦」で、いずれも実熱証であり、附子証は逆に虚寒証であるので「全く相反する」訳である。

冷え性

冷え性の代表的方剤として附子は入っていないが、当帰芍薬散ははずせない処方のひとつである。この方剤のイメージとしての女性像はどんなタイプであろうか。飽くまで私の個人的見解であるが、色白でポチャっとして伏し目がちで遠慮がち、何事もしゃしゃくり出ず清楚で大人しく、手を握るとひんやり冷えていて、もし形態的にも美人であったりしたら「この娘は俺が守ってやらなかったらどうなるんや」と男に真剣に思わせてしまうタイプ、逆に言えば男が一番だまされやすいタイプ。そんなイメージでは無かろうか。でも結婚すると仲々子供に恵まれない。その原因として「貴男が悪いんじゃないの。私が悪いの」と申し分け無さそうに言う。

ところが私の所の外来では冷え性を主訴として来院され、一見当芍散かなと思ったら、本性は加味逍遙散であった症例が最近増えてきた。真の当芍散は私の所では減ってきた。彼女等の冷えは当芍散的冷えもあるが、むしろ肝うつがらみのいわゆる肝厥が多い印象がある。時代の流れかそれとも女性という生物の本性が元々そうなのか奥手の私には分からない。

なお肝厥で手足の冷えに使うやや実証タイプは四逆散で、私は数々桂枝茯苓丸料を合方して使用して結構良い成績をおさめている。

では加味逍遙散の超実証タイプは何を使うかと言うと、私は迷わず大柴胡湯合桃核承気湯である。

高齢者の骨関節疼痛と漢方治療

日本は最近世界でも高齢化率が凄まじい勢いで上昇してきた。その為か、筆者のような田舎の漢方専門のクリニックでも、外来患者の半分以上は六五才以上が占める様になってきた。アチコチが痛むと言って来院する患者が結構居る。殆どが近所の整形外科で出された非ステロイド系抗炎症剤があわない。即ち胃が痛んだり、ムクミが来たり、又効かないと言った理由からである。それらの症例の共通する点は中医学的には脾腎虚証、いわゆる虚寒証の人達である。冷えが原因ないしは憎悪因子となっているので、治療は附子剤が中心になってくる。

◇症例　七九才　女性

［主　訴］左踵の痛風発作。

［現病歴］数年前より腰痛症、坐骨神経痛が出現し、近所の整形外科にかかっている。処方された西洋医学の鎮痛剤では胃が悪くなるため、主としてリハビリテーションを受けていたが仲々改善しない上、来院二日前より左踵が赤く腫れ、痛みがひどく歩行もやっとの状態となったために当院を受診した。

［既往歴］三二才、卵巣のう腫で手術。

［ここで筆者のコメント］尾台榕堂の『方伎雑誌』「病人を診するには〜。婦人は経行分娩の有無多

少〜。」とあり婦人科疾患の現在、過去の既往は今の主訴と直接関与しているかはともかく、血虚、瘀血の可能性を考える上で大変参考になるので、翁が親切にコメントしてくれる訳である。

［現　症］

望診：ややや せ型で顔色は青白く苦悶状で「びっこ」をひきながら来室。

聞診：ややカスレ声。

問診：左踵は少し動かしても痛む。食生活、家庭環境を問うと「最近若い人と同居して食事が肉食に傾いている。元々の体質は冷え性。以前より尿酸が高かった。」

切診：脈は沈細、少し弦を帯びる。血圧一四〇／七〇㎜Hg、舌は偏淡、胖、滑苔、

腹診：腹力弱く、腹直筋は攣縮軽度、臍傍悸、少腹不仁、胃内停水。

［証の判定］

病位及び病期：少陰病、風湿痺、痛風。

病勢及び病性：全体として虚、寒だが局所は熱、実。

薬方：甘草附子湯、鑑別として局所の熱実をとると越婢加朮湯だが全身の状況より除外、桂枝附子湯とは骨節疼煩と身体疼煩より鑑別。

［経　過］煎じ薬で甘草附子湯（甘草、白朮各三・〇、桂枝四・〇、修治附子二・〇）を投与した。四日後に来院した。左踵の痛風発作は煎じ薬一日分で痛みは殆ど無くなり四日後で完治。「スイスイ」歩けるとの事。

◇症例　七六才　女性

［主　訴］急性腰痛。
［現病歴］二十年前よりサルコイドーシス、肺結核、びらん性胃炎等で、近医で治療を受けていた。平成十二年十月に入り、大分の実家に来ていた孫を抱こうとして腰がギクッとした後、強烈な腰背部痛で倒れ寝返りも出来なくなり、十月二四日家族に抱き抱えられ来院。
［現　症］亀背で脈沈弦細、血圧一二四／七六㎜Hg、L_1〜L_3の腰椎部に圧痛、叩打痛著明、なんとかとったX－Pは骨粗鬆症が著明でL_2、L_3の圧迫骨折を認めた。
［漢方的診断］
望診：体格は小さく亀背あり、色白で顔は苦悶状、衰弱感あり。
聞診：仲々発話できず、痛みのためあえいでいる。
問診：少しの体位変換でも、痛みがひどくなる。元来から冷え症で胃弱で鎮痛剤は飲んでも坐薬でもすぐに胃が悪くなると言う。
切診：手足は厥冷し脈は沈弦細、舌診はやや紅舌、無苔。
腹診：痛みで仰臥位とれず。
［証の判定］
病位、病期：少陰病、風湿痺、歴節痛。
病勢：虚証。

薬方：甘草附子湯（骨節疼痛、屈伸し得ず）。
［経　過］甘草附子湯を煎じ薬で投与した。翌日より痛みが少しづつ軽減。四日目より寝返り可能、一週目には独力で便所まで行けるようになり、二週目には腰背部痛が殆ど無くなり、ほぼ元の生活に戻れるようになった。一ヶ月の服用で廃薬とした。

さて、この甘草附子湯は、甘草、附子、白朮、桂枝の四味から構成されている。原典は『傷寒論』下篇及び『金匱要略』の痓湿暍病篇である。原文を引用すると「風湿相搏ち、骨節疼煩し掣痛して屈伸するを得ず、これに近づけば則ち痛劇しく汗出て短気し小便利せず、悪風して衣を去るを欲せず或は身微腫する者」に使用する。

東洞先生の『方極』では「骨節煩疼し屈伸するを得ず、上昇し、汗出で悪風し小便不利の者を治す」は要を得て簡潔に証のポイントを述べられている。

一般的には桂枝附子湯より痛み等の症状が重い場合、又筋肉より骨や関節の疼痛が目立つ時に使用されている。パワーアップするには麻黄を一～二g程加味すると良いと言われている。更に『千金』の脚気門では「四物附子湯と名づけ体が脹れる者には防已、悸気小便不利には茯苓を加える」とある。これは宋、陳言の『三因極一病証方論』の六物附子湯と一緒である。

甘草附子湯の朮は蒼朮ではなく白朮が使用されている。痛みに対してなら蒼朮の方がよさそうであるので、私は最近は蒼朮の方を使っているが、効果はその方が良い印象がある。ただ原文に「汗出て」とあることにより、発汗に働く蒼朮より、止汗に働く白朮の方が好ましいと言う事であろうか。

この甘草附子湯の疼痛疾患以外の応用として虚寒証者で鼻水が流れる様に出る場合に、特に小青竜湯や麻黄附子細辛湯などの麻黄剤が使えない人に苓甘姜味辛夏仁湯と共に使うチャンスが結構ある。エキスに無いので使用する場合は煎じ薬となるのがちょっと不便であるが。

◇症例　七六才　男性

[主　訴] 急性腰痛症。

[現病歴] 平成十二年十一月二一日離床しようとして起き上がった途端、腰に「電気が走った」ような痛みがきて思わずしゃがみ込んでしまった。腰を伸ばすと痛みがひどくなるといって、その日に午後に腰をかがめたままで来院した。

[既往歴] 昭和六一年胃癌で手術。

[現　症] やや小柄、栄養状態は中等度、血圧一一二/七二㎜Hg、上腹部正中に手術痕、腰部の脊柱起立筋に圧痛著明。

[漢方的診断]

望診：比較的体力は保たれ顔色は悪くないが顔貌は少し苦悶状。

聞診：声はしっかりしている。意味も明瞭。

問診：背骨よりは周辺の筋肉が痛いとの事。
切診：脈はやや浮、少し弦を帯び細。舌は紅舌、無苔。
腹診：腹力やや弱、右に軽度の胸脇苦満、腹直筋は両側性に攣縮、小腹不仁を認めた。
［証の判定］
病位：全体として少陽のやや虚だが、今の急性の腰痛は大陽と少陰の併病か？　風湿痺。
薬方：桂枝附子湯（身体疼煩、脈浮虚等）。
［経　過］桂枝附子湯（桂枝四・〇、大棗三・〇、甘草二・〇、生姜一・〇、修治附子一・五）を煎じ薬で投与した所、服用三日目に「なぜか腰の痛みは全くなくなった」との事で一週の服用で廃薬。

さて桂枝附子湯は、桂枝去芍薬加附子湯の附子一枚を三枚に増量した処方である。前者の微悪寒が附子の増量で身体疼煩にも更に効く内容となっている。出典は『傷寒論』（太陽論下篇）、『金匱要略』（痓湿暍病篇）である。「風湿相搏ち身体疼煩し自ら転倒する能わず、嘔せず、渇せず脈浮虚して濇なる者」に適応がある。

甘草附子湯の骨折煩疼に対し桂枝附子湯は身体疼煩とあるので、より浅く少し軽く、骨、関節痛より周辺の筋肉の痛みに使用すると良い様に思える。

これもエキスに無いのが不便であるが、芍薬は入っているが桂枝湯に修治附子末一・五〜二・〇g加味して使うと結構効いている。甘草附子湯は桂枝加朮附湯に更に修治附子末一・五g位追加して投与すると方意が少しは似てくるように思う。

以上二方は比較的急性の疼痛に適応がある訳だが、慢性的な場合には私は附子湯を使用している。

◇症例　八十才　女性

［主　訴］二週以上続く腰背部痛。
［現病歴］五十才頃より慢性の腰痛あり、慢性膵炎、胃潰瘍と言われていた。平成十二年八月～十月まで膵炎の急性増悪で大きな病院に入院していた際、九月に抜歯し、鎮痛剤の服用で食欲が全く無くなり、終日点滴していた所、下肢の筋力低下で歩くとフラツキ更に腰背部痛が生じ、退院後も軽快しないため十一月十四日家人にかかえられるようにして来院した。
［現　症］体格、栄養状態、やや不良。血圧一三二／八〇㎜Hg、背～腰部の筋肉に圧痛、自発痛。
［漢方的診断］
望診：体力的に衰弱して元気がなく顔色は悪く苦悶状。
聞診：仲々発話出来ずしてもトギレトギレである。
問診：「とにかく腰から背中が痛い。手足と背中が冷えて性がない」元来から食が細く、冷え性がひどく、習慣性頭痛、坐骨神経痛が痛くなると増悪するとの事。
切診：脈は沈細、舌は偏淡、胖、薄滑苔。

腹診：腹力弱く、心下痞鞕、胃内停水、臍上悸、少腹不仁を認めた。
［証の判定］
病位：太陰～少陰、風寒湿痺。
病勢：虚証、寒証。
漢方：附子湯（背悪寒、身体痛み、手足寒え骨節痛み脈沈）。
［経　過］附子湯（茯苓、芍薬、白朮各四・〇、人参三・〇、修治附子二・〇）を煎じ薬で投与した。三日目頃より腰背の冷えと痛みは少しづつ軽快。一週目には一人で歩いて来院。二週目には「ウソみたいに楽になった」「日常生活は問題なくなった」、冬の間は継服を希望。なぜならば「あれを飲むと体が温かくなり元気が出て気持が良い」からだと言う。

さてこの附子湯は、東洞先生の『方極』では「身体攣痛し小便不利し心下痞鞕し或いは腹痛する者」と『薬徴』的所見を基に述べられている。

原典は『傷寒論』の少陰病篇に「少陰病、これを得て一、二日、口中和しその背悪寒する者」及び「少陰病、身体痛み手足寒え骨節痛み脈沈」と記されている。

この方は真武湯の生姜を人参にかえ附子一枚を二枚にしたものである。エキスでは私は真武湯七・五gに紅参末一・五g、修治附子末〇・五～一・〇gを加えて投与している。

使うポイントは冷え性で虚証者のやや長びいた骨、関節痛、筋肉痛、神経痛によく効くが、何といっても「その背悪寒」が一番の着眼点になる。

白虎加人参湯にも「傷寒、大熱なく口燥渇し心煩し背微悪寒する」とあるが、附子湯との鑑別に難渋する事はまづ無い。

逆に背中が熱いと訴える人には「身熱」と考え、白虎加人参湯、白虎加桂枝湯、梔子豉湯、梔子柏皮湯、大小柴胡湯、黄連解毒湯等を鑑別する事になる。

● 第8回　漢方方剤の使い方 ― 腹診及び東洞先生の「薬徴」「方機」「方極の活用」＝

漢方方剤の使い方

『傷寒』、『金匱』の方剤を自由自在に使いこなすには、それらの条文だけでは難かしい場合が結構存在する。特に私のような凡医にとっては。

例えば黄芩湯である。『傷寒論』では「太陽と少陽の合病、自下利する者に」『金匱要略』「乾吐して利する者、黄芩加半夏生姜湯之れを主る。」の条文だけで自下利の症例にどうやって他剤と鑑別していったら良いのか鈍才の私などは戸惑ってしまうばかりである。

腹診及び東洞先生の『薬徴』『方機』『方極』の活用

そこで東洞先生の『薬徴』『方機』『方極』及び腹診を参考にして方剤の適応を自分なりに理解した後は、その方剤を患者に親試実験をして、その成否を判断することになる。

黄芩湯

まず黄芩湯についてである。『方極』では「下利腹拘急し心下痞する者を治す。」これだと下利の症状に加え臍周辺の腹直筋が拘急し、しかも心下痞がある場合に使えるのだと少しはイメージが湧いてくる。更に太陽証も含まれているので多分、発熱、悪寒、或は頭痛もあるであろうし、少陽症としての口苦、咽乾もありそうだ。脈も沈微細では無くて、やや浮或いは沈で少しく緊、或いは弦、舌は少し紅舌で乾いた微白苔であろうと想像がついてくる。そして腹証は『薬徴』の「黄芩は心下痞を主治する」「芍薬は結実して拘れんするを主治」「大棗は牽引強急」「甘草は急迫～」より図1のような『腹証奇覧翼』の腹診図の所見になることをよく理解出来る訳である。又そのコメントに「心下痞して腹拘急して下利するものは熱瀉なり」とあり、熱瀉であれば裏急後重があり、大便の性状は粘液便、場合によっては血便もありうるな、となる。

　以上より『傷寒』、『金匱』の条文だけで方剤の使うポイントが分かりにくい場合は、東洞先生の『方機』『方極』『薬徴』、そして腹診書を総動員して、その方剤のイメージをつかむ事が出来ると私には思

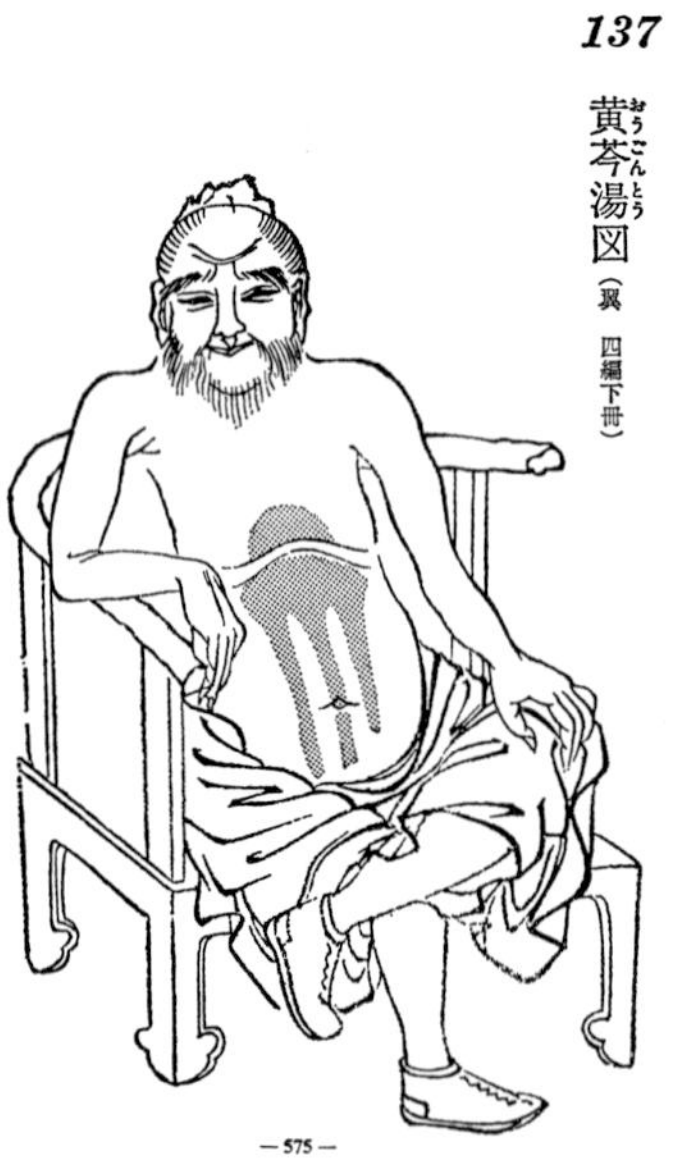

図1

える。

◇症例　五十才　男性

今朝より寒気がして頭が痛くなり、又腹が痛んで下利をするようになったと言って来院した。熱は三七度五分、脈はやや沈弦、紅舌、乾白苔、下利はやや軟便でスキッと出ず、残便感と後重あり、口も苦く咽が乾くとの事。腹診では心下痞鞕、臍周辺の腹直筋が拘攣し圧痛がある。エキスの黄芩湯三日分で完治した。

最後に黄芩湯のコメントとして尾台榕堂の『類聚方広義』の頭註を引用する。「痢疾にて発熱、腹痛し心下痞し、裏急後重して膿血を便する者には大黄を加え若し嘔する者には加半夏生姜湯中に大黄を加う」。この大黄は炎症性の熱性の大腸炎には加味として、はずせない生薬である。

又この黄芩湯をパワーアップした方剤が『医方集解』で有名な汪昂の「又木香、檳榔子、大黄、黄連、当帰、肉桂を加え実に芍薬湯と名づけ」の芍薬湯であるが、私は今までの所、ここまで使用しないと治癒しない熱利に遭遇した経験は無いが、基礎知識として知っておいた方がよさそうである。

漢方専門医として、二の手、三の手を用意して置く事は常に大事な事であると思われる。そのテクニックのひとつが基本方剤に生薬をいくつか加味してパワーアップをはかる事がある。あるいはそれによって、その方剤の適応範囲を広げると言い直しても良いかも知れない。

人参湯、桂枝人参湯、逆挽湯ついて

人参湯は非常に使用範囲の広い方剤である。単独で使用する事も結構多いが、胃への副作用防止として、すなわち胃薬として他剤、例えば小青竜湯や猪苓湯、当帰芍薬散等にしばしば合方されている。

使用目標として、東洞先生の『方極』では「心下痞鞕し小便不利し或は急痛し或いは胸中痺する者」があげられ、構成生薬は人参、甘草、朮、乾姜の四味からなっている。『方機』では「心下痞鞕」「心下痞し喜唾し、了々たらざる者」「暑病（いわゆる霍乱）にして嘔吐下利し心下痞鞕する者」とある。しからばその証を起こす本態は何かと言えば、和久田叔虎がその著『腹證奇覧翼』「是れ中焦冷えて胃上の寒飲さばけず胃陽衰えて尅化の利乏しく因って胸中心下の患いを致す」事にある。

私の経験では、虚証の人が冷たい物を取りすぎて、人参湯証になるケースが結構よく認められる。小建中湯と鑑別になる場合があるが、腹診所見が違うので余りまちがえる事は無い。図2、図3を参照されたし。

小建中湯に関しては、藤平健先生が『漢方臨床ノート治験篇』（創元社）の「胃痛始末記」で、御自身の「急に心窩部がギリギリと絞るように痛みだした」のに対して、各種の漢方薬や西洋薬のブスコパン等を服用しても全くおさまらず、最終的に小建中湯でその痛みが「きれいサッパリとれてしまった」経験を記されているのが参考になる。しかも当初服用された「桂枝加芍薬湯では無効であったのに、それにわずかに飴一味が加わっただけの相違しかない小建中湯では、かくも劇的な効果をもたらしたというこの事実」から「証というものがいかに厳密さを要求するものであるか」と漢方診療に際し、「正鵠」を射る大切さを強調されている。

　私も二十年近く前、小倉での講演会で似たような経験をした事がある。暑かったので往きのJRでアイスコーヒーを飲み、更に名物のアイスクリームを食べ、又会場で再びアイスコーヒーを飲んで講演にのぞんだところ、小一時間ほどで心下から臍のあたりが急にひきつるように痛みだした。何とかガマンして最後までしゃべり終え、普段なら歓楽街に遊びにいくのに、その日はとてもそれ所では無い。救急用に持参していたコリオパンを二錠服用しても全然効く傾向に無い。腹をさわってみると、臍を中心に腹直筋が

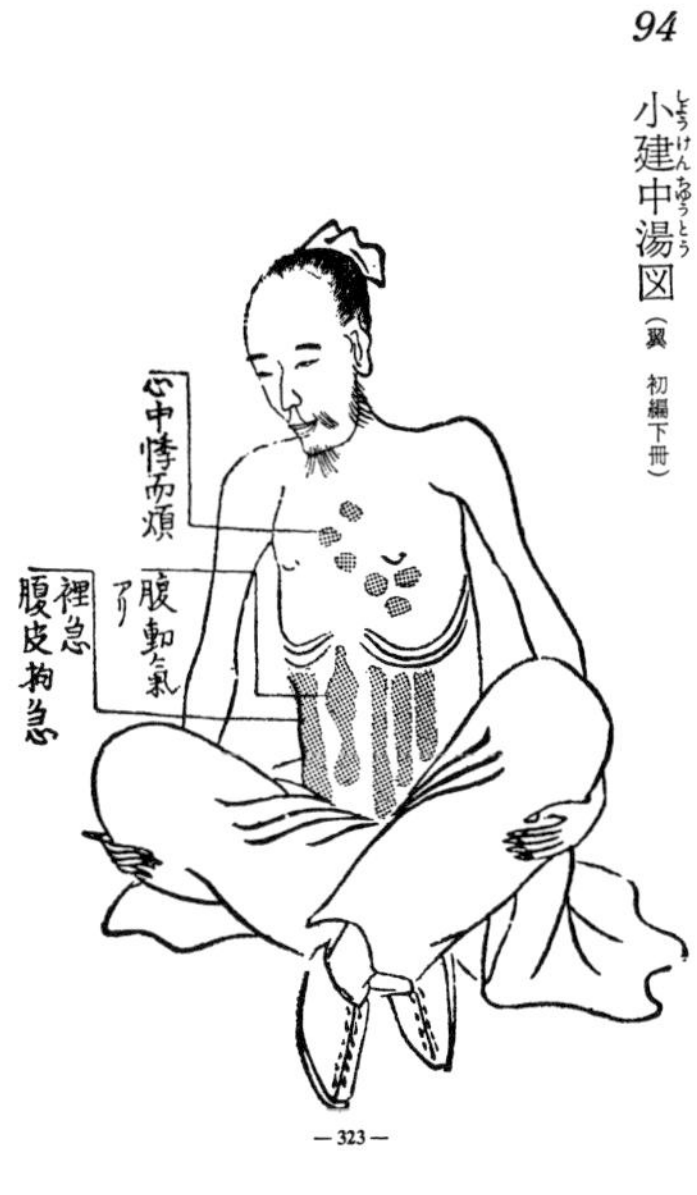

図2

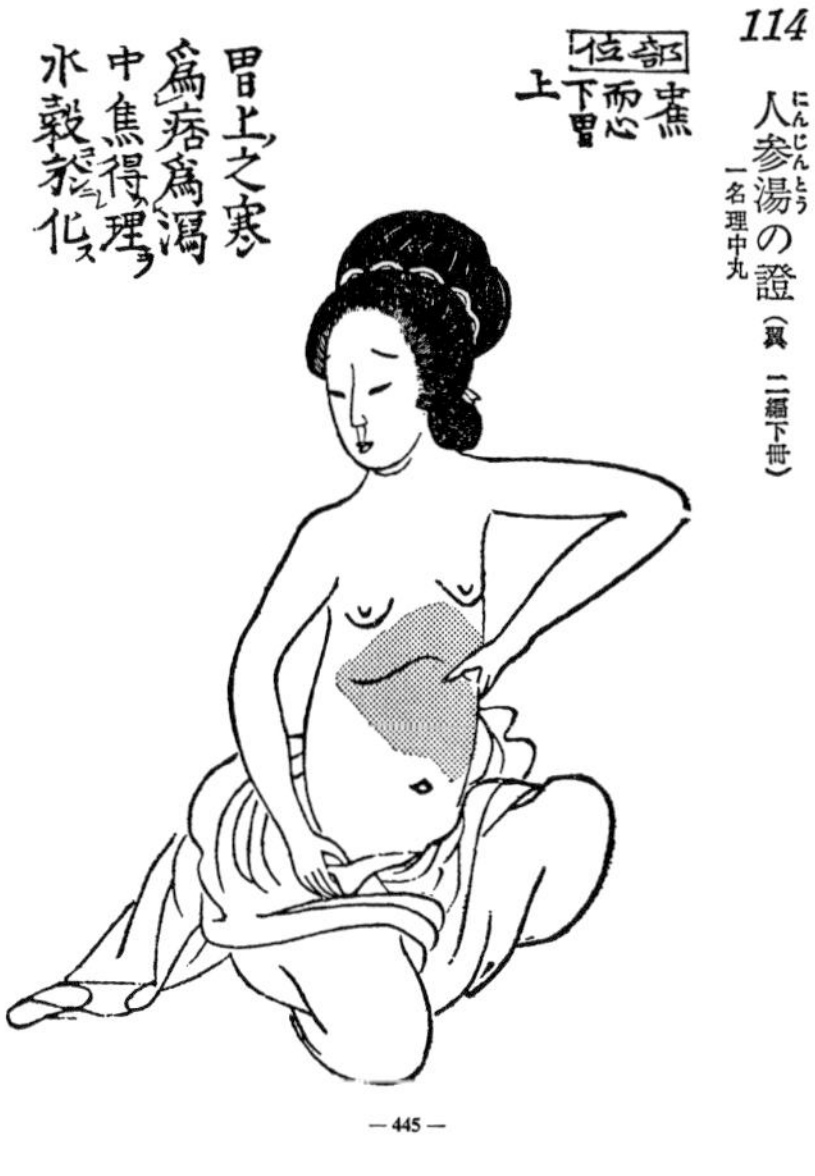

図3

攣急して背を伸ばす事が出来ない。自分の経験ではじめて「拘攣」と「攣急」の違いが体得できた。やっとの思いで帰宅し、薬局に行き小建中湯をお湯で服用した所、十分もしないうちにその痛みから解放された。証があえば漢方薬というものは、かくもドラマチックに効くものだと改めて実感した次第である。

話が脇道にそれたのでそろそろ人参湯に戻る。人参湯とはなっているものの本剤の基本は、甘草、乾姜がかなり重要な役割をしているのでは無かろうか。『傷寒論』では、「厥して咽中乾き煩躁し逆する者」『金匱要略』では「肺痿、涎沫を吐して欬せざる者、その人渇せず、必ず遺尿し小便数なり。これを肺中冷となす。必ず眩し涎唾多し」がその証である。

大塚敬節先生はその著『金匱要略の研究』(たにぐち書店)で「甘草乾姜湯に附子を加えると四逆湯となり、人参と朮を加えると人参湯となる。この四逆湯にしても人参湯にしても、多尿と足冷の状がある事が考えられる」と述べられている。又うすい痰や唾液が多い症状が見られるのも特徴のひとつと思われる。特に乾姜は中薬学では「温中散寒」の効能があり、体の芯が冷えている事が使用の目標なので、甘草乾姜の入った人参湯は「肺中冷」や「胃寒」の症例に使用すると、良く効く事はうなづける所である。

◇人参湯の症例　四十才　女性

最近知人に奨められ、水を多く飲むようにしていた。三日前より柿や梨を連日食べたところ、今朝より胃がつまって苦しくなったと言って来院した。

体力は弱、虚証タイプ。顔色は青白く脈は沈遅細、手足は冷えており、舌は偏淡、胖、薄白滑苔、腹力は弱く心下痞があり、按じて冷たく感じられた。薄い唾液が出、少し軟便気味という。

そこで冷たい水や果物の摂取を控え、温かい消化の良い物を摂るように指示し、人参湯エキスを処方した。一週間分の投与で諸症状がすべて無くなり快癒した。

さて日本は多湿の環境にありながらそこに住む我々は、ご飯は水で炊くしミソ汁は飲む、お茶も飲む上、最近は西洋医学流循環器の先生の奨めで、血栓予防と称して盛んに水を多く飲む人が増えてきた。欧米人のような肉食系の人によく見られる陽、熱、実証タイプならばそれでも良いと思われるが、虚証、寒証で胃腸の弱い人がそれを実行したら増々冷え、体が水びたしになり、その上、柿や梨などの陰性食品を摂取したら、本例のような胃寒証になっても何ら不思議では無い。それぞれの人の体質に応じた生活習慣のキメ細かい指導が大事だと言う事である。

◇桂枝人参湯の症例　二八才　女性

元来から胃腸が弱く冷え症であった。昨夕宴会でビールを飲み色々な物を食べた。今朝四時頃、急に胃のあたりが痛くなりムカムカしてきた。トイレにいくと物は出なかったが排便したくなり、下利便であった。その後寒気がし、頭が痛くなり、熱を測ると三七・五度あった。

朝一番で来院した。来院前、水様性の下利を三回、現在は頭がすごく痛むと言う。

脈やや浮、弱、血圧一〇二／七〇㎜Hg、顔は頬のあたりが少し紅潮。舌は淡紅、やや胖、薄白苔、腹力弱く心下痞鞕を認めた。

「協熱して利し」の桂枝人参湯を処方し、電解質液五〇〇㎖を点滴した。二日後には諸症状すべて改善したが念の為、四日分服用させ廃薬とした。

さて桂枝人参湯は人参湯加桂枝であるので、東洞先生の『方極』では「人参湯証にして上衝急迫の劇しき者を治す」となっている。ただし人参湯の甘草三両に対し、この方は四両と約一・三倍使用し、それに桂枝四両が加味されているので桂枝の上衝に加え、急迫の激しい者とコメントされたと思われる。

『傷寒論』には「太陽病、外証未だ除かず（に）而して数々これを下し、遂に協熱して利し、利下止まず心下痞鞕し表裏解せざる者」に使用する事になっている。

この方は以上の急性疾患だけで無く、虚弱者の習慣性頭痛に対して呉茱萸湯や半夏白朮天麻湯などと鑑別して使用される機会が多い。

東洞先生や尾台榕堂翁の治験例を見る限りでは両先生共、方剤の殆どは『傷寒論』『金匱要略』のものばかりであり、しかも余り加味した使い方をしていない。しかし併用薬は軽粉剤や甘遂剤をよく使用されているのは、当時いかに梅毒性疾患が多かったかを物語っている。漢方はそれらの剤の副作用防止にも使用していたかもしれない。

それに対して浅田宗伯先生の治験録である『橘窓書影』をみると、『傷寒』『金匱』の方を単独で使用している症例は意外と少ない。後世派や江戸時代の本朝経験方を含め、実に多種多様である。ただし方剤によっては古方の処方を基にして二、三加味した方剤に新しい名を冠した方剤が意外と多いのである。

例えば既済湯、これは竹葉石膏湯去石膏加附子、断利湯は半夏瀉心湯去黄芩加茯苓、附子、定悸飲は苓桂朮甘湯加呉茱萸、茯苓、李根皮、高階の緩痃湯が柴胡桂枝乾姜湯加芍薬、別甲などなどである。

そして人参湯の加味となると、連理湯が加黄連、茯苓である。宗伯先生の『口訣』では「此の方は先出の桂枝人参湯と表裏にて裏寒に表熱をはさんで下利する者が桂枝人参湯であり、連理湯は陰下に在り陽を上に隔して下利する者に使用する」とあるが何だかよく理解出来ない。ただ治瘟編に「暑邪外に逼り陰冷内に伏し挾熱下利し心下煩悶する者を治す」から想像すると、暑月に冷飲して下利して渇する者に使用したらよさそうである。東洞先生なら得意の『薬徵』を駆使して「人参湯証にして心中煩悸し筋惕肉瞤し頭眩煩躁の証有るべし」とコメントされると思う。

次に原南陽がその著『叢桂亭医事小言』の中で「痢病に逆挽湯とて天下に弘く適用する方は丹水子即ち名古屋玄医の方なり」と述べている逆挽湯についてである。これは桂枝人参湯加枳実、茯苓である。挽はひき戻すという意味であるから逆挽とは逆に引き戻すとなり、宗伯先生の解説では「下へおりきる力のなき者は上へずっと引きあげてハヅミを付くれば其の拍子に下だる理にて虚寒下利にて後重する者は桂枝人参湯にて一旦表へ引き戻し、その間に枳実、茯苓にておし流すときは後重ゆるむと云む意なり」との事である。要するに桂枝人参湯証で裏急後重する時に使用すれば良い訳である。

さて枳実は『薬徴』では「結実の毒を主治し旁ら胸満、胸痺、腹満、腹痛を治す」又中薬学（『中医臨床のための中医学』医歯薬出版）では、「破気消積」「化痰消痞」の作用のある行気薬に分類されている。有形、無形の邪毒を苦寒で下降する事で、下に押し出す働きがあるので、下利、裏急後重に効果がある事になる。茯苓は『薬徴』的には「悸及び肉瞤筋惕」を主治するので、裏急後重に対してどういう助けをするのかこれだけでは理解しにくいが、中薬学では「健脾補中の働きで人参湯の働きを助け、枳実の行きすぎを抑制」する目的で加味しているかと思われる。その本意は名古屋玄医先生に聞いてみないと分から無い。

いずれにせよ人参湯の証をしっかり踏まえた上での加味方と考えて、又基本骨格となっている方剤の腹診を参考としながら、使用するのがよさそうである。

●第9回　桂姜棗草黄辛附湯について

本論に入る前に小柴胡湯でおもしろい症例を経験したので先にそれを報告する。

◇症例　八十歳　男性

最初の主訴は体中が痺れてピリピリ痛む。左足がつると言う事である。桂枝加芍朮附湯合疎経活血湯で一ヵ月位して良くなったと言う。所が二週前より夕方〜夜、右半身がホテる。微熱が出るのが何とかならないかとの事。脈は沈弦、舌はやや紅、胖で黄白苔、腹力中等度で右に胸脇苦満を認めた（写真1、2参照）。出した処方は小柴胡湯である。なぜか。腹診、脈診所見に加え夕方〜夜の右半身のホテリを寒熱往来の亜

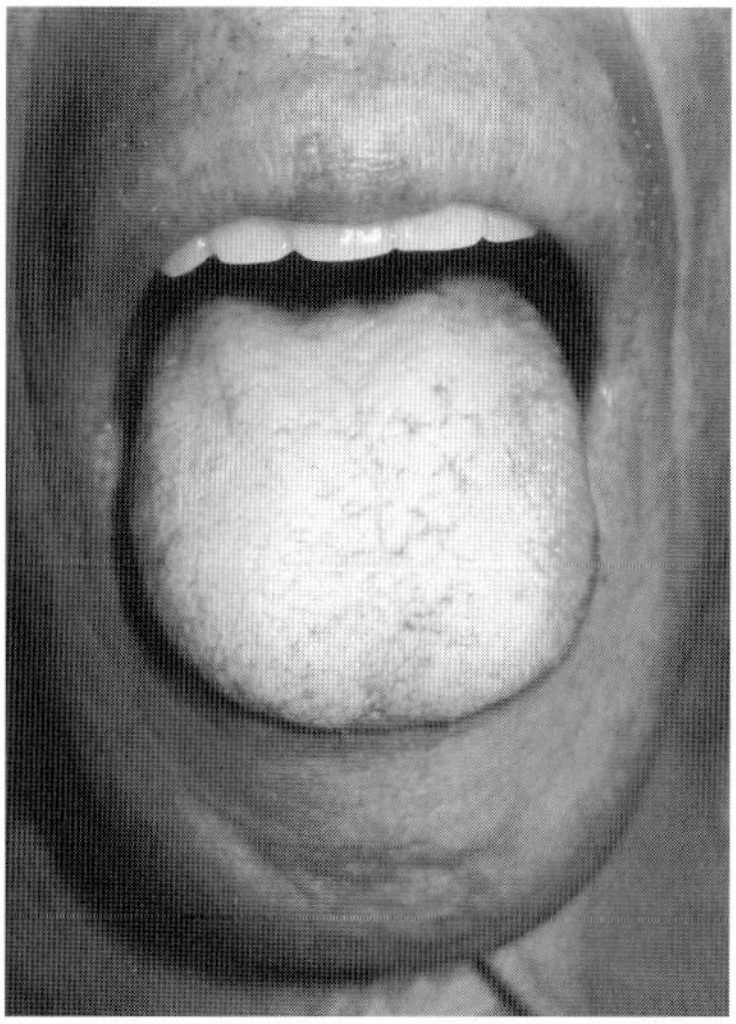

写真１

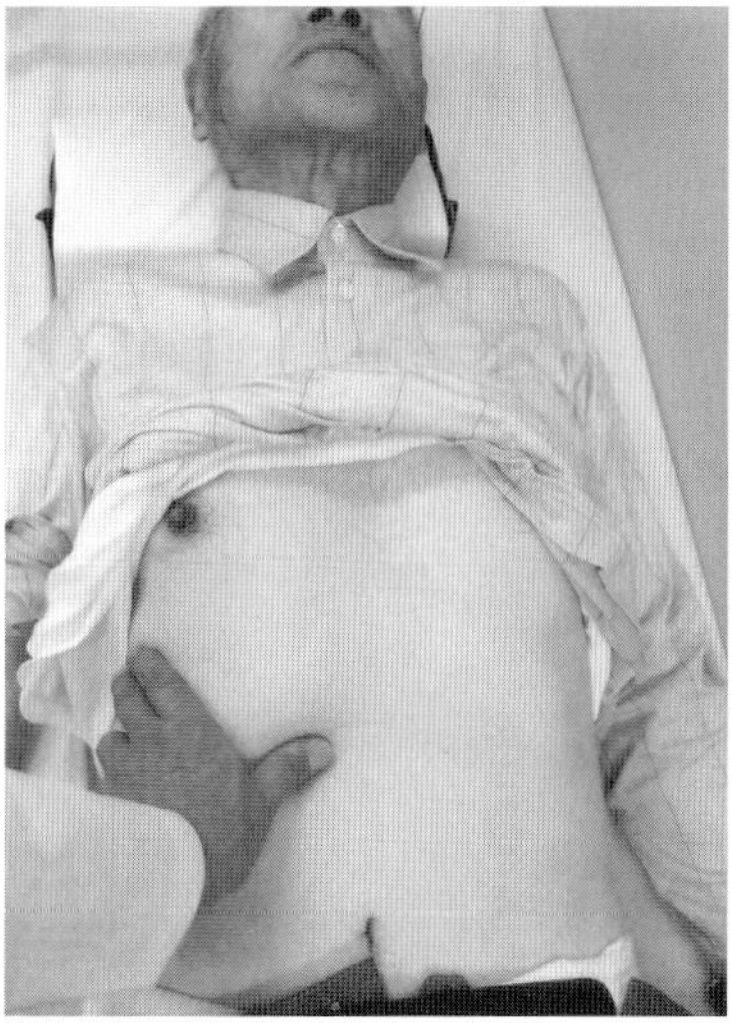

写真２

型と見なしたからである。二週後来院して漢方薬服用後一週以内にそれらの症状はスッカリなくなったとニコニコしながら言われた。

本誌十月号、二十一頁に著者が中国の黄煌氏の『十大類方』の「柴胡体質」を引用した文の中で同氏の「寒熱往来」について「体温の変化以外に、さらに自覚的に寒熱交替の感覚がある。～」「あるいは上半身が発熱し下半身は畏冷する」「半身は熱く半身は冷たい」等を思い出したから小柴胡湯を使用してみようと判断した事による。それに対して同号で私は「本当に柴胡証の特徴と言えるのであろうか」とやや批判めいたコメントをしてしまった。黄煌先生本当に申し訳ございませんでした。

本論に戻る。

桂姜棗草黄辛附湯について

この方は『金匱要略』の水気病脈証並治に桂枝去芍薬湯合麻黄附子細辛湯の事である。ところがそれの適応する証は「気分、心下堅、大なること盤の如く辺は旋杯の如きは水飲の作すところ」となっているのに『傷寒論』では桂枝去芍薬湯は「太陽病これを下して後、脈促、胸満する者」に使用し又麻黄附子細辛湯は「少陰病、始めてこれを得、反って発熱し脈沈の者。」に使用するので両者の合方の腹診がなぜ上述のごとくなるのか中々スッキリとは理解しがたい所である。

であるので東洞先生は『方極』では二方の証、「相合する者を治す」類聚方のコメントでは「為則按ずるに証具らざるなり。証は当に二方の下に於いて求むべきなり。「薬徴に弁あり」。と述べ、その『薬徴』では「朮」のところの「互考」に論ぜられている。なぜ「朮」のところかと言うと「水気病」篇ではこの方の次に「心下堅、大なること盤の如く辺旋杯の如きは水飲のなすところ枳朮湯之を主る」と気分の語は無いが同じ条文が書かれており附子と朮の違いを互考する為だと思われる。その内容を引用する「枳朮湯、桂姜棗草黄辛附湯の二方は『金匱要略』に載する所は、其の因と証とは同じくして別つべからず。今其の方剤を審らかにするに、桂姜棗草黄辛附湯は其の方、桂枝去芍薬湯及び麻黄附子細辛湯を合するなり。而るに桂枝去芍薬湯は頭痛、発熱、悪風し汗有る等の証にして腹中に結実無き者を主るなり。（著者コメント。東洞先生は飽くまで薬徴に基づく所見を述べられ、「脈促胸満」についてはここではふれておられない。）麻黄附子細辛湯証に曰く、少陰病、発熱と。為則按ずるに所謂少陰は悪寒甚だしきものなり。故に附子を用う。附子は悪寒を主るなり。二湯の証に依りて之れを推すれば心下堅大にして悪寒、発熱、上逆する者は桂姜棗草黄辛附湯之れを主る。朮は水を利するを主る。是れを以って心下堅大にして小便不利する者は枳朮湯之を主る」である。この後が東洞先生の徹底した所である。「水飲の作す所」に対して「夫れ秦張」（即ち張仲景）の疾を治すや其の証に従いて因を取らず。因とは想像なり。冥々を以って事を決するは、秦張の取らざる所なり。故に其れ能く疾を治するなり。方、其の証に中ること在り。斯れその方意を知らざれば「則ちいまだ其の証中らざるなり。其れ其の方意を知るは薬能を知るに在るなり。能く薬能を知りて後、始めて方を言うべきのみ」

　確かに東洞先生のおっしゃる意味は鈍才の私でもよく分る所であるが、「方」はある目的適応をもって作られている訳で方の中の構成生薬の各薬能の総和が必ずしも方の証を完全にあらわす事にはならないのでは無かろうか。

　尾台榕堂もその著『方伎雑誌』の中で「医術の要は方意を得るにあり。方意を得るは薬能を詳らかにするに有り」とその必要性は十分認めながらも「唯た薬能のみに就いては方意の解せざるも有る」場合もある事を認めている。

　その代表方剤のひとつがこの桂姜棗草黄辛附湯と私には思われる。

　即ち桂枝去芍薬湯と麻黄附子細辛湯の二方の証相合する者と言った観点からだけでは桂姜棗草黄辛附湯を自由自在に使いこなす事は出来ないという事である。

　かく言う東洞先生だって『方機』ではその応用として「悪寒、或いは身体不仁、或いは逆冷して心下堅き者」及び「痰飲の変ある者」と述べている。条文の「心下堅」「水飲の作す所」を結局はあーだこーだ言いながら認めている訳である。「四肢惰痛し悪寒甚だしき者」又「世俗にいわゆる労咳、骨蒸悪熱悪寒し心中うつうつとし或は心下痞堅なる者」なども二方相合するところの証とはとても思えない。

　ただし東洞先生の理論を忠実に学び実践している尾台榕堂翁は『類聚方広義』の頭註で「上衝頭痛、発熱喘咳、身体疼痛甚だしき者」「老人秋冬の交毎に痰飲、咳嗽し胸背脇腹攣痛し悪寒する者に此の方宜し」とコメントしている所から判断すると呼吸器感染症のあるパターンにのみ使用していたように思える。

では浅田宗伯翁はどう言うコメントを『勿誤薬室方函口訣』で述べているのだろうか。「茲に一奇説あり。仙台工藤球卿曰く「凡そ大気の一転は万病を治する極意なるに、別して血症の治に専要とせり。昔年一婦人労咳を患う。咳血気急、肌熱手を烙く如く、肌膚削脱し脈細数なり。予視て死症とす。一医ちかって治すべしとし桂姜棗草黄辛附湯を用いて全癒を得たり。予大に敬服して、これに倣いて大気一転の理を発明して乳癌、舌疳、及び諸翻花瘡等数十人を治し得たり。」これを用いた意は「陰陽相隔たりて気の統制なきゆえ血肉其の交を失いて漸々に頑固し出血にも至るなりとして『金匱』の陰陽相得其の気乃行、大気一転其気乃散と云うに基づきて此の湯を擬したるなり」が参考になる。大気一転的使用法もあるよと言う事である。又宗伯は「本方は外表陽気を以って主となす。故にその験、汗出ずると虫の皮中を行くが如しとに在り。」のコメントはこの方を応用する上での問診上の大事なポイントとなる。

先日七十歳代の女性がここ数年額が冷えて痛むと言って来院した。特に風にあたると悪いとの事。脈は浮沈中間で細、風冷頭痛なので麻黄附子細辛湯だけで良かったのかも知れないが腹診で心下痞を認め又「足の皮膚が虫がはっているようで気持ちが悪い」と言うので桂姜棗草黄辛附湯を処方した所二週間後に来院して大変よく効いたと言われた。

『方読便覧』に「頭痛脳戸に連なり或いは額間と眉と相引き、風吹く所の如し。其の脈沈細にして緊、之を風冷頭痛と謂う。即ち麻黄附子細辛湯加川芎生姜」とあり、前額のあたりが冷えると訴える人は意外と多い。この場合は麻黄附子細辛湯のみで結構効いているが不十分な場合私は川芎茶調を合方するか或いは白芷、川芎を加味するか桂姜棗草黄辛附湯を合方して著効を得ている。

次号は応用篇である。

●第10回　桂姜棗草黄辛附湯の適応疾患

桂姜棗草黄辛附湯の適応疾患

恩師の山田光胤先生の著書のひとつに創元社から出版されている『漢方処方応用のコツ』という名著がある。その中で先生はこの処方を使うポイントをあげられている。「方意を探る」では、その「証は表証と裏証、寒と熱が錯雑していると言えよう」「これを実際の症状としてどうとらえるかを、尾台榕堂翁は『類聚方広義』の頭註に［上衝、頭痛、発熱、喘咳、身体疼痛、悪寒甚だしきもの］と述べている。ただしこれだけでは桂枝湯や麻黄湯とも区別しにくい」と述べられ、参考として最近あった症例を出されている。ある会合で漢方の若手の先生が青い顔をしてさかんに咳をしている。数日前からかぜを引いている。［葛根湯］や［小柴胡湯］は飲んだが効かなかった。「熱は三八℃位あって下がらないし体も痛い」「脈は沈細」「かなり寒気がする」と言う事で桂姜棗草黄辛附湯をすすめた所、一番効いたとの報告があったとの事。即ち本剤の適応のひとつが「発病後二～三日ないし四～七日たってから、なお寒気が強く表証まがいの症状があるもの」「なかには鼻水を出して、いかにも寒そうな人もある」これが第一の使い方とされている。

第二は「慢性病に用いる場合として、陰陽交錯している場合の喘息や関節リウマチ、神経痛、鼻疾患などに用いる」

第三は「気分」についてである。光胤先生がこの事を実感としてわかられたのは、相見三郎先生の御体験を聞いたのがきっかけとの事である。すなわち相見先生御自身の経験で「心理的な原因で、気分がうつうつとしていたとき、急に強い腰痛が起きて動けなくなった」「そこで」例の「金匱の条文を考えて本方を飲んだところ、いっぺんで痛みがとれ、心下にあった抵抗も消失したということ」である。

これを参考にして首藤孝夫氏はたにぐち書店出版の『各科の西洋医学的難治例に対する漢方治療の試み』の「ストレス性腰痛に対する漢方治療―桂姜棗草黄辛附湯2例」を発表した（P27～P32）。その中で首藤氏は考察の中で相見三郎先生の「気分について」は「陰陽が離ればなれになった状態で、それが病気の本体である。気分の症状としては〝骨痛むの証〟があり桂姜棗草黄辛附湯を腰痛に用いている。多くの場合、その原因をなすような精神的ショックをさぐり当てる事が出来るものである」と述べ、先生御自身の「対人関係に悩んだ末におこった腰痛に対する自験例や、エリート官僚が縁談で断られた事によりその母親が精神的ショックで腰痛を起こし、当方で治療した事」などを引用している。

こう言っては整形外科の先生におこられるかも知れないが、西洋薬の非ス消炎剤いわゆるＮＳＡＩＤＳで簡単に解消される疼痛は意外と少ないように私には思える。リリカもしかりである。人間は心の動物であるし、集団すなわち社会を形成しているので他人や仕事その他の関係ですべてが自分の思い通りにいくことは先ず無い。それがストレスとなって色々な症状を表わしてくるケースが結構多い。浅田宗伯の『橘窓書影』などにも世の中が江戸から明治時代に急激に変化した流れの中で、旧幕府系の士族がストレス性疾患を発症したのを治療した症例を何例もあげている。

であるので、従来の西洋医学的治療で改善しない場合、ストレスの有無を丁寧に探り、本方を投与すると良い場合がある訳である。

桂姜棗草黄辛附湯を使うポイント

色々御意見、異論はあると思うが、私は腹診所見を重視している。即ち「心下堅、大なること盤の如く辺旋杯の如きは水飲の作す所」の腹診所見である。参考として和久田寅叔虎の『腹診奇覧翼』の図をあげる（図1）。説明として「図の如く心下に塊物ありて其の形円なること覆杯の如く之を按ずるに堅きこと骨を循づ

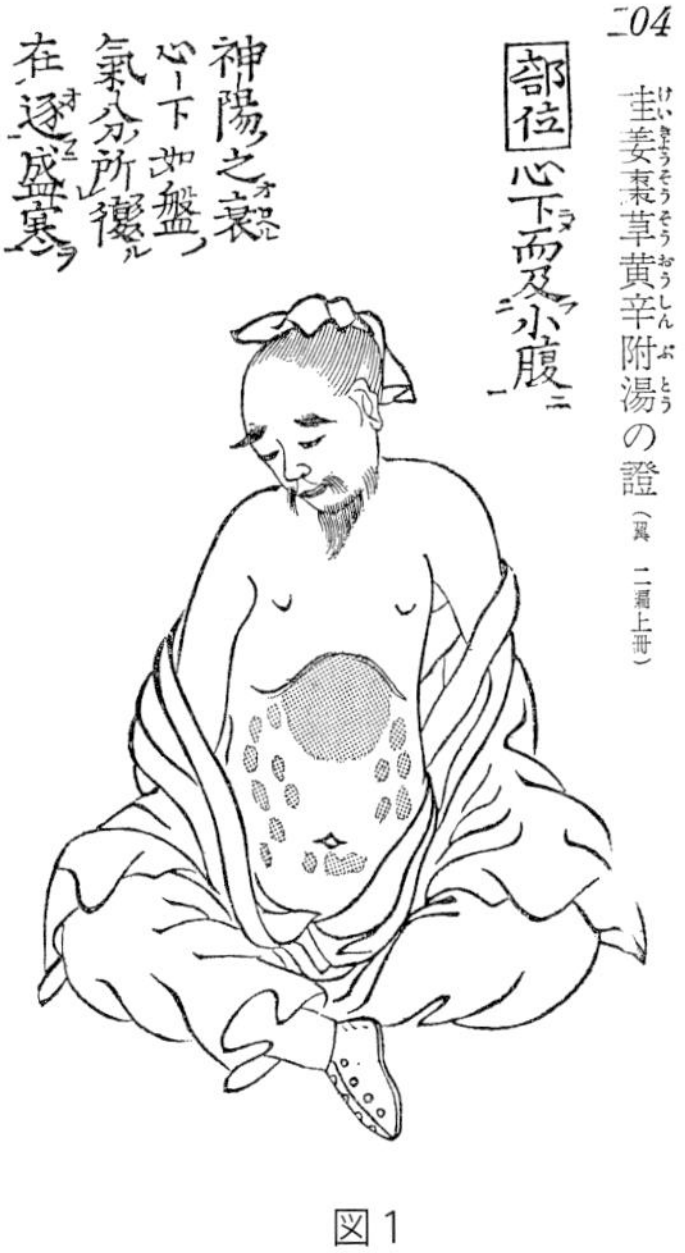

図 1

るが如し。然れども此の證にして病軽きものは、堅円を成さず、但心下痞鞕するものに似たり。」「其の分弁を知らんと欲せば心下を按じれば痛を知り、且つ心下自ら痛むものを得べし。痛甚しきもの心背に徹するものあり。」「要するに心下結聚して腹時に満し脇下水鳴并降し、微悪寒、身冷え骨節疼痛の證ありて脈沈微渋うっ結の状あり」が大変参考になる。

然らばこの「心下堅、大なること盤の如く辺り旋杯のごときは水飲うんぬん」は具体的にはどのような病態であるかについては、稲本善人先生が『漢方の臨床』50巻2号に発表した「桂姜棗草黄辛附湯の「心下堅、大如盤、辺如旋杯」をエコーで観る」が答えになると言って良いであろう。

余談であるが不肖私の主催する漢方の勉強会の「織部塾」では腹診所見の具体的解明のため、エコーやCT、MRI、ガスの偏在をみる目的で腹単X-Pなどをとって、現在塾をあげて研究中である。

稲本論文の要点は「長年に渡る難治性の咳嗽」が「典型的な「心下堅、大如盤、辺如旋杯」いわゆる、心下に伏せた堅い椀の腹証を呈し、桂姜棗草黄辛附湯を投与して劇的に症状が消失し」しかもその「症状の消失とともに腹診上も伏せた椀の堅さに変化がみられ、この様子を経時的に腹部エコーで確認することができた」事にある。

その所見とは「エコーで描出される肝・胆・膵には全く異常は無く、心窩部の矢状断で胃と接する腹壁筋層が肝下縁を起点として凸状に隆起した像として捉えられた。この凸状の隆起像こそ、堅い心下の椀そのものであり、時間的に形態変化はみられず、恒常的に確認された。また凸状隆起の下縁は心下の椀の下縁（旋杯）に一致していた。一方、胃の断面図は、肝左葉肝床側から腹腔側にかけて類楕円形状にやや緊満して張り出し、腹壁筋層の凸状の隆起像と一致した。すなわち心下の椀の下縁（旋杯）は凸状隆起像を示す腹壁筋層の下縁及び胃壁の大弯に一致し、プローブを心下部中心に水平移動することによって、それぞれの下縁が心下の椀の縁取りに一致していることを確認した。」稲本論文によって本方の腹診所見の正体が世界ではじめて解明されたと言う事である。

更にこの所見は本方の投与により、症状の消失とともに「腹直筋の緊張も解かれ」「心下の椀」も消失した時のエコー像では「腹壁の凸状隆起像は消失し、筋層は水平を維持し、胃全体は肝床側に位置して腹壁内側には接していない」状態となった。又その背景として稲本氏は同論文の考察の中で「胃疱と胃液、食物残渣による高低エコーを包みこんだ壁層が類楕円形の緊張を保ったままに、腹部症状を呈さないレベルで、腹直筋を上方に押し上げる形態を維持している」「これらのことから、推定の域を出ないが「心下堅、大如盤、辺如旋杯」という」「腹証を呈する病態は胃を中心とした上部消化管に関して、本人の」消化器的な「自覚症状には上らぬほどの緊張、すなわち自律神経の緊張が恒常的に続いているのではないであろうか。この恒常的緊張こそが、胃体部から前庭部の大弯側を「辺如旋杯」、緊張ならしめ、典型的な腹証の成立に関与しているものと推測する。」ここからが更に大事であるが「心下を中心とする腹壁と胃壁を中心とする上部消化管の恒常的緊張、体壁と腹腔内の自律神経の緊張（失調）そのものが本体であり、それこそ本証の言う『陰陽の気が分離した気分の証の本質に関わるものと思う。』」と結論している。

以上の諸先生方の御意見を参考に私の現在での桂姜棗草黄辛附湯の腹診所見の背景については、何らかの思い通りに無らない事、すなわち種々のストレスのため副交感神経に対し交感神経が相対的に緊張し、その状態が持続したため胃のスムーズな働きが悪くなり、胃体部のあたりに胃液や食物残渣が停滞し、それが心下堅等の所見を呈したものと考えている。

以上より桂姜棗草黄附湯は、桂枝去芍薬湯合麻黄附子細辛湯としての使い方と「気分、心下堅、大如盤、辺如旋杯」の腹診所見を重視し、特に気分の原因を考慮した使用法とがあると言う事と考えている。

論文を引用した首藤孝夫氏、稲本善人氏は共に織部塾の塾生である。「後生、恐るべし」彼らを「出藍の誉れ」と言わせないためにも私は漢方の勉強を真剣に継続していかねばと自戒している。とっくの昔に言われているかも知れないが。

●第11回　大柴胡湯

約千人分のリセプトをチェックして驚いたのは東洞先生には怒られそうであるがナント加味逍遥散がトップであり次が四逆散合桂枝茯苓丸料、三番目が柴胡加竜骨牡蛎湯であった。又男、女比は三：七である。ストレス社会の反映なのか、私のキャラにあわして患者さんの傾向がそうなるのか。自分では判断出来かねている。

でも意外と使用している処方に大柴胡湯や越婢加朮湯、白虎加人参湯、三黄瀉心湯等、陽病期の実証用の方剤がある。

大柴胡湯

東洞先生の『方極』では「小柴胡湯証にして腹満拘攣し嘔劇しき者を治す」『方機』では「嘔吐止まず、心下急にしてうつうつ微煩する者」「心下痞鞕して痛み、嘔吐下利する者」「心下満して痛み、大便通ぜざる者」「胸脇苦満し腹拘攣、大便通ぜざる者」と『傷寒論』の大柴胡湯の条文のエッセンスを述べている。

腹証については『奇覧翼』の方が参考になる（図1）。和久田寅叔虎の解説文をそのまま引用する。「図のごとく、胸脇満して心下急り筋ばりて、腹底に応じ、之を按すに力あり。或いは硬くして息にかかり、上腹は一体にしまりて微満し、或は腹痛す。」「此の方や小柴胡湯に就て、人参、甘草を去って芍薬、枳実、大黄を加え、生姜を増す。其の病態、腹状較大なるを以て大柴胡湯の称あり。」而して「其の方意に於いては所謂、心下急、若しくは痞硬するもの、内実の漸ありて尚水気胃外に止まり嘔止まざるもの」に対しては小柴胡湯に含まれている所の「紫胡、半夏、黄芩、棗、姜、故のごとく」（著者註、ただし生姜は嘔止まずとあるので小柴胡湯より一・五～二倍量使用することになっている）「更に枳実、大黄の陽明に於けるもの（著者註、大承気湯は大黄、枳実、厚朴、芒硝の四味より構成されている）を少し加え以って内外に及ぼす。其の芍薬あるもの、満痛、拘急の證あるを以てなり。

以上より大柴胡湯の適応症状そして腹診所見についてイメージが出来そうである。

ポイントは小柴胡湯を投与して止まない嘔、その為、生姜を三両から五両に増量している事と心

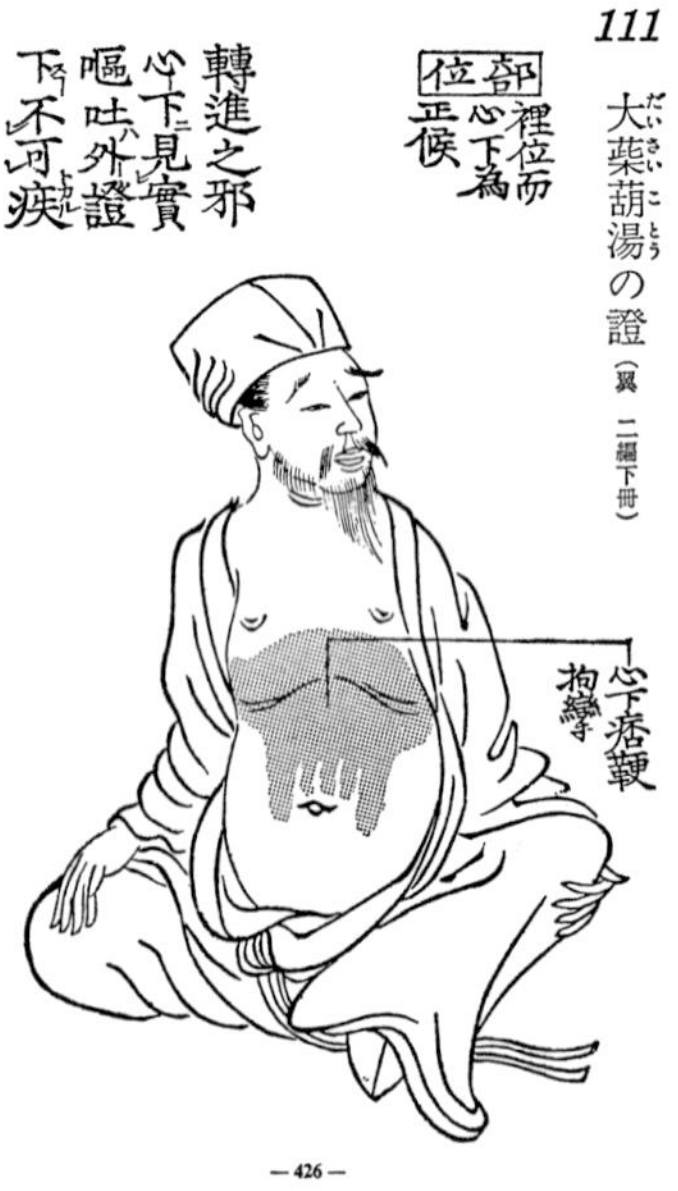

図1

下急、あるいは満して痛みあるいは腹拘攣、大便通ぜる者に対して芍薬、枳実、大黄を加味している所にある。『薬徴』では「芍薬」は「結実して拘攣するを主治」し旁ら「腹痛～腹満～を治す」「枳実」は「結実の毒を主治」し「旁ら胸満、胸痺、腹満、腹痛を治す」「大黄」は「結毒を通利するを主り」「故に能く胸満、腹満、腹痛及び便閉、小便不利を治す」となっており、これらの三味が加味された大柴胡湯の適応証がよく見えてくる。

私は慢性疾患としてはこの方をメタボリックシンドロームのあるタイプに使用しているが急性疾患に対しては見かけの体力的虚実にこだわらず投与して良好な結果を得ている。ただし体力の弱い人には短期間で中止して深追いしないように注意はしている。

それは麻黄湯や大青竜湯も同じことで発汗したらサッとやめるのと同じ原理である。駆邪の目的で使用しているので邪が無くなればすみやかに止めるのは当然の事である。

そこで症例を急性疾患と慢性疾患に分けて呈示する。

急性疾患

◇症例1　六七才　男性

［主　訴］心下部痛

［現病歴］昨日宴会で食べ過ぎ大量飲酒した。夜中に心下が急に痛み出し苦しくてどうしようも無

く二〜三回吐いたが痛みが改善せず朝一番に当院を受診した。

［現　症］身長一六八㎝、体重七五・四kgで体格、栄養状態共に良好、舌は紅舌やや胖、微白黄苔、脈は沈実、腹力はあり両側にわたりハッキリとした胸脇苦満、心下の突っ張りを認めた（写真1、写真2）。

［経　過］念の為にとった心電図は異常なし。西洋医学的に急性胃炎と思われた。そこで大柴胡湯エキス七・五kg／日を分三で投与した。翌日には「スッカリ良くなった」と電話あり念の為五日間投与して廃薬とした。

本例は大柴胡湯の正証であったと思われる。

◇症例2　六一才　男性

［主　訴］悪心と胸焼け

［現病歴］ここ一週間、暴飲、暴食、睡眠不足が

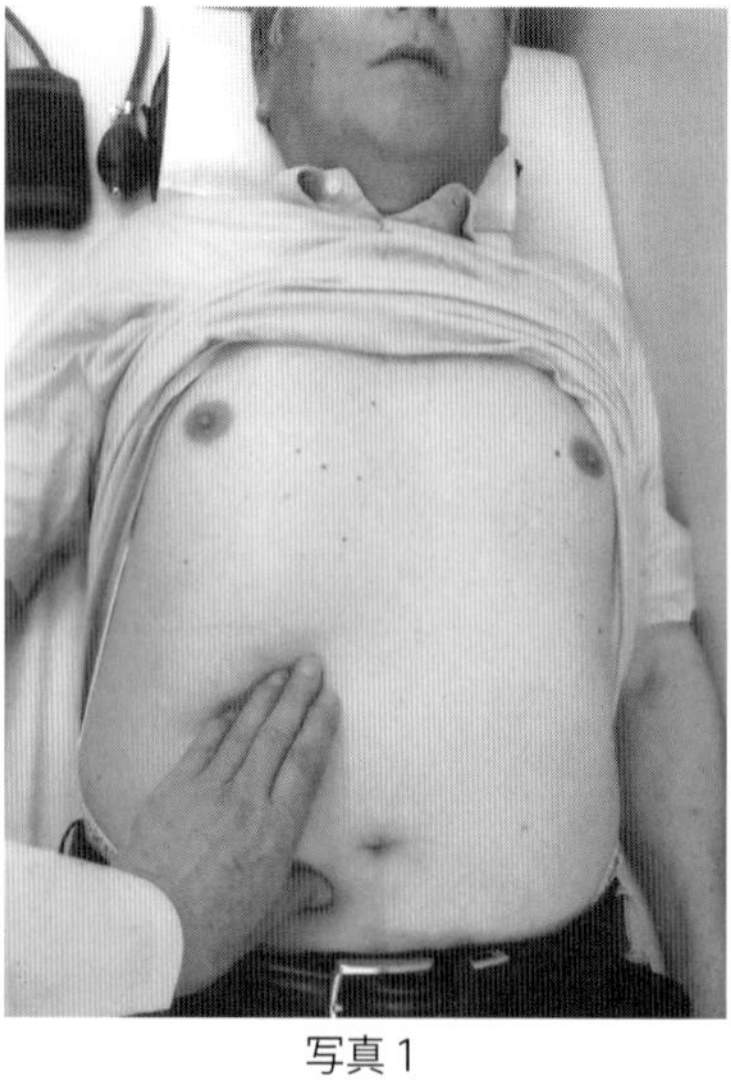

写真1

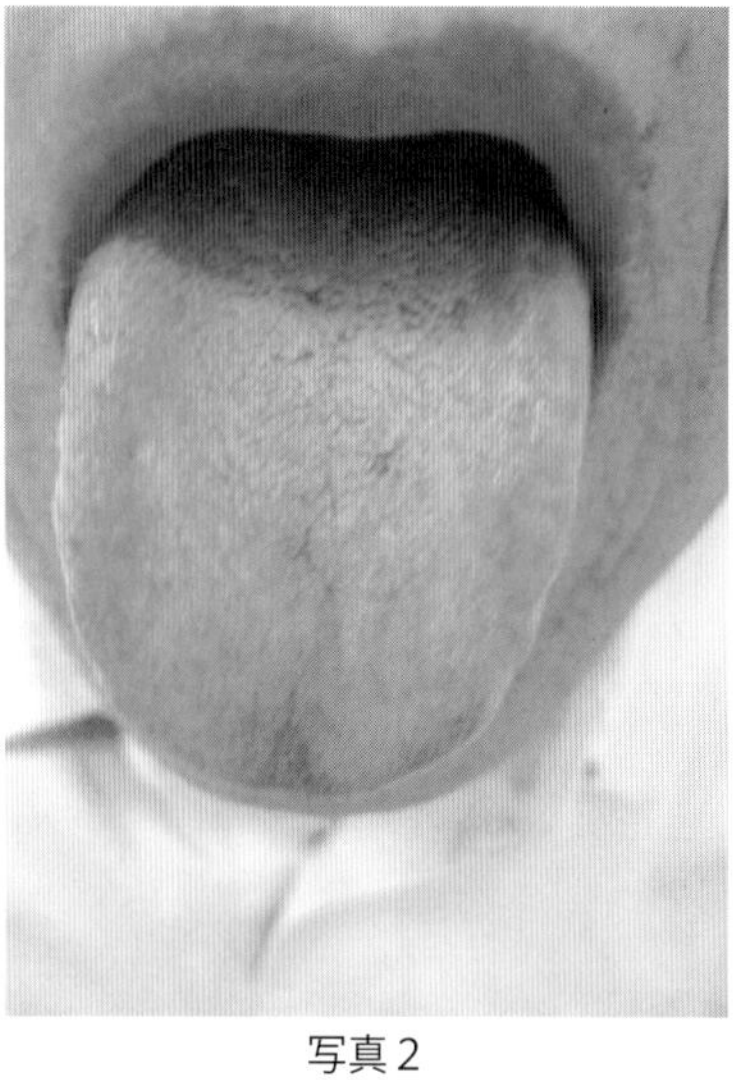

写真2

続いた。三日前の夜中に就寝中、急にムカムカして便所に行き吐いた。そしたら急に便意をもよおし三回下利をした。その後も悪心、上腹部痛、胸焼けが残り近医の薬で改善しないと言って来院した。

〔現　症〕身長一六六cm、体重七五kg、筋肉質タイプ。脈は沈弦。血圧一三二／八〇mmHg、舌は暗紅紫で胖、厚白苔で口臭あり、腹力は強く右にハッキリした胸脇苦満、腹直筋は附着部から数cm下まで拘急し剣状突起下も急していた。心下急の状態と思われた。

〔経　過〕そこで大柴胡湯エキス七・五g／日を分三で投与した。四日後に来院し悪心や腹痛は無くなった。胸焼けは一／三位、一週間後は諸症状全て改善したので廃薬とした。

慢性疾患

私はメタボリックシンドロームで胸脇苦満がハッキリ認められた場合にこの大柴胡湯を使用している。余りに多いので症例は省略する。

大柴胡湯と香蘇散

この二方の鑑別には苦労する事はなさそうであるが和田東郭は『蕉窓方意解』の香蘇散の条で

「男女とも気滞にて胸中心下痞塞」し飲食を思わず黙々として動作に懶く心下急縮し脇下苦満するゆえ大小柴胡など用ゆれども開き難く反って薬味の重さを嫌い、イヨイヨ不食する病人あり。かような処に香蘇散を用ゆれば胸中心下忽ち豁然として大いに効験を奏せることあり」と述べているので一見大柴胡湯証と思えてもそれで効かない時には気うつ、気滞も頭に入れ触診上は胸脇苦満と判断されても打診で同部に鼓音が証明される場合、香蘇散を投与すると諸症状がすみやかに改善することが結構ある。

◇症例3　六五才　男性

心筋梗塞の既往のある非常に神経質の男性である。日頃は腹満、便秘、右回盲部痛に対して大柴胡湯合大黄牡丹皮湯で順調であった。ところが色々ストレスが重なり本朝より両胸脇から心下にかけて「キヤキヤ痛む」と言って平成二二年十年九日に来院した。

体格栄養状態は良好で脈は沈弦細、腹力は中等度以上で両側性に胸脇苦満を認めたが（写真3）、心下特に鳩尾に圧痛を認め打診で心下から左脇下に鼓音を認めたので、和田東郭のコメントを参考にして香蘇散

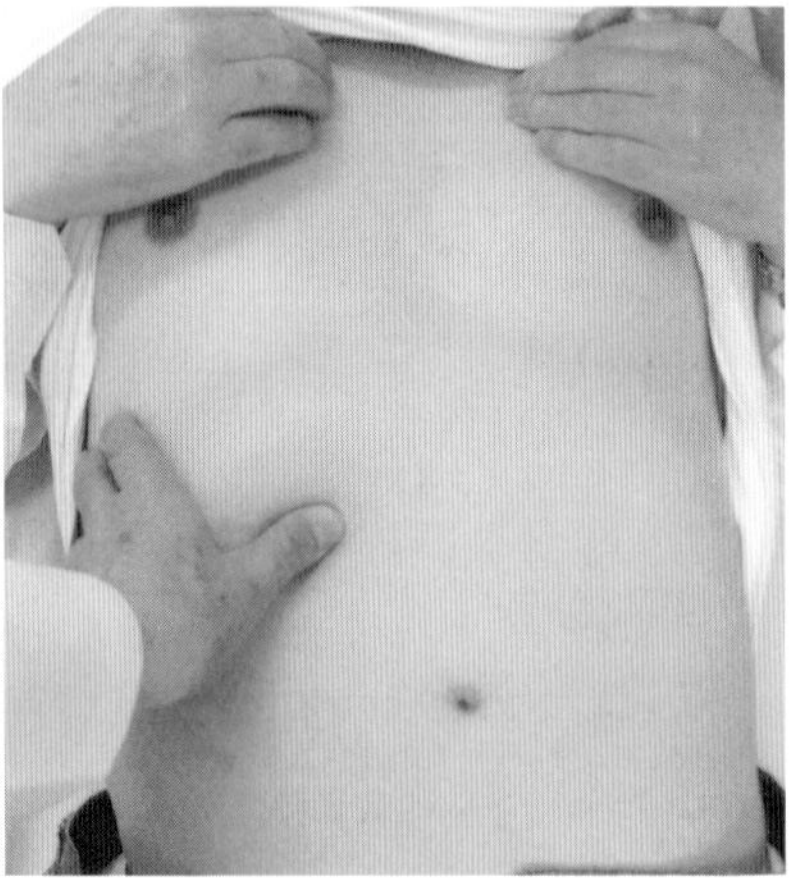
写真3

エキス七・五g／日分三を投与した。翌日来院して大分楽になったと言う。胸脇苦満的所見、鳩尾の圧痛も一回でかなりの改善を示していた。気うつ、気滞で胃～大腸にガスが貯留したための症状と思われた。一週間分服用させ廃薬とした。一見大柴胡湯証と思われても香蘇散が効くケースもあるよと言う事である。

それでは東洞先生御自身はどんなに症例にこの大柴胡湯を使用されているのだろうか。

代表症例集の『建殊録』では小柴胡湯はかなり投与されているが大柴胡の例は無さそうである。

しかしながら『東洞先生配剤録』では結構使用されている。

①炭屋平六：年二二才、常習性の頭痛、時に目眩、その後発症したてんかんが一月に旧発す。どの所見を根拠にこの方を出されたかは記載されていない。腹診所見に基づいたのか。

②市助兵衛：年四三才。上衝し心下痞し臍上に塊あり、時ありて嘔逆す。平素うつうつとして志気楽しまず。

尾台榕堂翁は『類聚方広義』の頭註で「平日心思うつ塞し胸満少食。大便二、三回或は四、五日に一行し心下時々痛みを作し宿水を吐す者はその人多くは胸肋膨張し肩項強急し臍傍の大筋堅靭す。～或は呑酸嘈囃等～」と述べている。大柴胡湯には柴胡、芍薬の疎肝解うつに働く二味が含まれており納得できるコメントである。

③冨小路、年十七才。五年前に左脚腫痛を患い日ありて潰膿す。歩行すること難し、なお生々乳を併用されている。腹診参考か？

④加賀屋作兵衛、年三十才余り。去冬、いわゆる下疳を発す。手足に小瘡発す。生々乳を兼用。やはり腹診所見に基づいてなのか。

⑤茶碗屋喜八、年五五才。今春来狂を発し日一日に従いて甚だし。爾来大便秘結す。尾台榕堂翁の頭註に「狂症にて胸脇苦満し心下鞕塞し腹拘攣しだん中の動甚だしき者を治す」が参考になる。そう病の状態に効くと言っているようである。

⑥西円寺智海、年二三才。かつて熱煩を患う。かつ上衝劇しくして両耳鳴ること夏時に特に甚だし。或は時に痰飲、咽喉に満ちて声嗄れる。応鐘を兼用。やはり腹証を参考にしたのだろうか。

⑦鎌屋利助、心下痞し飲酒すれば必ず噦を発す。半日若しくは一日にても止まず。

⑧松田治助、年来積毒、時々心下を衝き痛み又四五年より時々頭痛を発っす。梅毒がらみとも思えるが大柴胡湯しか投与していない。これも腹証より方剤を決めたのであろう。

⑨小島権左衛門の男、但見。幼年より世に所謂、てんかんを患い時々発す。私はてんかん症例には虚実や腹診所見を参考にして大柴胡湯（加竜骨、牡蠣）、柴胡加竜骨牡蠣湯、紫胡桂枝湯加芍薬、抑肝散加芍薬、厚朴等を使いその原因として脳の傷を瘀血と見なして駆瘀血剤を兼用することで数々著効を得ている。

⑩与八が去秋、積毒を患い、之れに、薬し癒ゆ。十月に至り、痰咳甚だし。今や胸中息迫す。

私の経験でも実証タイプの喘息、肺気腫例に大柴胡湯に半夏厚朴湯や麻杏甘石湯を合方して数々著効を得ている。

◇症例4　八六才、男性

平成一六年八月、孫の結婚式で上京して心身共に大変疲れその後少し動いても息が苦しく咳込み朝方の胸苦しさがひどくN病院に入院した。肺気腫の診断でテオフィリン徐放剤、塩酸マブテロールを処方され二週間後に退院した。ところが息苦しさ、咳が改善しないばかりか腹満と便秘もあり又主治医に勧められた「在宅酸素療法はしたくない。漢方で何とかならないのか」と言って同年十一月二四日、当院を受診した。体格栄養状態は良好であるが肩で息をしていかにも苦しそうで聴診でラ音を聴取し喘息もある。

問題は腹診である。腹力は十分あり両側に及ぶ著明な胸脇苦満と腹満、便秘があり良いヒントになったのが「排便すると息苦しさが少し楽になる」と言う。血圧一五六／八〇㎜Hg、脈は沈で力がある。少陽の実から陽明と判断し胸脇から腹を疏《す》かせば胸の圧迫がとれ呼吸状態も改善すると考えた。

そこで大柴胡湯合半夏厚朴湯をエキスで各七・五gづつ分三で投与した。五日後来院。大便が一日二～三回かなりの量が毎日出、それに胸苦しさ息切れが非常に楽になったと言う。二週間後は体重が四kg減り息苦しさは殆ど無い。一ヶ月普通に生活が出来毎日外出しているとの事。

大柴胡湯は以上より多面的な使用が出来る方剤である。

それにしても当時は患者の住所と実名が処方剤の記録に残されている事には驚かされる。

個人情報が厳しく言われている現在の日本とは隔世の感がある。

浅田宗伯と尾台榕堂と川路聖謨

この三者の関係は漢方を勉強している者にとって実に興味深い。医師の意見、患者のそれぞれの治療に対する評価と言った点である。

まず浅田宗伯と尾台榕堂との関係を宗伯の『橘窓書影』から引用する。

「往年吾友尾台榕堂女寒熱久し不解、遂に労状をなし諸薬効なし。」多分父榕堂が色々治療を施したのであろう。「父母深く患ひ余に診を乞う。」榕堂は年下ながら宗伯を臨床医としてすごく信頼していたと思われる。

「余血熱の候あるも以って三物黄芩湯を処す。」三物黄芩湯は『金匱要略』の婦人産後病脈証治の附方に出てくる。千金三物黄芩湯。婦人在草蓐、自発露得風、四肢苦煩熱、頭痛者、与小柴胡湯、頭不痛、但煩者、此湯主之が原文である。「此を服する数日熱漸解し後当帰建中湯を服して全治す」千金内補当帰建中湯、治婦人産後、虚羸不足、腹中刺痛不止、吸々少気、或苦少腹中急摩痛、引腰背、不能食飲、産後一月、日得服四五剤為善、令入強壮宜。」なお漢方専門医にとって知っておいた方が良い処方に桂枝桃仁湯がある。この方は桂枝湯に桃仁、地黄の二味を加味している。宗伯の『勿誤薬室方凾口訣』では「経道通ぜず、臍を繞る塞疝、痛み徹するを治す。」「按ずるに経後の腹痛、或は去血過多は乃ち血虚なり。当帰建中湯に宜し。経前の腹脹疠痛は乃ち血気凝滞なり。桂枝桃仁湯に宜し。」とあり経の前後でこの二湯の使い分けがコメントされ参考になる。さて榕堂の女はそれ以後は「血熱を発する時は自ら此方を製して服すと云」

私も榕堂の立場はよく分かる。家族を診る時は患者を診る時のように冷静で客観的な気持ちで仲々のぞめない。つい甘くなってしまいがちである。であるので信頼できる他の医師に依頼してしまうことが多い。

川路聖謨は宗伯、榕堂共にかかわった幕末のおえらさんである。平凡社発行の『東洋金鴻』（英国留学生への通信）が残されている。

宗伯の『橘窓書影』に「川路敬斎、偏枯を患ること一二年。」聖謨は慶応二年二月に身体の左半身不随（脳卒中）になりその後は病床にふせる生活が続いている。『東洋金鴻』は慶応二年十月二十一日よりスタートしており英国に留学していた嫡孫の太郎の許に送り届けた日記である。聖謨は慶応四年三月十五日江戸城が官軍に明け渡されると聞いてピストル自殺しているが太郎の方は帰国後活躍して最後は私の出身大学の神戸大学に近い所にある神戸松蔭女学校々長にまでしていて八四才まですなわち昭和二年まで生きている。

半身不随即ち「偏枯は」「其始に此すれば諸證稍寛に似たり。」ところが「一日暴熱を発し頭痛裂が如く面色潮紅、脈芤、嘔吐飲する能わず口涎沫を流す」これだけの情報では感染症に罹患したのか脳卒中の再発か迷うところである。それで「尾苔榕堂認て外感とし紫胡桂枝湯加石膏を与う。頭痛、嘔吐益劇し。因て大柴胡湯に転ず」榕堂は感染症によって起こった少陽の実証状態と診していたのだろう。それに対して宗伯は「診して日。是中風の再発なり。病頭中に在り。早く之を防ぐべしと然らざれば左癱右瘓全身に及ばんとす」と脳卒中と判断している。榕堂は素直に宗伯の「按を許諾し候氏黒散料を与う。」候氏黒散は『金匱要略』の中風歴節病脈証并治の最初に出てくる処方で、治大風血肢煩重、心中悪寒不足者が適応であり構成生薬は菊花、白朮、細卒、茯苓、牡蠣、桔梗、防風、人参、礬石、黄芩、当帰、乾姜、川芎、桂枝の十四味である。なぜ聖謨のこの状態に候氏黒散料が良いのか私のレベルでは分かりかねるが結果は「服する数貼、熱減し頭痛嘔逆止む」と正解であった。そして「前方を連服せしめ神色益爽然詩を賦し和歌を詠し書を揮て楽となす。」そして聖謨の死について「一宵感激する処あり溘焉《こうえん》（にわかに）自裁す」と記されている。今もそうであるが前医に対し後医は色々情報がそろっている分成功をおさめやすいという事かと思われる。

　では患者サイドとしての川路の意見を『東洋金鴻』から尾台と宗伯に関連のある所を抜粋してみることにする。慶応二年十月二日、聖謨の中風後十ヶ月頃の事になる。「尾台頻りに酒を勧めて砂糖、粟もり一壺をくれたり。」寒いので熱い状態の酒を飲んで体を温めゆっくり眠なさいという事であろうか。「よりて至って少なる猪口にて臥す時弐つずつ呑むなり。さすれば八ツ、或いは七つ時迄も熟睡なり。小便も壱度、二度なり。～昨年以来、浅田、尾台の薬を夥しくのみたれ共効至って微なり。酒に及ばざること遠し」と両医師の思惑と患者の治療に対する評価の違いに同じ医師としてガク然とさせられる。慶応三年正月八日、太郎の子供ついて「小児ますますよし。今思えば宗伯、祐玄等が説より、針医、小児家の薬、尤もなり。」、同年四月十日「浅田宗伯来る。～、わが病気スワリなり。（病状が固定したと言う意味か？）杖にて往来する位になるべし。良作（尾台のこと）が薬は攻撃に過ぎたり。今は気血を補うべし。かく云う宗伯が薬をすすめたがるの嫌疑あれども、左にあらずという。口中乾くも附子故なり。下剤尤も悪しと云う。最初より医論かくのごとし。」と素直に納得しているようには見えない。

同年五月二十五日「昨日井上より自書にて申来り候趣は尾台の薬、中風には相応なり。され共、政事と同じく味の有るものなり。順補剤を以て補い度き事なり。別懇を以て浅田忠告する由なり。此の意浅田は常にあり。然れ共、尾台の薬に少々快く設劇剤とは申せ共、さして強くは存ぜず。出生已来、下剤計りにて既に七十年に近く過ぎたれ共あしく存じ候う事これ無し。弐人の良医異存なれどもいずれの薬にいたし候ともハタ、薬を呑まずとも、三十日前後にて善悪の効分るべき証にあらず。故に居置き候積りの旨申遣し候。」なる程ね。尾台の方の薬をしばらく続けたのであろう。それに対して同年六月二十日、「浅田宗伯来る、不快。此の体ならばよろしと申し候。尾台薬違いせしにも非ざるべし」

同年の十一月一日、「病気快し。」「尾台、浅田の方、気に入りたれども、衆論により浅田一人と定めの候」より聖謨自身は補剤の浅田より瀉剤の尾台の方を気に入っていた様子がうかがえる。

『東洋金鴻』は聖謨の体調その他で日記が抜けている所も多いので私がサッと通読した範囲では候氏黒散の件は、載っていないようである。

医師の判断と患者の評価の違いについて自戒すべき内容である。

尾台榕堂と浅田宗伯の治療方針の違いについて東洞先生ならどう結論を下すであろうか。私は先生なら榕堂に軍配をあげると思うがさあどうであろうか。

●第12回　脈診について

私は十年前より二ヶ月に一回、若い先生方を集めて勉強会を開催している。織部塾である。江戸時代の漢方家達が遺した古典を勉強している。最初は尾台榕堂の『方伎雑誌』副読本として『井観医言』、もちろん『類聚方広義』や『傷寒論』、『金匱要略』はすでに読んでいるという前提である。

次が和田東郭の『蕉窓雑話』で『蕉窓方意解』を副読本とした。

そして昨年からは原南陽の『叢桂亭医事小言』である。私が解説する前に薬剤師の渕野先生に十五分間、生薬の解説をしてもらっている。内容は中薬学の薬効分類（例えば、辛温解表剤等）に基づき各生薬を中薬学的に解説してもらい又東洞先生の『薬徴』を参考にしたのが特徴である。私の解説の後は内弟子の山下太郎先生に榕堂の『井観医言』から症例をピックアップし薬方の部分を抜いて塾生達に自由に討論させ意見が出尽くした後内容を詳しく解説してもらっている。結構、勉強になる。

その後は塾生発表である。うちの塾生は大体三十～四十名位が常時の出席者で西洋医学的には各科の先生がそろっているので情報交換の場としても益する事大であると思っている。

前置きが長くなったので本題に入る。

脈診について

脈については『傷寒論』に「弁脈法」「平脈法」が載せられているものの一般的な『傷寒論』の解説書には省略されている事が多い。「傷寒例」「弁痓湿暍病脈証」「弁不可〜」まであるのは私の知る限り東洋学術出版社より出ている「現代語訳『宋本傷寒論』」ぐらいでは無かろうか。専門医としては当然熟読する必要がある。しかしながら日本漢方を専門にしている者にとって基礎教養としての『黄帝内経』(『素問』『霊枢』)を一応読んでおく必要は私も認める所であるが、王叔和の『脈経』まではどうであろうか。

そこで早速、東洞先生にお聞きしてみる事にする。

東洞先生と脈診

東洞先生の『医断』の脈候の条には「人心の同じからざるは其の面の如し。脈も亦た然り。」脈にも人にはそれぞれの顔のように色々な違いがあると言っている。「古人は体の肥瘦、性の緩急等を以って之れが規則と為す。然れども是れ其の大抵を説くのみ。豈に人々にて同じかることを得んや」脈診は古人の言っている程はそう簡単にはパターン化出来ないという事であろう。「医は謂く「人身に脈有るはなお地に経水有るがごとし。平生の脈を知れば、病脈は稍々知るべし」と。而れども其の平生の脈を知る者は十の一二のみ。是れを以って先生の教えは証を先にして脈を先にせず。腹を先にして、証を先にせざるなり。扁鵲曰く「越人の方を為すや脈を切し色を望み、声を聞き、形を写すことを待たずして病の所在を言う」と。以って見るべし。且つ留飲家の脈の如きは千状万形、或は無く或は有り、得て詳かにすべからず。」であるから東洞先生曰く「夫れ脈の以って証するに足らざるや此くの如し。」即ち患者さんの病証を決定するのに脈のみに頼っていては役に立ちませんよと言っている訳である。」私は平成一年から三年までハルピン医大の中医科講師をしていた趙育松先生が別府の九州大学生医研に留学で来日していた時に自院に来て患者を一緒に診てもらったさい舌診と脈診の実践トレーニングを受けた事があるが、その診断能力のすごさにびっくりした経験がある。もしその経験が無かったとしたら私は今も東洞先生と同じ意見しか言えなかったと思う。続けて東洞先生曰く「然るに五動、或いは五十動にして五臓の気を候うと謂うは妄なる事甚し。」確かに中医の先生も患者さんをリラックスさせ最低十分出来たら三十分位は集中して診ないと本当の所は分ら無いと言っていた。「其の浮沈、遅数、滑濇の如きは僅かに弁知すべきのみ。三指挙按の間に焉《いずく》んぞ能くいわゆる二十七脈なるものを弁ぜんや」私もこのあたりは東洞先生に賛成である。今の環境の中で二十七脈を完璧に弁別出来る漢方医は何人いるのだろうか。又弁別した脈が正確である保証も無い。であるならば東洞先生の言う通りそれよりは習得しやすい腹診技術の修行に励んだ方がよっぽど良いと思う。『医断』の「腹候」で「腹は有生の本、故に百病此に根ざす。是れを以って病を診するや、必ず其の腹を候う。」腹診が一番大切ですよと言われている。そして「外証之れに次ぐ。」ただし患者さんによっては「腹状を主とす者あり。外証を主とする者」が有るので具体的には「其の主とする所に因って各々治法を殊にす」るのは当然である。「扁鵲曰く「病応、大表に見わる」と。仲景曰く「証に従って之を治す」と。宜しく古法を取りて、其の要を求むべし」と結論されている。

東洞先生の結論は修得に時間がかかり又本当かウソかハッキリしない脈診よりは腹診術と外証の的確な把握に力をそそいだ方が良いですよと言う事だと思う。

では昭和の東洞を自認していた湯本求真先生の場合はどうであろうか。和田啓十郎先生の弟子とは言っても両先生は直接会われた事が無くすべて文通で情報のやり取りをしておられたので求真先生の漢方手技は独学であったと思われる。その求真先生は脈診をどうお考えになっておられたのだろうか。

湯本求真先生と脈診

先生の御著書『皇漢醫学』に「脈證、脈診法」の項がある。それには「漢方にありては脈診は腹診に次ぐる重要なる診断法にして且治法を指示する磁針たるの任務を負うものとす。」「今之れを具体的に論ぜんに東洞翁の言の如く多数の疾病は腹部に根帯するものなれば腹診の重要なる弁をまたざれども」と腹診の重要性は十分認めながらも必ずしもそれがすべてでは無い場合があり「病症の種類によりては何等腹部と交渉なく専ら脈」にのみ「其徴候を現すものあり」「又腹部に淵源し腹證を呈するものにありても其の虚なるか実なるか陰なるか陽なるか決するには必ず脈證を参照するの要あり」と腹証は勿論であるが脈證も大事だよと述べられている。更には朱奉議や徐春甫、滑伯仁等中国の書物より引用して総説で脈診の基本を解説され更に個々の脈状について、浮、芤、滑、洪、数、疾、促、弦、緊、沈、伏、革、牢、実、微、渋、細、弱、虚、散、緩、遅、結、代、動、長、短の二十七脈につき自験を混えながら記されている事に改めて敬意をはらわざるを得無い。しかしながら、日常診療に追われ忙しい現代の漢方を志ざす者にとって中医学を専門にしようとする人達を除くとこの二十七脈を完全に習得する事は不可能に近いし脈は東洞先生の『医断』にある通りのレベルで臨床上は十分ではなかろうか。むしろ腹診術の方に力をそそいだ方が能率的と私には思われる。

それにしても求真先生は凄いですな。

さて今回織部塾についての話から入り余りおもしろくも無い脈診について書いてきたのには実は訳がある。今回私の解説する所が原南陽の『叢桂亭医事小言』の「脈論」の部であったからである。原南陽は京都にて山脇東門について医術を修め産科を賀川玄悦について習っているのでどちらかと言うと古方派に所属している事になる。では彼は脈診についてどう考えていたのだろうか。

原南陽の「脈論」について

「脈は醫門の大綱にて死生吉凶を決するの根本也」とまずその重要性を最初に強調している。しかし必ずしも「病状を知るの具」では無いけれども「『素問』『難経』に其論詳なれば熟読して知る可し」と脈診の基本を学ぶためには『素問』や『難経』をしっかり勉強しなさいとアドバイスしている。しかも脈診は難しいと思い最初から投げ出していては結局ものに出来ないままになってしまうよとも言っている。その後は『素問』や『難経』を引いて具体的に述べているが問題は『素問』の何論なのか又『難経』の第何難なのかが記されていないのでそれを調べるのがひと苦労であった。私は以前、中医学を主に勉強していた頃、趙先生に言われて『素問』『霊枢』『難経』は一通り読んでいたので概ね「確かこの論にのっていたようだ。」と或る程度予想出来たので塾生達に原典を呈示する事が出来た。

脈を語る上において『傷寒論』の「弁脈法」「平脈法」だけでは不十分であり、やはり『黄帝内経』や『難経』まで読んでおく必要性があると原南陽は言っている訳である。

最後に多分東洞流を南陽が少し批判をしている所を引用する。「近来の流行にて脈などの事に骨を折れば見識のなきように成たるは古方家以来の弊なるべし。初学の輩は精神をこらして工夫をなすべし。」そして誰もが言う事であるが南陽が脈診で最も強調しているのが「胃気」をみるという事である。結論はそれに尽きると言っても良い。

それにしても当時の一流の漢方家達はよく勉強してますな。私はまだまだ「日暮れて道遠し」です。

●第13回　越婢加朮湯と大青竜湯

漢方医学の特質のひとつに西洋医学的病名は同じでも患者さんの持っている色々な特徴を漢方医学的な物指しで弁別して漢方薬の処方がそれぞれ違う事があげられる。同病異治である。例えば杉花粉症などに代表されるアレルギー性鼻炎である。

各人の持っている体質、体力、表面にあらわれてくる病勢、病情により私の所では越婢加朮湯、葛根湯加味、小青竜湯、時に麦門冬湯、麻黄附子細辛湯、苓甘姜味辛夏仁湯、当帰芍薬散（合人参湯）、真武湯等をいわゆる証によって使用している。これは飽くまで私が存在する大分市（瀬戸内に面している比較的温暖な地）で、しかも漢方を専門にしている小さなクリニックでの経験である。であるので風土や環境の違うところや耳鼻科などでのデータとは当然違う事もありえる。

漢方で治療をはじめると従来の西洋薬の抗アレルギー剤では結構眠くなったり口渇がきたり体のだるさを感じる人にとって漢方薬はそう言った副作用が無いので、毎年この時期になると来院してくれるようになるので不景気なこの時代、とても有難たいと感謝している。

前々回、私は実証用の方剤について大柴胡湯をとりあげたので今回はアレルギー性鼻炎における越婢加朮湯の使用例にとどまらずこの方剤が多方面に使用出来た経験を述べたいと思う。

越婢加朮湯

基本になる越婢湯は『金匱要略』の「水気病篇」に「風水悪風、一身悉く腫れ脈浮にして渴せず、続きて自汗出で大熱なし」と条文が出ているが石膏が入っているので口渇はあってもおかしく無いと思われるがそれはともかくとしてこの方剤に「朮」を加味したものが越婢加朮湯である。こちらはエキス製剤にあるので越婢湯よりはるかに使う頻度が高い。

条文は三つである。すなわち、『金匱要略』の「中風歴節病」篇の附方に「『千金方』の越婢加朮湯は肉極にて熱すれば即ち身体の津脱し腠理開き、汗大いに泄れ、厲風気、下焦足弱きを治す」この条文では肉極をどう解釈するかがポイントと思われる。大塚敬節先生（『金匱要略の研究』たにぐち書店）及び尾台榕堂翁（『類聚方広義』の頭註）は共に外台秘要の删繁肉極論を引用して「肉極なる者云々は肉色を変じ多汗体重く怠惰し四肢挙ぐるを欲せず、飲食を欲せず、食すれば咳し、咳すれば右脇下痛み、陰々として肩背に引き以て移動すべからず。名づけて厲風と曰う」と述べている。愚鈍な私にはこの肉極という状態が具体的にどんなのか全くイメージが湧かない。それに対し藤平健先生は『類聚方広義』の解説の中で「肉の色が変わって、もり上がった状態」と解釈しておられそれであれば翼状片やケロイドなどをイメージすれば良いのかなと少しは納得出来そうである。結節性紅斑や帯状疱疹、蕁麻疹の一種、痛風等にも応用できる事になる。

次に残りの二条文は水気病篇に出ている。「裏水《『脈経』注に一に云う皮水》、一身面目黄腫《『脈経』に黄を洪に作る。是なり》其脈沈、小便利せず、故に水を病ましむ。仮如、小便自利するは此津液を亡ぼす。故に渇せしむるなり。」

先日七十才の比較的体格の良い男性が顔面、特にマブタがはれ全身がムクミ尿の出が悪いと言って来院した。腰痛で整形外科にいった所、ロキソニンを処方されそれを服用した所二日たったらこんな事になったと言う。ただちに中止させ暑がりで体力があり胃も丈夫で脈もしっかり触れたのでこの越婢加朮湯をエキスで出した所、気持良く尿が出るようになり服用三日以内でムクミがきれいにとれ、しかも腰痛もなくなった。

もうひとつの条文は「裏水は越婢加朮湯これを主る。甘草麻黄湯またこれを主る。」

さて甘草麻黄湯は喘息の発作などに主に使用される事のある方剤であるがここでは裏水に対する両方剤の鑑別としてあげられている。裏水を皮水の誤りとして解釈してみると結局浮腫に対しての使い分けと言う事になる。

先出の藤平先生の解説では「越婢加朮湯はやや自汗の傾向があり、小便の出がよくなくのどの乾く傾向がある、などのときに用いる。甘草麻黄湯は発汗傾向があったりなかったりし呼吸困難がみられることが多くのどは渇かない、などのときに用いる」と実に両方の浮腫に対する使い分けを明確に解釈されておられるのには私は脱帽せざるを得ない。

東洞先生と越婢加朮湯

先生の方機では越婢湯の「一身悉く腫れ脈浮、自汗出て悪風する者」で加朮湯はそれに加え「小便不利する者」或いは「一身面目黄腫し小便自利、其の脈沈にして渇する者、或いは小便不利し渇せざる者」と述べられている。又このタイプで例えば脚気などで「或いは悪風、或いは両脚不仁なる者」には更に附子を加味して越婢加朮附湯として用いるとコメントされている。葛根加朮附湯もそうであるが陽証用の方剤に朮、附を加味される妙を感心せざるを得ない。桂枝加朮附湯或いは桂枝加苓朮附湯もそうであるが。

『方極』ではどうであろうか。

「越婢湯証にして小便不利する者を治す」とありその越婢湯証は「大青竜湯証にして咳嗽せず上衝する者を治す」とある。しからば大青竜湯証とは「喘及び咳嗽し渇して水を飲まんと欲し上衝し或いは身痛み、悪風寒する者」であるが越婢湯には桂枝が入っていないので「上衝する」証は無いのでは無かろうか。ただし臨床例の経験では暑がってノボせる症状は認められるので桂枝の上衝とは違うがその事を言っておられるのかも知れない。なぜならば越婢湯加半夏は「咳して上気す。『此れ肺脹と為す』。其の人喘し眼脱状の如く脈浮大なる者」に使用する事になっているからである。

越婢湯加半夏の症例

◇症例

六五才、体格の良い女性である。糖尿病は食事療法で又持病の気管支喘息は日頃は柴朴湯で発作時には麻杏甘石湯を併服して事無きを得ていたが、今回はかぜに罹患後一旦咳が出だすと顔が真っ赤になるぐらい続きゼーゼー言い麻杏甘石湯を服用しても全く効かない。「咳がひどい時は目ん玉が飛びだすようにひどい」と言う。この瞬間、次の条文が私の頭の中に浮かんできた。先出の「咳して上気す。此れを肺脹と為す。其の人喘し目脱状のごとく脈浮大なる者は越婢湯加半夏湯これを主る。」である。又ひどい時は吐きそうになるし口も凄く乾くと言うのもこの方剤であることを裏付けている。

脈も浮で力があったのでその方意でエキスで越婢加朮湯合小半夏加茯苓湯を投与した所一週間分の服用で症状はドラマチックに改善した。写真1は発作時で顔面が赤くなっている。上気の所見と思われた。写真2は日頃の発作の無い時である。

それでは東洞先生は越婢加朮湯をどんな症例に使用しているのだろうか。

『建殊録』より引用する。

①「京師丸田街の刀屋、平八なる者、壬午秋（一七六二年）、左足に疔を発し瘍医之れを治せり。

後更に肉茎を生じ其の状蛭のごとし。刀を用いて截去すれば痛む所知る事無く随いて截れば随いて長ず。明くる年別に復び疔を発し、治せば則ち初めのごとし。爾後の年以って常と為す。肉茎を生じるは凡そ五條、上下参差し脛上に並垂せり。衆医其の故を知る事なく薬を進むるも亦効無し。」一体何が原因なのか東洞先生も「其の因る所を知らず」ここから治療医としての先生の凄い所である。「然れども其れ之れを治するに至りては豈に能わざるや」この自信が小心者の私などはとてもうらやましく思えるが「因りて之を診すれば、心胸微煩し時有りて水を飲まんと欲し脚は殊に濡弱たり。越婢加朮湯及び伯州散と為し之れを飲ませり。時に梅肉散を以って之れを攻む。数日にて皆脱下して愈えり。」東洞先生が越婢加朮湯

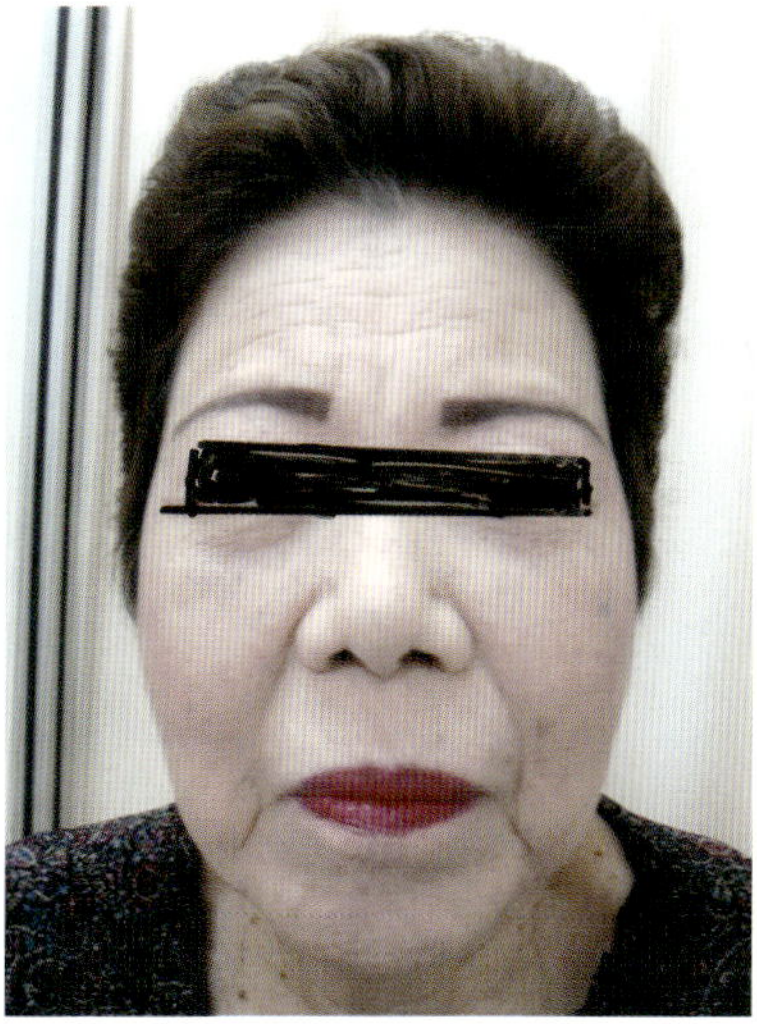

写真 1

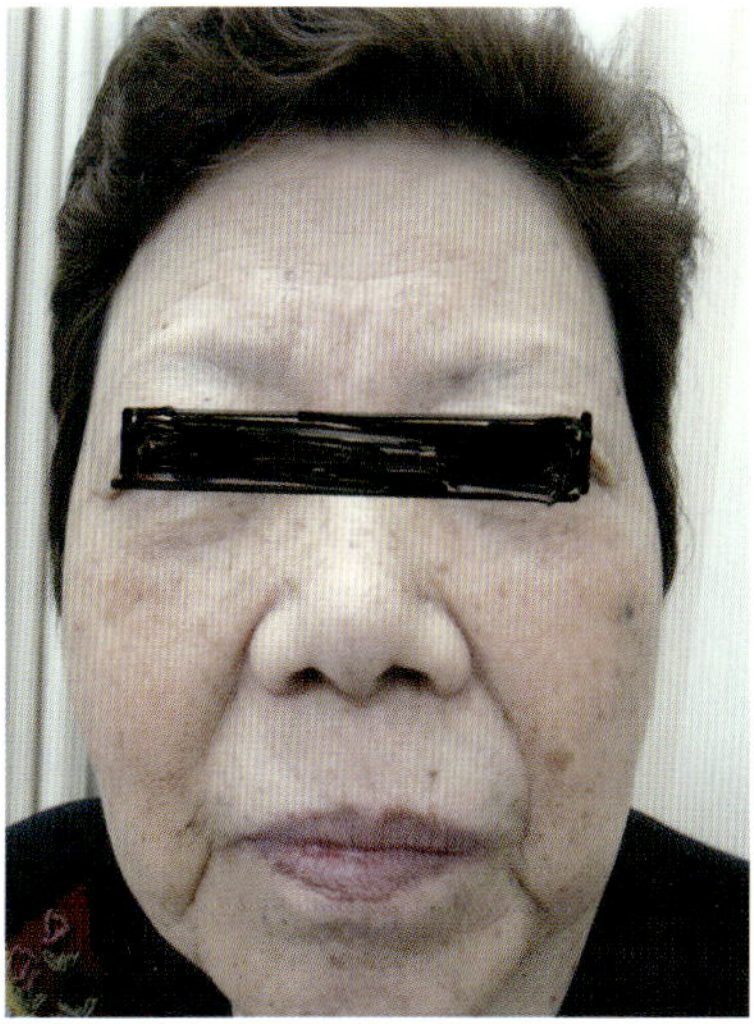

写真 2

を選ばれたのは症状に加えてこの茎を肉極とみなしたからであろうか。しかし最初の起こりが左足の疔にあるので伯州散の方が根治的に効いたとも思えなくも無い。又梅肉散（梅肉、山梔子、軽粉、巴豆、大黄、牛膝からなる）の適応が「諸腫物、瘡毒の類、凡そ毒の凝結して動きうちに水気の薄りあるもの」に用いるのでこれが効いたのかも知れない。越婢加朮湯単方でいってないので結局余り参考になりそうにはない。

②「京師油街、界屋新匕、通身浮腫し脚気上衝し、心胸熱煩し甚しければ則ち正気之絶し、昼夜壁に倚りて臥する能わず」一身面目黄腫であるので東洞先生はやはり「越婢加朮附湯を作りて之れを飲ませり。」この患者は前に「湯を進むれは即ち吐す」とあったがやはり越婢加朮附湯を服用しても吐すること尚故のごとし。であったが東洞先生「而して益々之を飲」ませたが仲々止まらず結局「居する事五、六日、心胸稍安人じ薬を再び吐せず」状態となった。さて浅田宗伯は証にあっていると思われる薬剤が、吐して服用出来ない時は数々、先ず小半夏加茯苓湯を先に飲ませ吐かなくなってから行きたい薬を投与している。

『橘窓書影』からいくつか引用する。

◇症例

「深川～年十四、中暑後腹中急痛を発し脈沈微、四肢厥冷、嘔吐甚しく食下ることを能わず舌上黄苔大いに渇して水を得んと欲し腹堅満大便不通四五日、朝倉長宜は寒疝とし建中及び解急蜀椒の類を用いて増劇しくなり吐して納れず。余（＝宗伯）診して曰く『乃、是、外寒裏熱、恐くは伏暑の候なり。宜く裏熱を制すべし。』」そこで「小半夏加茯苓石膏を作り冷飲せしめ嘔気稍安し。因て承気丸をとり煎湯にて逆下す。明日至り大便下利する一升余、腹満忽減じ大渇止み四肢回陽す。唯、腹痛止まず黄連湯を与て全治す。」

◇症例

「西條侯～妻、暑疫に患り数十日解せず口乾舌燥、嘔吐食を納れること能わず、骨立虚極して煩熱止まず。脈細数なり。余、竹皮大丸料を与う。一二日、煩熱解し舌燥潤す。唯嘔気止まず喜て涎沫を吐す。時々心下急痛す。乃ち蚘の候とし小半夏加茯苓加香附子、檳榔子、紅花の煎汁を以って椒梅丸を下す。嘔気全く止み急痛発せず。復、数十日瘧を発す。因て小柴胡湯加別甲湯を与て全癒す」

治療の手順というか原則というか先急後緩あるいは先表後裏等、浅田宗伯の凄さを感じざるを得ない。

東洞先生のこの症例も先ず小半夏加茯苓湯を与え嘔止みて後に本命の薬を投与した方がよかったのかも知れない。

「何を言うのか、若造が。本例はこれで良いのじゃ」としかられるかも知れないが。

結局本例は「是こにおいて又十棗湯を作りて之を飲ませり。吐下傾けるが如く諸証傾退せり。」と最終的にはなんとか治ってはいるが、患者さんもそれまでさぞきつかったと思われる。

越婢加朮湯と大青竜湯

さて全身浮腫で実証タイプに対して越婢加朮湯と鑑別する方剤に大青竜湯がある。東洞先生の方極では「越婢湯証」は「大青竜湯証にして咳嗽せず、上衝する者を治す」でそれに小便不利が加わったものが越婢加朮湯とあるからである。

浅田宗伯の『橘窓書影』より引用する。

◇症例

日本橋通りから母六十余才。感冒後遍身洪腫、脈浮大、二便不通、身体凝固して起臥すること能わず、時々悪寒す。其子治水の薬を進て腫益々甚し。そこで宗伯、診して曰く。「風水なり。」（治水の剤で出ないのなら、著者註）「大発汗にあらざれば効なし」と大青竜湯を連服せしむ。温覆して発汗を為す。果して腫大いに感じ身体軽便す。心下痞塞両足少しくマヒを覚ゆるのみとなった。そこで九味檳榔湯を与えて全癒す。余、暴水腫を治する数人老少を論せず。越婢湯を用いず、大青竜湯を与えて奇効を奏す。

要点は全身浮腫の症例に対して利尿系の薬でうまくいかない時には発汗剤を使用すると効くケースのある場合を言っている。

この場合の大青竜湯は金匱要略の痰飲欬嗽病篤の「溢飲を病む者は当にその汗を発すべし、大青竜湯を主る」の方の使用法である。

又宗伯が使用していた方剤に多分脚気がらみの浮腫と思われるが越婢加朮苓湯に唐侍中一方を合方した雙解湯がある。唐侍中一方は外台秘要が出典であるが檳榔子、生姜、橘皮、呉茱萸、蘇葉、木瓜の六味からなり大檳榔湯とも呼ばれ宗伯の口訣では「脚気攻心を苦しむを癒す。此の方甚だしく腫気を散じ、極めて験あり」と述べられている。エキスでいく時は九味檳榔湯で代用出来そうである。

宗伯の症例を同じく『橘窓書影』から引用する。

◇症例

「神田明神から芝崎美作守、痛身洪腫、両脚痿弱、腹満短気、小便不利す。～余、脚気衝心の漸とし厳に断塩せしめ越婢加朮苓合唐侍中一方を与え三聖丸を兼用す。翌日より小便快利し数日にして腹満水気大いに消す。」

現在は当時と違い脚気（ビタミンB_1不足）そのものを診る機会が無くなったが唐侍中一方や九味檳榔湯はラシックスやアルダクトンA等とは違う機序による利尿剤の一種として使用するチャンスがありそうである。

●第14回　黄連湯

五月の連休は家内と二人で東北地方を旅してきた。結婚して四十年近くになるのでこんな我がまな私に長年よくぞガマンしてつくしてくれたというお礼の意味である。昨年の大震災の凄さは一年以上たった現在でも私の行った東松島がいまだにガレキの山であり海岸付近は半分水びたしの無人地区のままであった事が物語っている。

さて私は平泉の近くの寺院の庭の一部に黄連が自生？　しているのを案内の方に教えられた。黄連は日本漢方でも常用する生薬のひとつであるのは言うまでもない。

黄連の含まれている漢方薬としては『傷寒論』や『金匱要略』では三黄瀉心湯、半夏瀉心湯、黄連湯等いくつもあるが、民間薬として黄連は苦味健胃剤として使用されている。

薬効は中薬学（『中医臨床のための中薬学』医歯薬出版）では清熱燥湿薬に分類され性味は苦寒である。なめてみると本物の瓜𣏓ほどでは無いが結構苦い。清熱燥湿作用として大腸湿熱の下利、裏急後重に、清熱瀉火として熱入心包の高熱、意識障害、うわごと、煩躁などの症候に又清熱解毒作用としては熱毒による各種の病態に使用するとなっている。勿論、単味ではなくいくつかの生薬と組み合わせて用いる。

似た様な作用としてここに分類されている生薬として他に黄芩、黄柏、竜胆、苦参等がある。

それに対して東洞先生の『薬徴』では「心中煩悸を主治するなり。傍ら心下痞、吐下、腹中痛を治す」とあり中薬学での清熱的な働きには余り注目されていない様である。

又、黄連と一処に使用される頻度の高い黄芩は「心下痞を主治するなり。傍ら胸脇満、嘔吐、下利を治すなり」とあり臨床的には黄連、黄芩のいわゆる芩連の二味で心下痞のある嘔吐、下利を呈する病態に数々使用されるのは納得のいく所である。

そこで今回は黄連の入った処方について報告する。

先づ単味の黄連末は口臭の強い口内の炎症性疾患に使用している。結構評判が良い。

勿論、甘草湯、桔梗湯なども証に応じて使い分けている。

大分前になるが耳鼻科医をしている次女がアフター性口内炎が仲々なおらない。痛みがひどくて食事も取りづらいと言う。甘草末を口内に入れ患部にひたる様に含ませた後水ですすぎ口腔用ケナログを塗布するように指示した。その後報告が無かったのでどうなったのかと思っていた。二週間後に会って聞いた所「二日位でウソの様に効いた。でもすぐ報告するとパパがいばりそうになるのでシャクだから言わなかった。」と言う。一応耳鼻科医としての意地という事であろう。

なお方剤として難治性アフター性口内炎に対してはベーチェット病などの鑑別が必要ではあるが私のファーストチョイスは甘草瀉心湯である。又長びいて体力、気力ともに衰弱傾向が認められたケースには十全大補湯を使用し結構良い成績をおさめている。

黄連湯

出典は『傷寒論』、太陽病下篇に「傷寒、胸中有熱、胃中有邪気、腹中痛、欲嘔吐者、黄連湯主之」である。

問題は「胸中有熱」とは西洋医学的にはどう言う病態を反映しているかと言う事である。私は胃酸の逆流による食道炎的症状もあると考えてそう言ったケースに使用し数々著効を得ている。

◇症例　五十才　男性

実は私の弟で極真空手の二段の猛者である。この二週間病院勤務のストレスも重なったのか胸中がもやもやして熱い、気分が落ち着かない、胃カメラでは逆流性食道炎の疑いと診断されプロトンポンプインヒビター、H_2ブロッカーを服用したがさっぱり改善しない。「兄貴、漢方で何とかしてくれ。」と言って夜の十時頃、来院した。舌はやや紅舌、厚白苔、奥は黄苔、脈沈弦、腹診で心下に痞梗を認めた。早速目の前で黄連湯のエキスを服用させた所、「兄貴、薬が食道を通過した瞬間、胸がスーとした」と言う。以後一週間の服用でスッカリ良くなったとの事である。以来弟は同じような症状を示す患者に投与してほぼ百発百中と言う。

さてこの「胸中有熱」に対し黄連湯単独でもひとつの場合、私は「心中懊悩」と考え梔子鼓湯の方意で梔子柏皮湯を追加して投与するとドラマチックに効いてくる。

次の症例は「胸中有熱」を前例とは違う解釈をして黄連湯を投与した。

◇症例　三九才　男性

来院前一週間、連日大量飲酒した。昨日寒気、油汗、熱感、上腹部痛、嘔吐があり一晩中つづいた。来院時三八度の発熱があり食欲も無いと言う。身長一七〇センチ、体重六〇キロ、脈八〇／分、沈弦、舌は紅舌、白乾苔、腹力中等度で心下痞梗を認めた。「胸の中が暑つくるしい。イライラして落ち着かない」と言う。これを私は「胸中有熱」と捉え黄連湯を投与した。検査では検血一式のみ当日分かり白血球数一二、〇〇〇であった。念の為、肝機能検査を至急で出した。翌日結果が帰ってきた。なんとGOT三五三五、GTP一二三三、γ‐GTP五八五であった。それをみてビックリした私は慌てて自宅に電話した。奥さんが出て言うには「主人は先生の漢方を服用したら熱も下がり腹痛も嘔吐もおさまりスッキリ元気になって会社にいき今福岡に出張している」との事。携帯電話の番号を教えていただき早速連絡をとったら「先生あの薬よく効いてスッキリ良くなりました」と言う。私は肝機能が悪いことを話し、色々指示し結局四日後に再診した。

GOT三六一、GDT九五三、γ‐GTP四六八、肝炎ビールスマーカーはA、B、C共に陰性より急性アルコール性肝障害と思われた。一週間後GOT五七、GPT二九八、γ‐GTP三四〇。以後禁酒を徹底させ一ヶ月後には正常に戻ってほっとした。

それにしても痛感したことはこの患者さん、私が肝機能をチェックしてなかったら先の症状が改善したものだから又ムチャ飲みする可能性があり漢方専門とは言え、何かと厳しいこの御時世、西洋医学的検査は適宜しておくべきだと考えさせられた症例である。

　藤平健先生は緑書房出版の『傷寒論演習』で会員A先生の「この黄連湯は熱性疾患で発熱している場合にも使えるのでしょうか」という質問に対し「まあ、あまり使わないでしょうね。黄連湯の構成生薬中の桂枝を黄芩にしますと半夏瀉心湯です。ボクは慢性の腹痛にはチョイチョイ使ってますが、熱のある場合には使ったことがありません。」とおっしゃっておられるところから判断すると私のケースはハナハダrare（レア）な使い方に入るかも知れないが「胸中有熱」のとらえ方として参考になればと思って報告した。

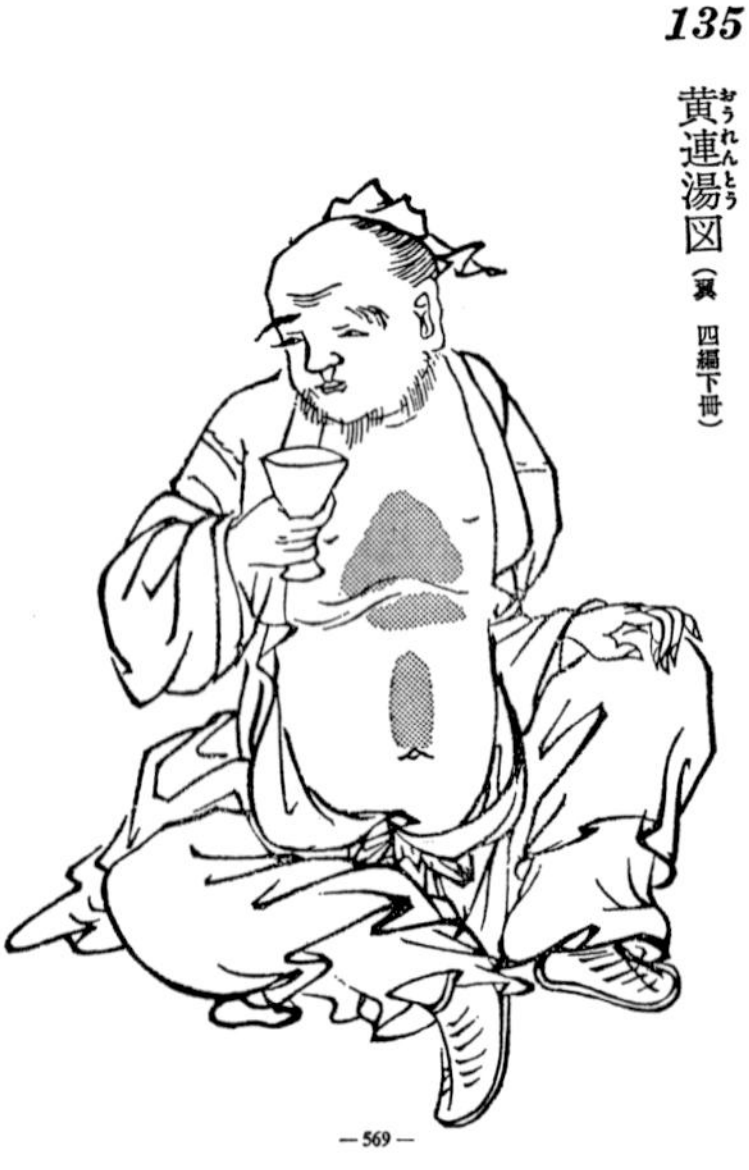

図1

　黄連湯の腹診所見は和久田叔虎の『腹證奇覧翼』の方が参考になる。（参考、医道の日本社、『腹證奇覧全』）「図1」の如く胸中に熱ありて、モヤモヤとして苦しく、心下より臍上に至りて痛み、之を按すに、硬くして乾嘔するもの。黄連湯の證とす。茶談に云う、「舌胎の模様、奥ほど厚くかかり少し黄色を帯びて、舌上潤滑なるもの、乾嘔の證あるときは、腹痛なしといえども、此の方を用いて効ありと云々。～。」傷寒の邪、胸腹の間にせまりて胸中に熱あり、胃中の邪気にて、腹中痛み、嘔吐せんと欲して実に嘔吐せず但、乾嘔の気味あるなり。次が大切な所と思われるが、「案ずるに胸中の熱は心煩の状を得て知るべし。」要するに胸中が熱っぽくモヤモヤして煩わしいという事である。「胃中の邪気は、腹中痛むを以て之を知るなり。然る則《とき》は此腹痛、中脘臍上の間に於て之を得べし。嘔吐を欲するものは痰あり、邪気あるを以てなり。」各生薬の黄連湯における具体的役割について「方中黄連を主として心胸の熱を解し、半夏、乾姜は結滞の水を解し人参は胃口を開き気道を降し、甘草、大棗は急をゆるめ引痛を和し、其の桂枝あるものは邪気を逐い正気を発して衝逆を治するなり。此の証、黄連あって黄芩なし。心下の痞なきゆえんなり」と解説されている。しかし人参が入っているので東洞先生の薬徴では「人参は心下の痞堅、痞鞕、支結を主治する」ので心下痞鞕はあってもおかしくはないと私は思っている。事実東洞先生は方極では「心煩し心下痞梗し、腹痛、嘔吐し上衝する者を治す」と述べられている。

又尾台榕堂先生は『類聚方広義』の頭註で「霍乱、疝瘕、攻心腹痛し、発熱上逆し心悸して嘔吐せんと欲し、及び婦人血気痛にし嘔して心煩し発熱頭痛する者を治す」とコメントされ黄連湯証には発熱する場合のある事がハッキリと述べられており私の提示した症例もそういった意味で黄連湯の正證であったと思われる。

浅田宗伯のコメントでこれに加えて参考になりそうなのは『勿誤薬室方函口訣』では『傷寒論識』にも載っているが「半夏瀉心湯の証にして下利せず胸中熱ある者なり」治瘟編の「厥復し発熱、心煩し嘔吐除かず欲食を欲せざる者」の二つである。

要するに発熱している場合があり乾えづきだけでなく嘔吐している時もあるという事であろう。

●第15回　葛根黄連黄芩湯

黄連を含む方剤として黄連湯もだがその他、半夏瀉心湯、黄連解毒湯、三黄瀉心湯、温清飲等を、私は数々使用している。

上記方剤程では無いが、時々使うのが葛根黄連黄芩湯である。

葛根黄連黄芩湯

『傷寒論』では太陽病の中篇に葛根湯、葛根加半夏湯の次に出てくるので、葛根湯とはその流れの中で関係のある条文と思われる。即ち「太陽と陽明との合病は必ず自下利す。葛根湯之を主る」次の「太陽と陽明の合病、下利せず但だ嘔する者は葛根加半夏湯之を主る」の例は、医師が何の治療も施してはいない患者の本来あらわしている症状に対しての処方であるが、葛根黄連黄芩湯は「太陽病、桂枝の証、医反って之を下し」と最初にあるように或る種の誤治的（医が主語に入っているので担当医は桂枝湯の証とは一応頭には入れておいたのだろうが、純粋タイプではなく何らかの下したくなる症状が合併したからだと思われる。どんな凡医だって純粋桂枝証のみなら下だす事はありえない。多分）な処置をした結果、「利遂に止まず脈促者は表未だ解せざる也。喘して汗いづる者」が適応になっているので、むしろ誤治をした場合に使用する処方である。

◇症例1　五十五歳、男性

或る日、急に寒気がして頭痛、鼻水が出るようになり、知り会いの医院を受診した所、ＰＬ顆粒と抗生剤を出された。服用した所、翌日から咳がひどく出る様になり、しかも下利をするようになった。再び受診したら点滴をされ咳止めと下利止めを出されたが、今度は発熱がぶり返し咳も下利も改善しないと言って発病五日目に当院を受診した。ややきつそうな顔ぼうで後頭～頂の凝痛、胸のもやもやもあり脈はやや沈弦、舌は紅舌、微黄白苔、口渇あり、血圧一三〇／八〇㎜Hg、腹診では腹力中等度で心下痞鞕を認めた。以上より葛根黄連黄芩湯を煎じ薬で処方した。三日後に来院し、翌日下熱し三日目には下利も咳もほぼよくなったと言う。三日分を更に与えて完治した。

本例は発症の初期は太陽病であったと思われる。桂枝湯証であったかどうかは自分が診ていないので断言出来ないが、どちらにせよ表証用の方剤で治癒したと思われる。ところが必要もない初期の多分ビールス性の感冒に抗生剤を使用したものだから菌交代性の下利を併発し、原病の方は進んで咳まで出てしまったのだと解釈出来る。これこそ「桂枝の証、医反ってこれを下だし」の典型例のひとつと思われる。虚証の人なら桂枝人参湯証になってしまう可能性もある。

さて『傷寒論』と例えば西洋医学の代表的治療書の『今日の治療指針』等との根本的な違いはどこ

にあるかと言えば、前者は医師が時に誤治する可能性があるとの前提に立ち、その対処法が事細かく記載されている所にある。現在の西洋医学だけの医師の薬の情報は製薬会社のMRによるものが殆どであると思われ、彼等は自分の成績向上のために良い事ばかりしか言わず、比較的よくおこるささいな副作用以外については隠す傾向にある。その結果、添付文書に小さな字で書かれている副作用には余り注意がはらわれずに気軽に使用する医師もごく少数とは思うが、いるようである。次に可哀相な目にあった患者を報告する。

◇症例2　五十四歳　女性

当院では慢性胃炎に対して六君子湯を処方中である。

或る日、膀胱炎をおこし近医を受診した。抗生剤を服用した所、血性下利になった。そうしたら潰瘍性大腸炎だと言われサラゾビリンを処方された。それを服用していたら今度は肝障害をおこした。その医師からインターフェロンの注射をすすめられ恐くなり当院に相談に来た。この方などは医原病の典型的な例である。

医師たる者は治療する場合、薬で色々な副作用が出る可能性を常に頭の中に置いて謙虚な姿勢で経過を観察すべきだと考えさせられた症例である。漢方においても思わぬ副作用が出る事があり、他人事では無いなと自戒させられた訳である。

そんなこんなで私はこの葛根黄連黄芩湯を時々使用している。

葛根黄連黄芩湯の使用目標

方極が大変参考になる。即ち「項背強急し心下痞し心悸して下利する者を治す。」又方機には「下利し喘して汗出ずる者」「項背強ばり汗出で下利する者」とそのポイントが述べられている。

和久田寅叔虎の『腹證奇覧翼』（医道の日本社）には「これは誤治によりて熱内攻して下利をなすものゆえ、内攻の熱を瀉すれば下利も喘も自ら治するなり。故に芩連の胸中の熱を解するものを用うるなり。」脈促の「促は来ること数にして時に一止するの脈なり。是れ其の促するものは誤治によると雖も、猶、数なるものは表未だ解せざるなり。その喘して汗出るものは、内攻の熱と下すによって気逆するとの揉め合いにて発するところのものゆえ、其の喘にて汗出るなり。」「これ胸中の熱を瀉すと表を和解するとにて喘は自ら愈れば汗も随って止むなり。然れども表いまだ解せざるものゆえ、葛根を主として表を解するなり。本草別録に云う。「葛根は肌を解し表を発く。汗を出し腠理を開く〜」と。」であるので本方における葛根が入っている目的は「表証を主治するものにして」更に「項背強を解くもの」と言う事である。又「此の方、甘草あるものは兼て内外の急を緩むものなり」より方の葛根、黄連、黄芩、甘草の四味からなる方意について納得できる説明をしてくれている。

応用については尾台榕堂先生の『類聚方広義』の頭註に「平日項背強急し、心胸痞塞し神思悒うつ、舒暢せざる者を治す」と心身症的な場合や「項背強急し心下痞塞し胸中冤熱して眼目牙歯疼痛し或は口舌腫痛腐爛する者は加大黄にてその効速かなり」と口内の炎症に基づく状態も「項背強」や「心下痞、心悸」等の他の症候があれば、この方が効く場合のある事をアドバイスしてくれている。浅田宗伯先生も「勿誤薬室『方極』『口訣』」で「加紅花、石膏を加え六物葛根湯と名づけ口瘡を治す」と述べ、更に私のような飲み助には大変参考になる所の「過酒後の吐下、或は心痛する者に」も良いとか。まあこの場合は殆ど黄連解毒湯合五苓散料で殆ど十分ではあるが、この方の応用のひとつとして大変参考になる。

余談であるが宗伯先生も結構酒家であったらしい。

◇症例3　N・H　七十歳　女性

日頃は高脂血症でプラバスタチンを服用中である。昨年、流涙がひどく十月末に鼻涙管開放術を受け抗生剤を投与された。二日後に頭痛、咽頭痛、咳、黄色痰、日に数回の軟便、ムカツキ、自汗があり、翌日当院を受診した。項背の強ばりが強く、脈は沈弦、血圧一三八／七八㎜Hg、舌やや紅、微白苔、腹力は中等度で心下痞鞕を認めた。末梢血は白血球数七四〇〇、検尿は潜血のみ陽性であった。

以上より葛根黄連黄芩湯（葛根四・〇、黄連・黄芩各二・〇、甘草一・〇g）を煎じ薬で投与した。五日後に来院。三日以内に諸症状はすべて改善したとの事。

◇症例4　M・I　五十三歳　男性

日頃は脂肪肝に対して大柴胡湯を投与している。今回は十日前に感冒に罹患、手持の抗生剤を服用した所、二日前より咳と下利が出現したと言う。肩～後頭の凝りがひどい。胸がもやもやして吐きそうな感じ。自汗がある。体温三六・九℃、脈やや沈弦数、血圧一三六／八〇㎜Hg、腹力は十分あり、両側性のハッキリした胸脇苦満（ただしこれは以前より認めている。）、心下痞鞕を認めた（写真1、写真2）。

以上より葛根黄連黄芩湯を煎じ薬で投与した。一週間後に来院。すべて改善したと言う。

さて私が疑問に思うのは「太陽病桂枝の証～」の所である。何の薬で之を下だしたかは分らないものの桂枝の証を誤下した位で矢数道明先生の『臨床応用　漢方処方解説』（創元社）の同方の応用の「裏の熱が甚だしく、表熱あり、表裏の

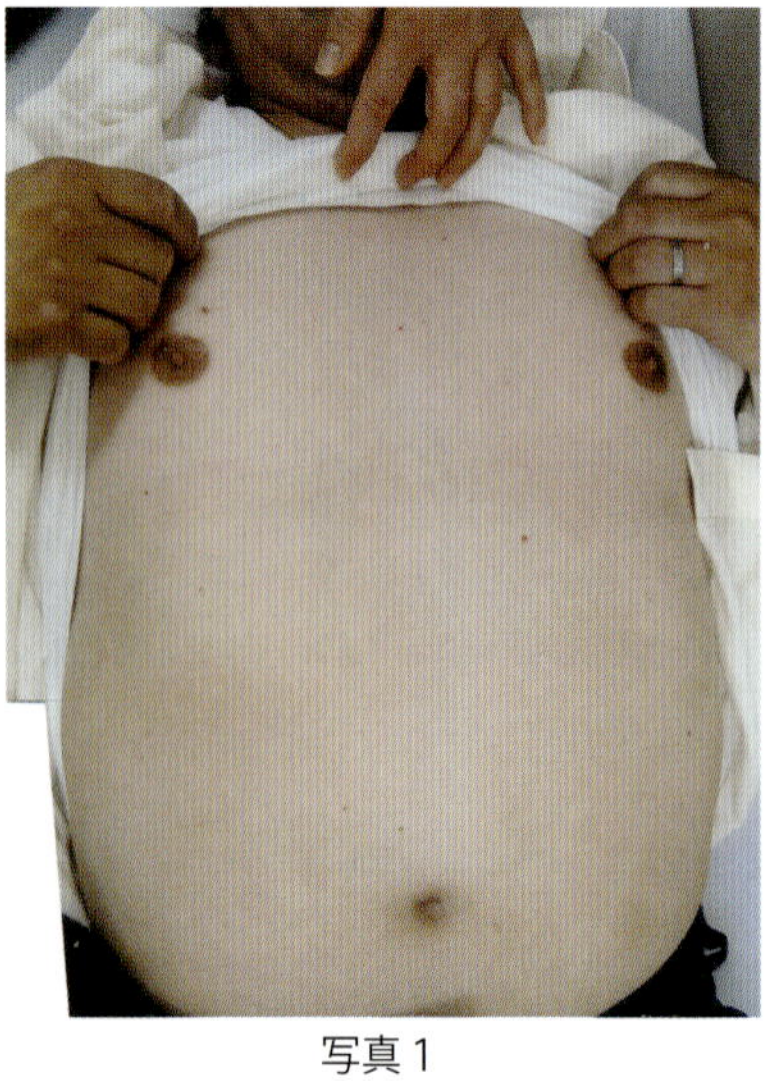

写真1

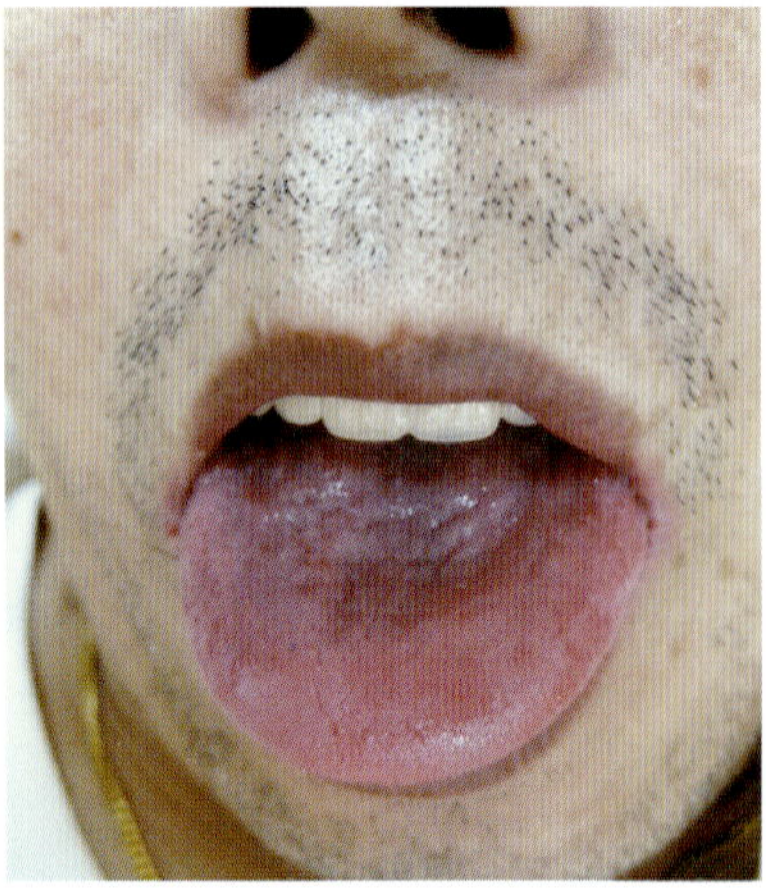

写真2

うつ熱によって心下が痞えて下利し、喘して汗が出、心中悸等の症ある」状態になるものだろうか。又「利遂に止まず」の下利はどんなタイプの下利であろうか。私の経験した症例では最初の例は水様性、他の二例はやや悪臭を帯び裏急後重を伴う軟便であった。『中医処方解説』（医歯薬出版）には、この葛根黄連黄芩湯の適応症は中医学的には「大腸湿熱」とあり、「高熱、悪臭をともなう下利、重急後重、肛門の灼熱感などで頭痛、項背部のこわばりなど表証をともなうこともある」と下利の方にポイントを置いているようである。

確かに私の経験した三例共、抗生剤による菌交代性の下利が患者にとっての一番の苦痛症状であり、しかも大腸の湿熱性の下利であったが、黄芩湯との鑑別を「項背強急」「喘して汗出る」「心悸」を伴う事で決めており、その辺がこの方投与の決め手となっている。

それにしても軽い感冒に対し安易な抗生剤の投与は恐い場合があると実感した次第である。

●第16回　最近の経験症例

今年度の東洋医学総会は京都であった。大会二日目は結構充実した一日で昼には学会の奨励賞をいただいた。受賞の対象となったのはたにぐち書店から出版された『各科の西洋医学的難治例に対する漢方治療の試み』である。共著の塾生達には心から感謝している。

そんなこんなで原稿を書く時間が無くなってきた。それで今回はテーマを決めず最近経験した症例を何人か報告させていただく事にする。

◇症例1　T・S　女性　七九才
　桂枝湯、桂枝去芍薬湯使用

X年七月五日「腹がジカジカして痛み下利しそう」と言って来院した。変なものは何も食べていないとの事。体格はややややせ型である。

脈は浮弱で腹診では腹力やや弱く臍のあたりで腹直筋肉が突っ張り圧痛を認めた（写真1）。

「太陰病、脈浮の者は発汗すべし」でその場で桂枝湯エキスを温服させ奥のベッドで休ませた。十五分後に起きてきて「スッキリ良くなった」と言う。念の為二日分もたして帰宅させた。

ところが同年十二月五日腰痛、肩こりに対して鍼治療を受けた所急に動悸がしだして胸苦しくなり頭もいたくなったと言って来院した。不安そうな顔をして脈は一〇〇～一一〇／分、促脈と思われた。血圧は一四二／九〇㎜Hg、腹診では臍傍～上に腹部大動脈の拍動を触知した。ただし腹直筋の拘攣は認めなかった。キッカケが灸ではなく鍼の方だったので「火逆しこれを下し、焼鍼に因って煩躁する者」の桂枝甘草竜骨牡蛎湯ではなくて下だしては無いものの「太陽病、これを下だして後、脈促、胸満する者」に使用する所の桂枝去芍薬湯を煎じ薬で処方した。後日来院して一日分できれいにおさまったとの事。

先日灸後に動悸がして胸のわずらわしさ、居ても立ってもいられない不安で来院した七〇才の女性にはその誘因を火邪と見なして桂枝甘草竜骨牡蛎湯を出した所、ドラマチックに効いた経験がある。これらと桂枝甘草湯、桂枝去芍薬加蜀漆竜骨牡蠣湯との鑑別は理論的にはともかく実際の臨床の現場では私の今の実力では意外と難しい。ただし、奔豚は独得のパターンがあるのでそれさえ心得ておれば先ず間違える事は無い。

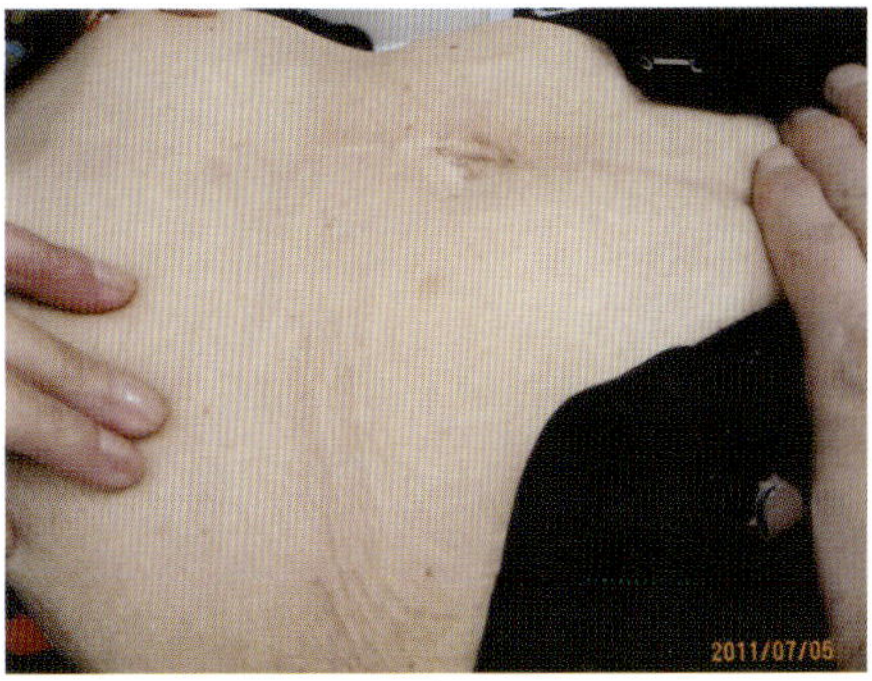

写真1

◇症例２　M・T　男性

竜胆瀉肝湯合大黄牡丹皮湯

近くの泌尿器科の先生の紹介状を持って来院した。平成十七年から慢性前立腺炎で加療したが改善しないので紹介したとの事。服用したのはセルトニン、ツムラの竜胆瀉肝湯である。主訴は小便がスキッと出ない。下腹が重苦しいと言う事である。

身長一七三cm、体重七七kgで実証タイプである。脈は沈弦、腹診で右下腹の回盲部～腹直筋にかけ抵抗圧痛を認めた。又両側性の胸脇苦満、臍上に及ぶ腹直筋の拘攣があり背景因子として肝うつ気滞及び瘀血証と判断した（写真２）。

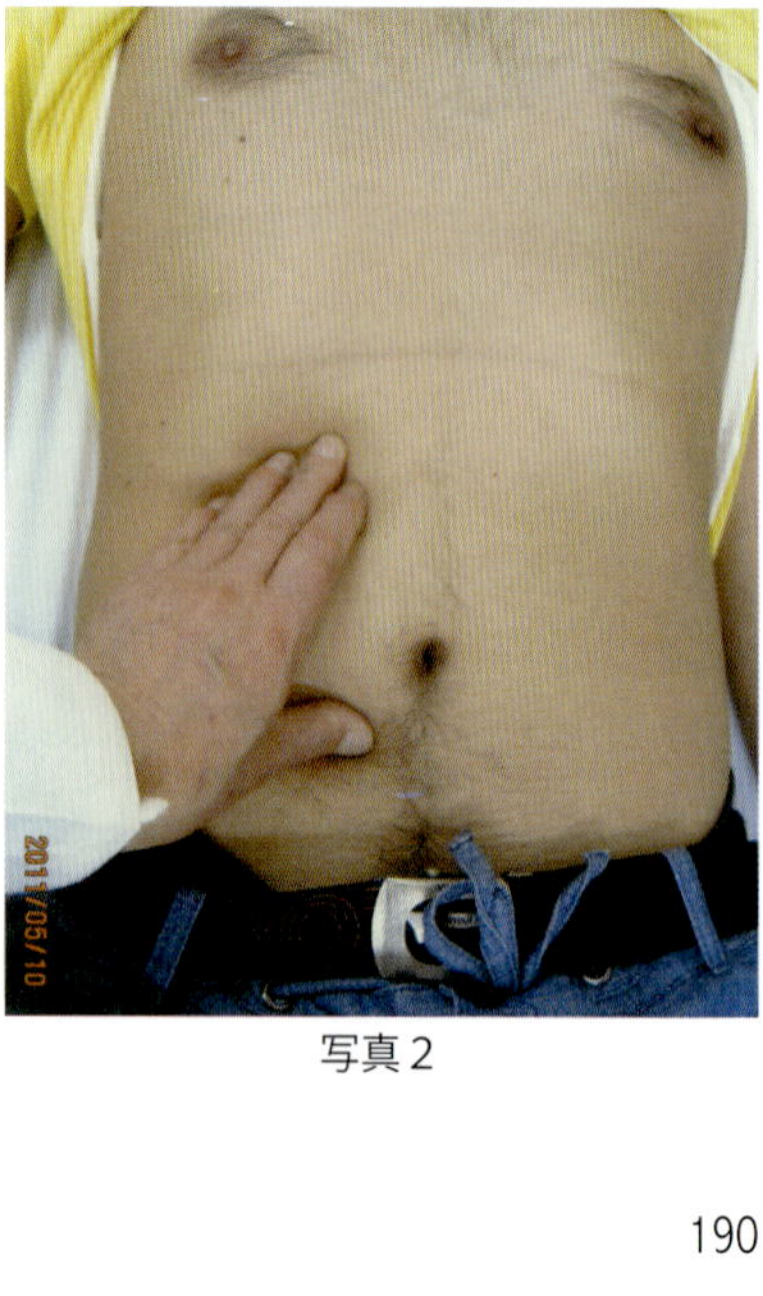

写真２

腹証からは四逆散合駆瘀血剤と思われたが主訴が前立腺による排尿困難であり、慢性炎症の本態は瘀血が背景にある事が多いので、エキスで竜胆瀉肝湯合大黄牡丹皮湯を七・五gずつ、分三で処方した。四日後に来院。体が楽になり尿が気持ち良く出るようになったと言う。二週分処方。下焦の方はスッカリ良いが会社の仕事でストレスが多くイライラする。又大便が出すぎると言うので、四逆散合桂枝茯苓丸加薏苡仁エキスを各五・〇gずつ分二、朝、夕とし就寝前に大黄牡丹皮湯合竜胆瀉肝湯エキスを各二・五gづつ服用させる事とした。以後すべての面で順調である。

エキスにあるツムラの竜胆瀉肝湯は薛氏の方であり一貫堂の同方と違い温清飲は当帰、地黄、黄芩、山梔子を除いて含まれていない。適応は浅田宗伯の『勿誤薬室「方函」「口訣」』（釈義、長谷川弥人解説、創元社）によると「肝経湿熱、玉茎、瘡を患い、或は便毒、下疳、懸癰の腫痛、小便は赤く渋滞し陰のうの腫痛するを治す」となっており梅毒がらみの性器及びその周辺の病態が適応である。であるので前立腺炎（亜急性、慢性の）に対して単独で効く事は私の経験では余り無く（一〇例中三～四例位）むしろ駆瘀血剤を単独或いはこれに合方して使った方が有効率がグッと上がってくる。（一〇例中八～九例）

駆瘀血剤は中薬学的（『中医臨床のための中薬学』医歯薬出版）には清肺化痰、消癰化痰清熱利湿作用のある冬瓜子に駆瘀血の桃仁、牡丹皮、瀉下薬の大黄、芒硝がバランス良く配合されている大黄牡丹皮湯が、胃腸が軟弱で下利傾向がない人であればこの病態には一番良いと思われるが原則として虚実に応じて通導散、桃核承気湯、桂枝茯苓丸加薏苡仁、腸癰湯等を鑑別して使用している。ただし保険診療の場合は病名に注意がいるのでそこが苦労させられる。例えば女神散は元々は宗伯の前掲の書では「安栄湯と名づけ軍中七気を治する方」であったのが宗伯が「婦人血症に用いて特験あるをもって」女神散と名付けたために今の保険適応は「産前産後の神経症、月経不順、血の道症」しかなく本来の軍中七気的証をあらわす男性には非常に使いづらくなっている。

ついでに申し上げると柴胡桂枝乾姜湯はその保険適応が「更年期障害、血の道症、不眠症」となっていて原典の傷寒論的な使用に際し本当に難渋させられている。

◇症例3　Y・K　六四才　女性

猪苓湯合桂枝茯苓丸料

X年六月より暑い中汗びっしょりとなりながら作業をした所、頻尿、排尿後の会陰部のあたりの痛みが激しく泌尿器科を受診した。抗生剤を七日分×三回処方され服用したが全く改善しないと言って同年七月二七日来院した。

一四八cm、五一kg、脈沈小、腹力中等で血圧一三〇／七六mmHg、臍上悸、両下腹に瘀血と思われる圧痛を認めた（写真3）。口渇、尿不利、瘀血所見より猪苓湯合桂枝茯苓丸料をエキスで処方した。一〇日後来院して大部良いと言う。以後二週間分服用させ諸症状全く無くなったので廃薬とした。

症例2のやや虚証者用の使い方である。

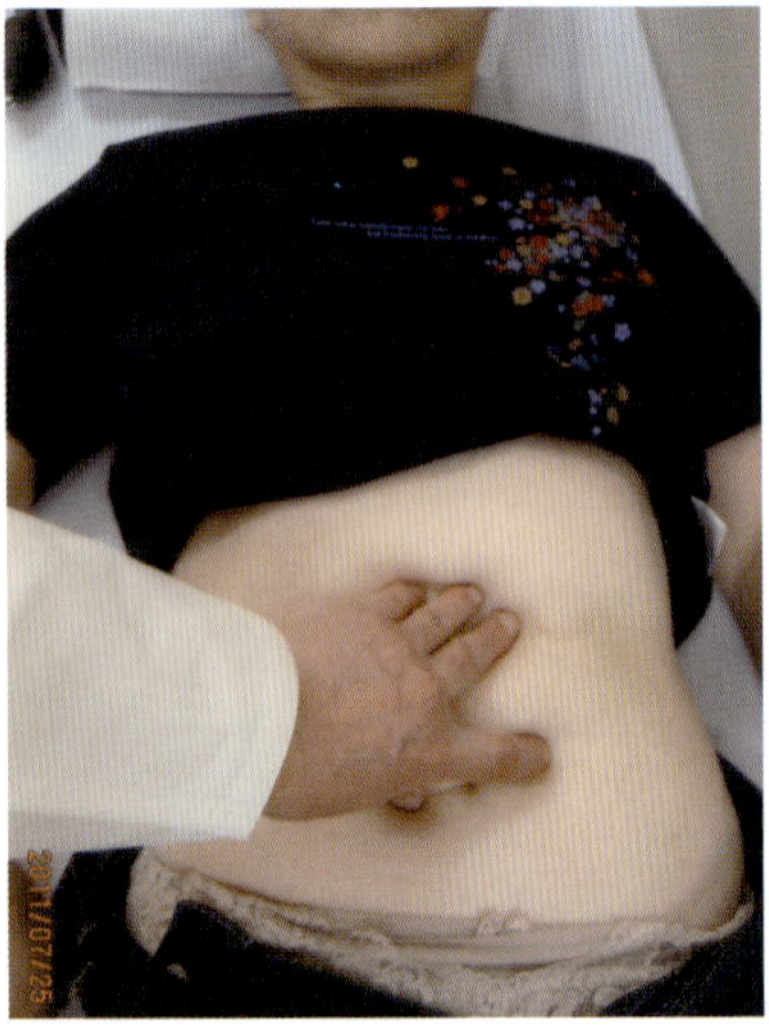
写真2

◇症例4　I・Y　四二才　女性

小柴胡湯合当帰四逆加呉茱萸生姜湯

体質が虚弱で外界の寒暖の差に敏感ですぐ風邪をひくと言う。そちらは玉屏風散の方意で桂枝加黄耆湯加味で乗り切っていた。

今回は、この一週間、仕事や家庭内の事を色々考え悩んでいたら右腋～脇、側腹、足の付け根即ち鼠蹊部のあたりが痛むのが主訴である。

少し憂うつそうな顔貌で、脈は沈弦細、腹力中等度。右に胸脇苦満、衝門のあたりの圧痛より少陽胆経、厥陰肝経がらみの痛みと考えた。西洋医学的には理解しがたいが、時に経絡といわれているラインに沿っての痛みや皮疹群を経験する事がある。

そこで小柴胡湯合当帰四逆加呉茱萸生姜湯をエキスで七・五gずつ分三で投与した。

それを服用した三日目までは体の脱力感、頭がトロンとして眠たい感じがしていたが右腹～鼠蹊部の痛みは徐々に改善して二週間の服用でスッカリ良くなった。

◇症例5　A・R　七〇才　女性

苓桂朮甘湯加川芎辛夷細辛

主訴は右眼より涙があふれると言う事である。眼科では右鼻涙管の閉塞と診断され同部の開放術をすすめられたが、恐いので漢方治療を希望して来院したと言う。

こんな時に浅田宗伯は『橘窓書影』では「止涙補肝湯」や「収涙飲」などを使用している。

さてこの患者は身長一五九cm、体重四五kg、脈は沈弦細、血圧一一四／八〇mmHg、腹力やや弱で心下から臍上に腹部大動脈の拍動を触知した事と鼻閉に加川芎、辛夷がよく使用されるので鼻涙管の閉にもひょっとしたら効く可能性もあると考えたので煎じ薬で苓桂朮甘湯加川芎二・〇、辛夷二・〇細辛一・五gを投与した。二週間後来院。涙の出がへってきた。一ヶ月後すべて改善したので廃薬をした。

その後、同じ様なケースにこの加味方を何人か使用したがほぼ全例著効を示した。

東洞先生、今回は誉めていただけますか。結構善戦していると自分では思っておりますが。

●第17回　婦人科疾患と漢方　―不妊症―

織部和宏の女シリーズと題しようと一瞬思ったが家内に変に誤解されると困るし、学会での知り合いや友人達には真面目でおくてで通っているので、実際その通りなのだが、今回の題は次のようにする事にした。

婦人科疾患と漢方

女性は男と違って生理があるので初潮から閉経まで否その後も寿命を全うするまで女性特有の色々な悩みや疾病をかかえる事が結構多い。そのひとつに不妊症がある。現在夫婦の十組に一組は子宝に恵まれないと言われ男性にもその半分位は原因がありそうであるが封建時代には石女と言われその理由の大半が女性のせいにされてきた歴史がある。寺師睦宗先生は女性の不妊治療も専門的にされていたとの事であるが私などはそれを専門にはうちだしてはいないものの治療を求めて来られる方も時々はいる。今回はそれについて発表させていただく。

不妊症と漢方

不妊症の原因を漢方的にみると陳旧性の冷えと瘀血の存在に加えこれらの背景因子として肝うつのある場合が私の経験では多い。そのあたりを漢方で治療していくと結構よい結果を得ている。

今回は過去五年以内の症例について報告する。五例である。

A　冷え症タイプ

◇症例1　二十六才

昨年十一月、今年八月、二回流産した。その後左下腹が痛みだし産婦人科に二日間入院した。痛み止めの注射では改善しない。腹巻きで暖めると楽になると言う。その後は週に一〜二回西洋医学的に原因不明とされる腹痛に悩まされ十二月に来院した。元々冷え症がひどく寒い時は手先が冷え爪が紫色になる。体質改善と流産ぐせを治し更には妊娠、出産が希望と言う。結婚して三年目。

身長一五五cm、体重四五kg、脈は沈細、舌は淡紅、舌尖は紅胖、歯痕、微白苔、血圧一〇二／七〇、腹力弱で臍のあたりで腹直筋が拘攣。（写真1−1〜1−3）

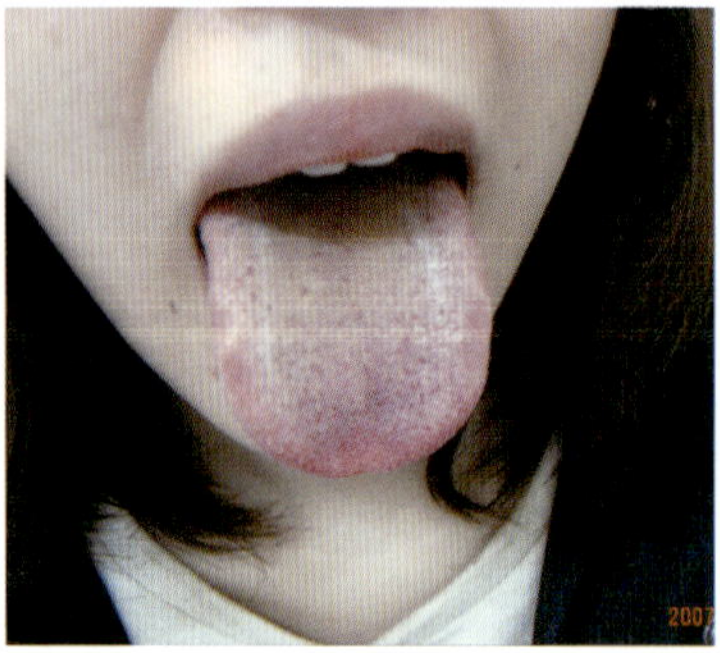

写真１－１

［経過］冷えによる諸症状と腹診所見より当帰芍薬散合人参湯をエキスで処方した。二週間後、漢方服用後、下腹の腹痛は全く無い。継続服用させた所、半年後に妊娠三ヶ月と報告あり。このままこの漢方を飲みつづけても良いかと言うので流産予防と安胎のためにはむしろ続けた方がよいと説明した。初診、一年後に男児を無事出産した。

その二年後、二子目が欲しいと来院、同方を処方。翌一月、九週目と言って来院。三ヶ月分を出した。その後来院していないが十八週までいっていたので多分無事に第二子出産したと思っている。

さて当帰芍薬散は榕堂の「類聚方広義」では東洞先生の未試十八方に入っている。それに対し息子の南涯先生の「続建殊録」では十六例と一番多く使用されている。実に不思議な事である。

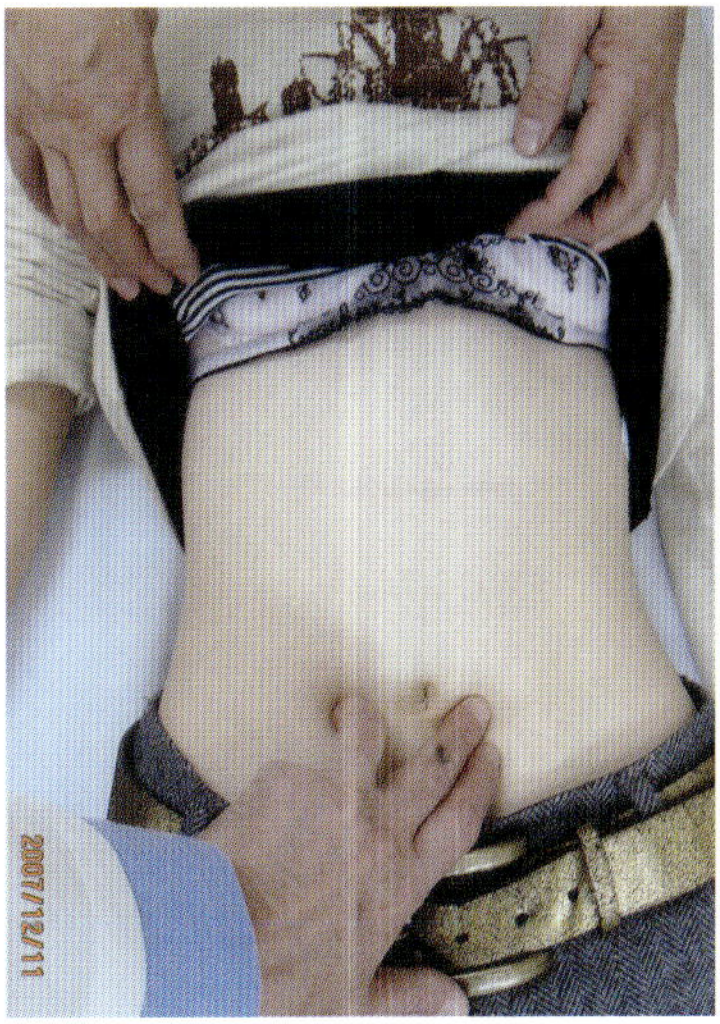

写真1－2

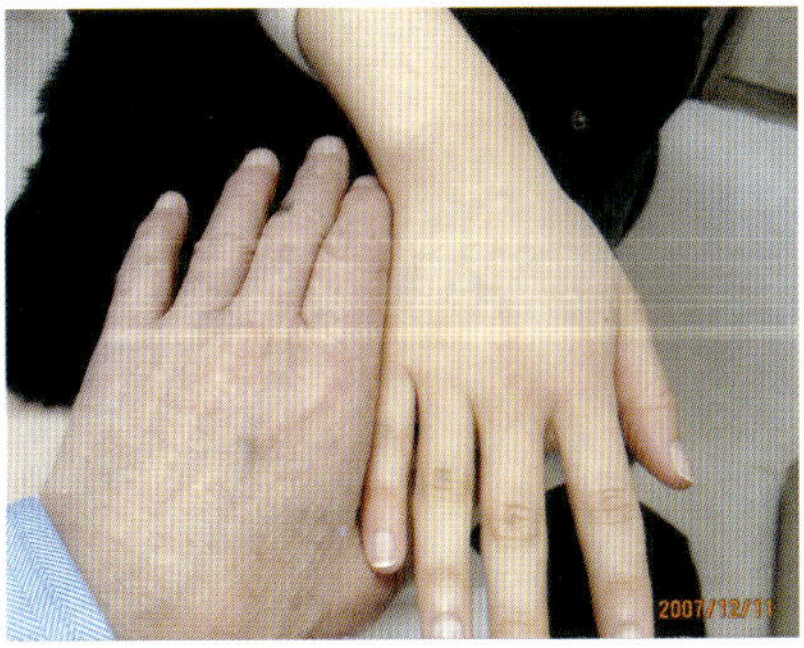

写真1－3

私の考えでは患者は医師のキャラによって相が変ってくるのでその結果によるものなのか、だって東洞先生のあの眼光鋭い肖像画をみると気の弱い人は逃げだしたくなりそうである。それとも時代の流れなのだろうか。

さてこの当帰芍薬散は一般的には婦人の冷え症や妊娠関連の諸病だけでなく原典に「婦人懐妊し腹中疞《きゅう》痛する」或いは「婦人腹中の諸疾痛」にもよく使用されている。

私は女性の虚証タイプの慢性腎炎や頭重、めまい、足の浮腫、意外と効くのが腰痛等に数々使用し著効を得ている。又裏寒のひどい時は人参湯を合方、冷えのパワーアップで附子を加味、又腹痛に対しては安中散の合方が良い様である。

なお流産、死産及び一般的な出産等を含め、産後の合併症に対しては、気血両虚が本態にあるので早発、晩発を問わず、芎帰調血飲は鑑別処方のひとつとして頭に入れておくと便利である。

◇症例2　三十四才

X年七月三十日、母胎内感染で妊娠二十一週目に死産した。その後不安感、不眠、微熱、動悸易疲労、足の冷えが持続するといって同年十一月十一日に来院した。

身長一六一㎝、体重四十六㎏、脈沈細渋、血圧一二六／七八㎜Hg、舌は先端紅、辺縁淡紅で胖、歯痕微白苔、腹力やや弱で臍傍悸。（写真2―1、2―2）

産後の気血両虚と考え芎帰調血飲をエキスで投与した。不眠に対しては帰脾湯エキス二・五gを就寝前に服用させた。二週間後に来院。前に比べると体調はかなり良い。結構眠れる。不安、動悸も減ってきたと言う。六週後すこぶる調子良い。二ヶ月分更に服用させ廃薬とした。

その後、半年して妊娠四週目で来院。頚管無力症で流産の恐れありと言われ漢方で何とかならないかと言って来院した。補中益気湯合当帰芍薬散を投与した。

補中益気湯は気の固摂能アップが頚管無力症にも効いてくれるのではとの期待からである。その後は十六週目まで服用させ経過は順調である。

芎帰調血飲は森道伯先生の一貫堂の第一加減が有名であるがエキスは万病回春の方である。構成生薬は「当帰、川芎、地黄、白朮、茯苓、陳皮、香附子、烏薬、牡丹皮、益母薬、甘草、大棗、乾姜」である。

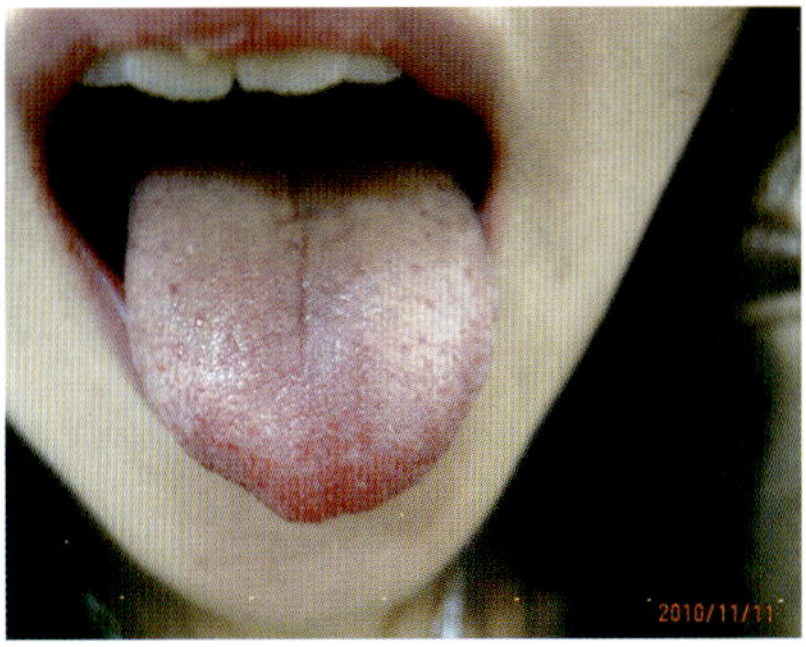

写真２－１

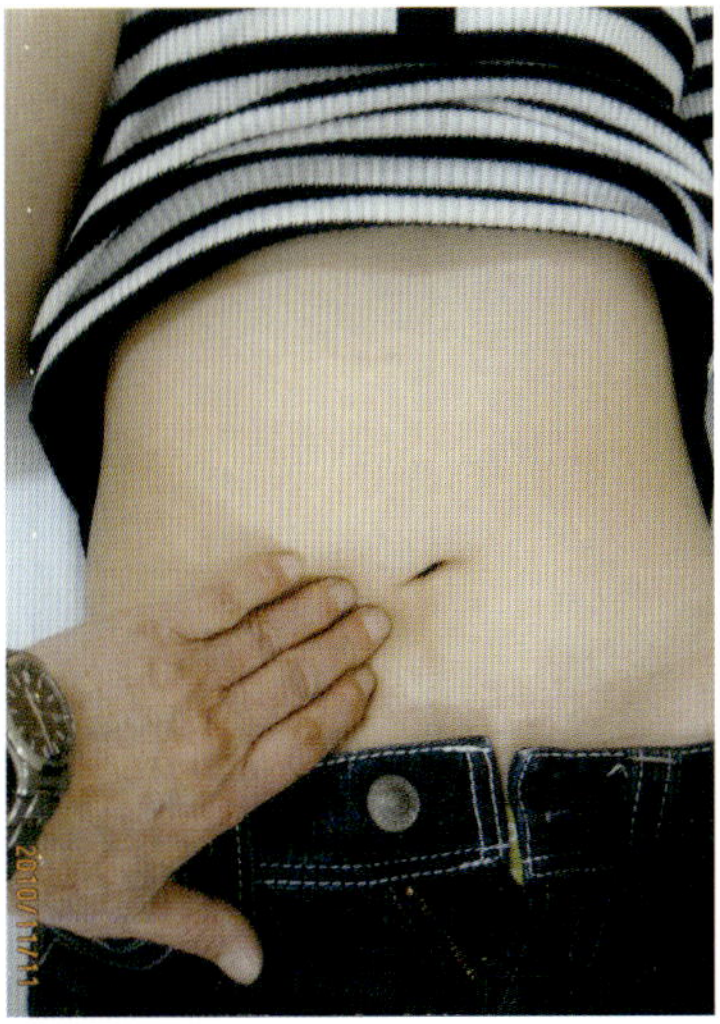

写真２－２

第一加減は芍薬、桃仁、紅花、桂枝、牛膝、枳殻、木番、延胡索を加味したものである。ただし地黄は原典の熟地黄を乾地黄にかえて使用する事になっている。

牛山活套の産後門に「産後には芎帰調血飲を用ゆべし。産後の諸病は、気血を補うを以て本とす」とコメントがある。

矢数道明先生御著書の「漢方処方解説」（創元社）の同方の「応用」には「産後一切の気血を調理するというもので、貧血を補い、悪露悪血を去り、脾胃消化器系の働きをよくし、産後血の道症に起こる自律神経失調症の諸神経症状に用いてよいものである。〜産後の頭痛、めまい、耳鳴り、動悸、のぼせ等〜」とそのポイントが記され腹証について「腹部は出産後のこととて真綿のごとく柔らかである。」ただし「日数を経過したものは下腹部に抵抗圧痛が認められることがある。」そしてそれが甚しい時には「第一加減を」用いることになる。エキスの場合は桂枝茯苓丸、大黄牡丹皮湯、桃核承気湯、或いは腸癰湯を合方したら良い。

◇症例3　　三十六才

結婚して三年たつが妊娠しない。近くの産婦人科で色々治療を受けたが効果なし。当院にはそれに加え生理一週前より胃痛、ハキ気、イライラ、易怒があるのですべてを漢方でよくしてくれと言って来院した。

身長一五〇㎝、体重五十六kg、脈沈弱、血圧一一二／七八㎜Hg、舌は紅舌、微白乾苔、腹診では

左臍傍悸、右の腹直筋が臍のあたりで拘攣していた。

以上より煎じ薬で桂枝桃仁湯を処方した。それを服用後は月経前の諸症状がドラマチックに改善しただけでなく服用二ヶ月後何と妊娠したと言う。そこで桂枝桃仁湯を中止し、安胎の目的で当帰芍薬散をエキスで処方した。経過はよく満期安産であった。

三年後二才の子（男）をつれて来院した。今度は二人目が欲しいと言う。現在又桂枝桃仁湯を煎じ薬で出した所である。

桂枝桃仁湯は宋の陳自明撰の「婦人大全良方」が出典で浅田宗伯の勿誤薬室「方函」「口訣」では「桂枝湯方中に桃仁、地黄を加う」「経道通ぜず、臍を繞る寒疝、痛み徹するを治す」薬なので本来は金匱要略の烏頭桂枝湯と鑑別して使用される方剤であるが他には「按ずるに経後の腹痛或は去血過多は乃ち血虚なり。当帰建中湯に宜し。経前の腹脹疾痛は乃ち血気凝滞なり。桂枝桃仁湯に宜し」と月経前後の痛みに対して当帰建中湯との違いが強調されている。本例は桂枝桃仁湯も証があえば、不妊治療にも使えるということを示している。

B　肝うつタイプ

男女が結婚する目的のひとつに子づくりがある。当然周囲の期待があるのに仲々出来ない場合、女性の方にその原因があるように今の日本では言われるのでプレッシャーを感じ肝うつ気味となってしまう事がある。しかもその肝うつが不妊の原因となる事がある。

◇症例4　三十七才

結婚して三年になる。妊娠を希望して産婦人科で体外受精を試みたがうまくいかず漢方を希望して来院した。

身長一五〇cm、体重四二kg、月経周期四十〜五十日、手足は冷える。脈沈弦細、舌は先端が紅でやや胖、白苔（写真4－1）、腹力やや弱で右に軽度の胸脇苦満、臍上悸、右下腹に瘀血と思われる圧痛を認めた。（写真4－2）

高齢なのと周囲の期待にこたえられない自分に対してはがゆさ等を感じた肝うつが背景にあると判断した。

そこで煎じ薬で加味逍遥散加人参、黄耆を処方した。服用六ヶ月後妊娠し経過は順調で満期安産で元気な男子を出産した。二年後に久し振りにその子を抱いて来院した。二人目を希望されたので診察した所、加味逍遥散的所見はなく

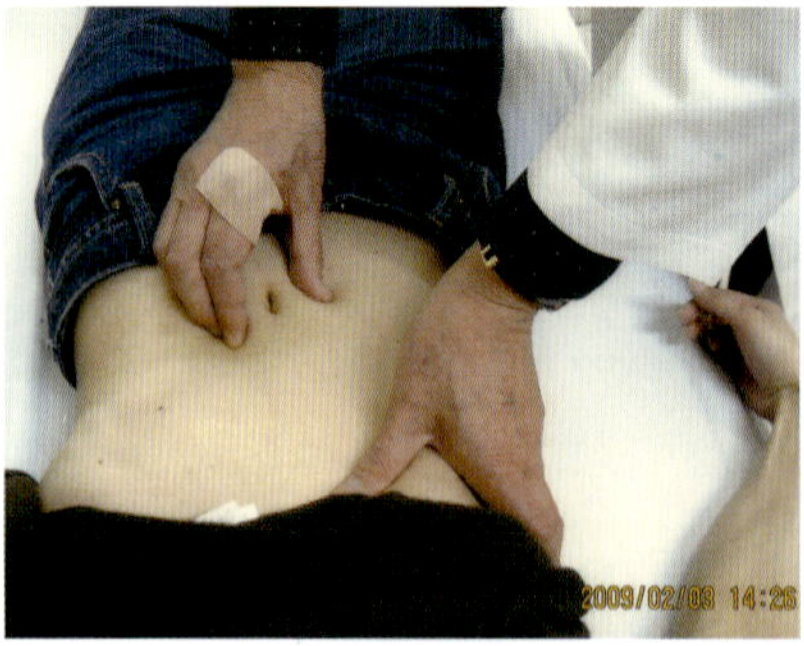

写真4－2

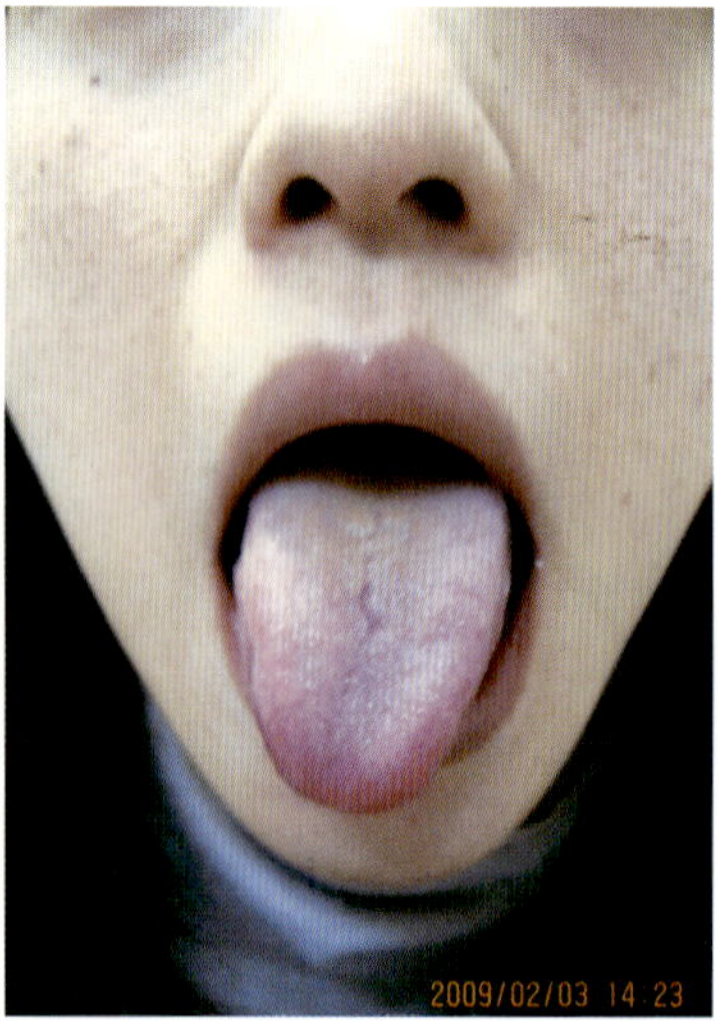

写真4－1

なっていた。顔も穏やかになっていたので現在当帰芍薬散を処方中である。

◇症例5　四十二才

この方も肝うつがらみで加味逍遥散加人参陳皮、桃仁を処方。三ヶ月後に妊娠し満期安産で無事出産した。感動的なお礼状をいただいた。

最後にひと言

漢方薬は意外といろんな所で素晴らしい効力を発揮するものである。

不妊治療に対しても、やはり随証的に治療した方が当院では成績がよかった。方剤決定には腹診所見が大変参考になった。

●第18回　女性の虚証用方剤　―当帰建中湯―

今回は女性の虚証用の方剤を取りあげる事にする。そのグループの中では加味逍遥散は当院のトップ処方である。この証をよく知っておられる先生なら私が外来で如何に苦労しているか、心身がどれだけ毎日消耗しているか想像がつくと思う。

この処方とその加味方、合方等について書きたい事は山ほどあるが東洞先生は一例も使っていないので大変残念ではあるが、今回は省かせていただく。

女性の虚証用方剤について
当帰建中湯

原典は「金匱要略」の婦人産後病脈証治篇で附方にある。

原文は「千金内補当帰建中湯、治婦人産後、虚羸不足、腹中刺痛不止、吸々少気、或苦少腹中急摩痛、（千金、中急摩作拘急二字）引腰背、不能食欲、産後一月、日得服四五剤為善、令人強壮宜」である。

又実地臨床で意外と参考になるのが加味法である。「若大虚加飴糖六両」「若去血過多、崩傷内衂不止、加地黄六両、阿膠二両」ただしエキスの場合なら合芎帰膠艾湯で良い。

尾台榕堂の「類聚方広義」では拾遺方に含まれている。この中には私達が比較的よく使用している炙甘草湯、当帰四逆加呉茱萸生姜湯、四逆散、桂芍知母湯、そして高木嘉子先生お得意（得意と言ったら先生におこられるかも知れない。私は全部の処方が得意よと言われそうであるが）の続命湯などが入れられている。

さて榕堂先生はこの当帰建中湯に対して頭註していない。

浅田宗伯の勿誤薬室「方函」「口訣」、長谷川弥人先生の釈義（創元社）で参考になりそうな所を引用すると「産後調理の主方と為す」後世派なら芎帰調血飲であろうか。「故にその用最も多し。」「若し寒熱せず乳汁なきは、此れ栄衛不調に、総べて苦しむ所無し。急に。」この方を「頻りに与え、之を調うるに宜し」。

「済生薬室」より「夜臥床すると腰が痛い。これは腹力がないためである。婦人に多い」更に「方読便覧」には凍瘡だけでなく何と歯痛にも良いとある。歯痛には立効散の方がよっぽど効く様に思えるのだが。

この方剤の適応はＪＨＯ「実用漢方処方集」（藤平健、山田光胤監修）の目標「虚証、あるいは腹痛して息が切れ、あるいは下血するもの」が認められる諸疾患で「応用」は「小建中湯に準じるがとくに産後、月経困難症などの下腹痛で、血虚の症候を呈するもの」に用いればよい。

桂枝桃仁湯との違い

ただし前号でも述べたが浅田宗伯は前掲の書では「経後の腹痛或は去血過多は、乃ち血虚なり。当帰建中湯に宜し。経前の腹脹疞痛は乃ち血気凝滞なり。桂枝桃仁湯に宜し」と経の前後で使い分ける事になっているが私の経験では当帰建中湯は月経前後に関係なく下腹痛で腹直筋が両側性に拘急しているケースには使用して大変よく効いている。これでおさまらない時には和剤局方の安中散を合方すると、殆どの症例でよくなる。ただし、この経験は桂枝桃仁湯を知る前の事ではあるが。

腹診所見

腹症は稲葉克文礼の「腹症奇覧」に図1のごとく「腹中拘攣急迫して腹底に数縄を引張るが如くにして、小腹腰背より引痛む者。或は手足疼痛して浮腫する者、或は卒に手足攣痛し俗に筋戻と言うもの。或は血症にして虚羸、気息吸々として将に絶せんとする者、皆、此の方を

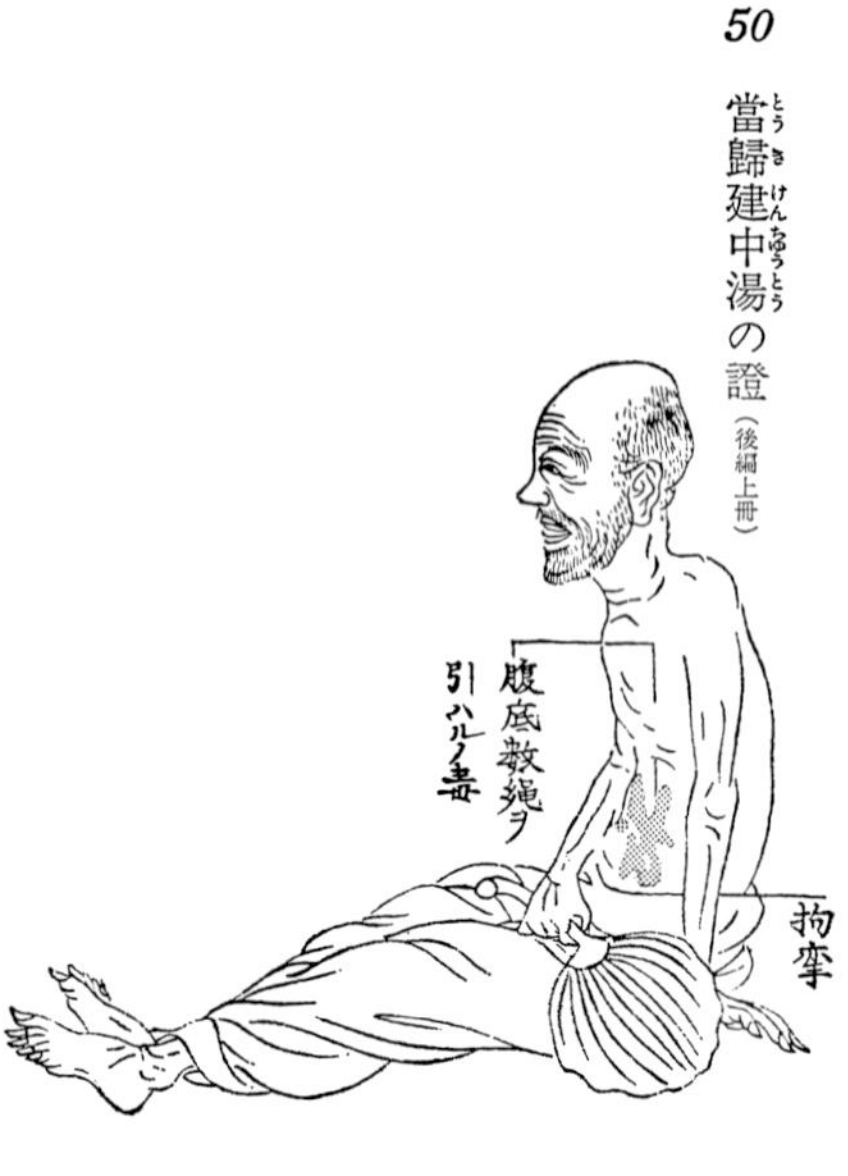

図1

用いて其の効著し。」（腹證奇覧全、稲葉克文礼、和久田寅叔虎著、大塚敬節、矢数道明 解題）（医道の日本社）が参考になる。

方剤のイメージと鑑別

方剤のイメージとしては当帰、芍薬、甘草が入っていて当帰芍薬散のように水をさばく白朮、茯苓、沢瀉が入っていないので余り水毒傾向がなく、やせて筋張っていて腹直筋の突張りが上下にわたっていると言う事である。逆に当帰芍薬散はやせてはいてもポチャッとして水毒的な所があり腹直筋の突張りも臍の前後位が多い傾向にある。温経湯もやせて筋張っているが血虚がベースにあるので口唇や肌が乾燥し手掌や足底がホテる傾向がある。ただしいずれも典型例ではそうであるが実際の臨床現場では結構迷うケースも存在する。これは飽くまで私の今の実力ではという事である。

◇症例1　十八才　女性

主訴は生理前日の下利と下腹痛で当日は痛みがひどくなって動けなくなると言う事である。三年前からその傾向がつづいている。

身長一六〇cm、体重五〇kg、脈は沈細、左関脈は少し弦、血圧一二〇／八〇mmHg。

腹診では腹力はやや弱で両側性の腹直筋の攣急を上から下まで認め特に下腹は圧痛が著明であっ

た（写真1）。

以上より当帰建中湯エキスを五・〇g、分二で処方した。これを続けていると月経前の下利はなくなり下腹痛も全くなくなったと言う。

それで本方は月経前七日前より月経の終り頃まで服用させる事にして現在に至っていて経過は順調である。ただしそれとは別に三～四年前から外食すると不安、緊張がして悪心がひどく食事がとれなくなるのをよくしてくれと言う。

そこで半夏厚朴湯をエキスで処方した所、徐々に改善していった。半夏厚朴湯はこのストレス社会において多面的に使用出来る方剤で私は頻用している。

たとえば、

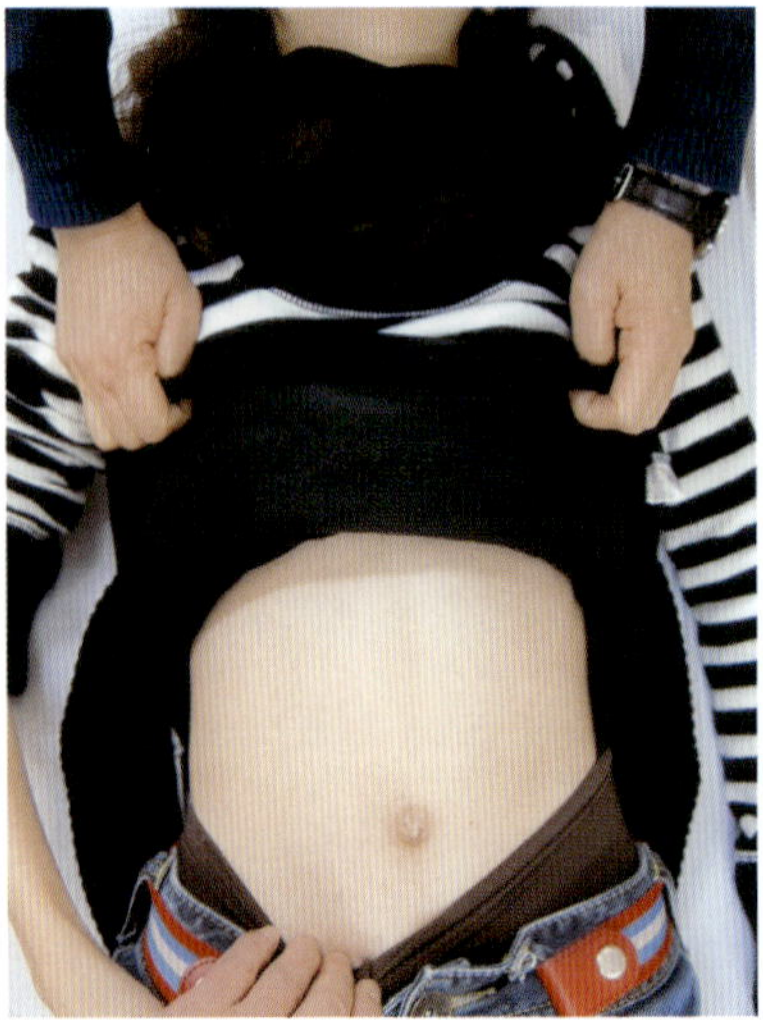
写真1

◇症例2　六四才　女性

半夏厚朴湯使用例

主訴は咳が五ヶ月位続いている。舌や口の中が荒れると言う事である。その咳はストレスがかかると特にひどくなる。ノドの奥に痰がからまる。既往歴は四五才子宮筋腫で手術。

身長一五〇㎝、体重五一kg、体温（<三六℃）脈は沈細、血圧一二八／七八㎜Hg、聴診では心、肺に特に所見なし。舌診は胖大で歯痕、舌尖やや紅で辺縁は淡紅、裂紋。微白乾苔（写真2）腹診は腹力は中等度で臍上悸、胸脇苦満や瘀血と思われる所見は認めなかったが打診で心下に鼓音あり（写真3）。

胸写や肺機能検査は異常なし。百日咳抗体やマイコプラズマ抗体は正常範囲。白血球分類で好酸球％は正常範囲であった。

以上よりストレスがらみの咳と考えた。舌診所見はやや違うように思えたがエキスで半夏朴湯七・五gを分三で投与した。

二週後に来院。ノドのつまり感も咳の頻度も随分へった。ただし舌の荒れる感じが残っていると言う。

更に二週後は咳、ノドのつまり感、舌の荒れ

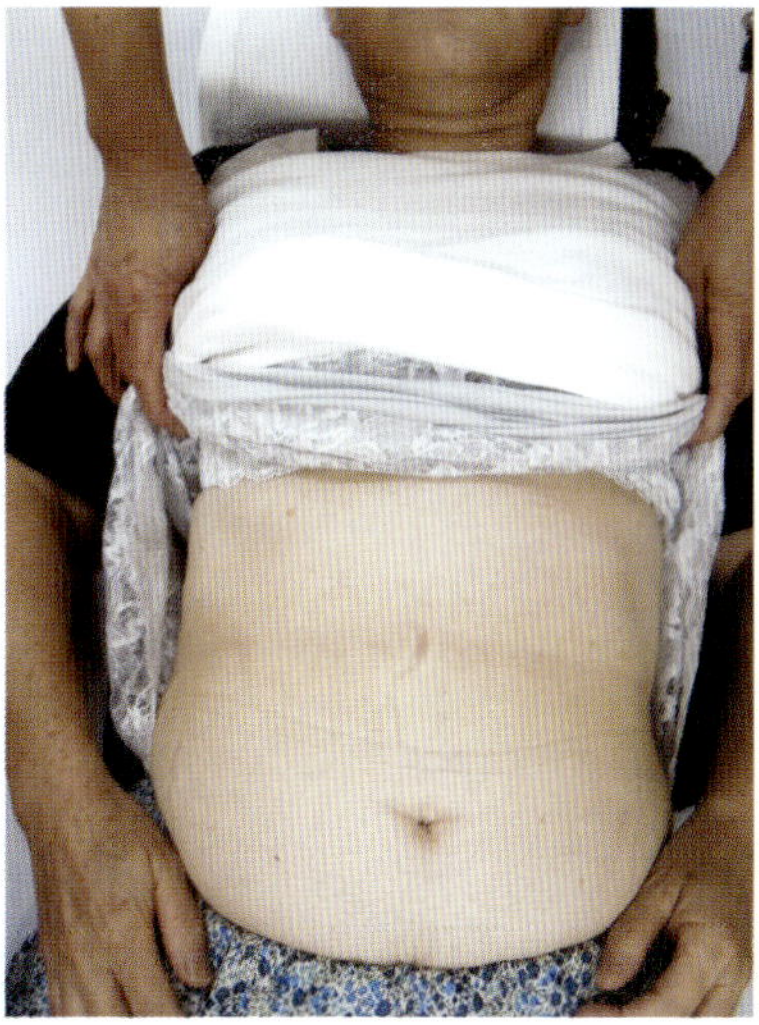

写真 3

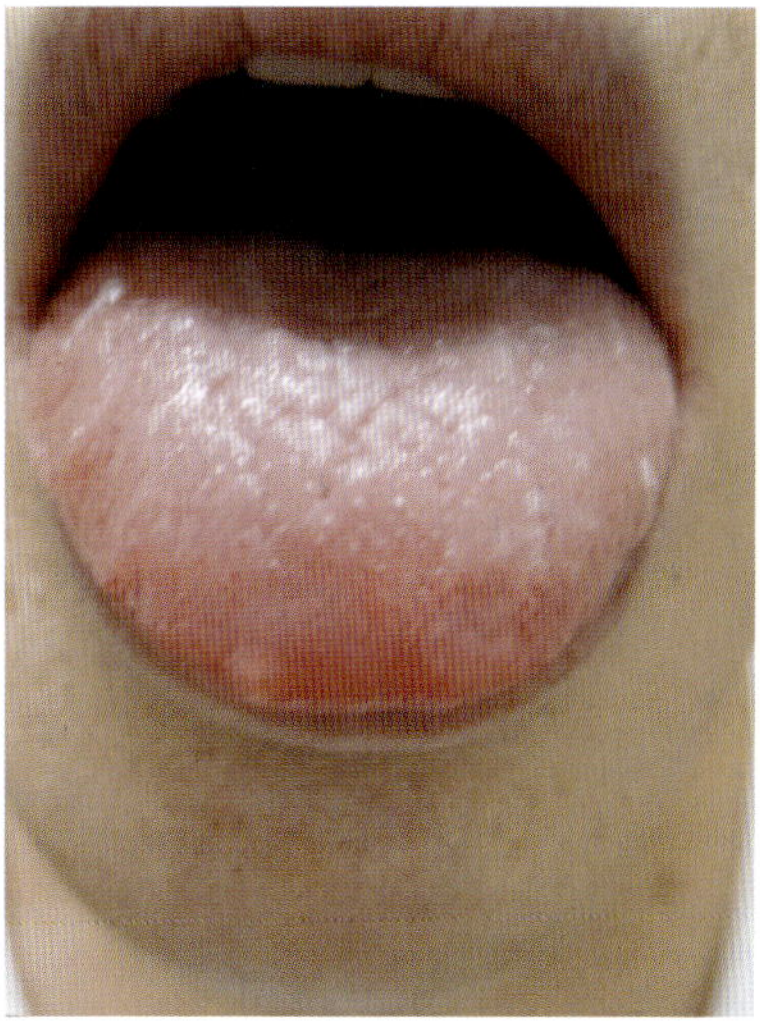

写真 2

も全くなく気分も良くなったと言うので廃薬とした。舌の所見も改善している（写真４）。

半夏厚朴湯単方で効く症例は結構多い。

横道にそれたので又当帰建中湯に戻る事にする。

◇症例３　二四才　出血

主訴は当初は生理の出血が三週間つづいてとまらず体がすごくきつくなった。

温経湯や芎帰膠艾湯を鑑別後、芎帰調血飲をエキスで与えた。それを服用すると体のきつさはとれたが出血はつづき二四日目にやっと止まった。

今度はその一週後に生理がきたが三日目よりすごく下腹が痛むという。又足が冷える。

身長一六〇cm、体重四九kgとやや、やせ型で何となく筋張っている。脈はやや沈細渋で血圧は九六／五八mmHg。腹診で腹力やや弱だが腹直筋は上から下まで突っ張り、下腹に圧痛を認めた（写真５）。

そこで当帰建中湯七・五g分三をエキスで処方した。二週後来院。下腹痛は漢方服用して翌日無くなったと言う。出血も七日間で出なくなったとの事。以後継続服用させた所、生理の出血は毎

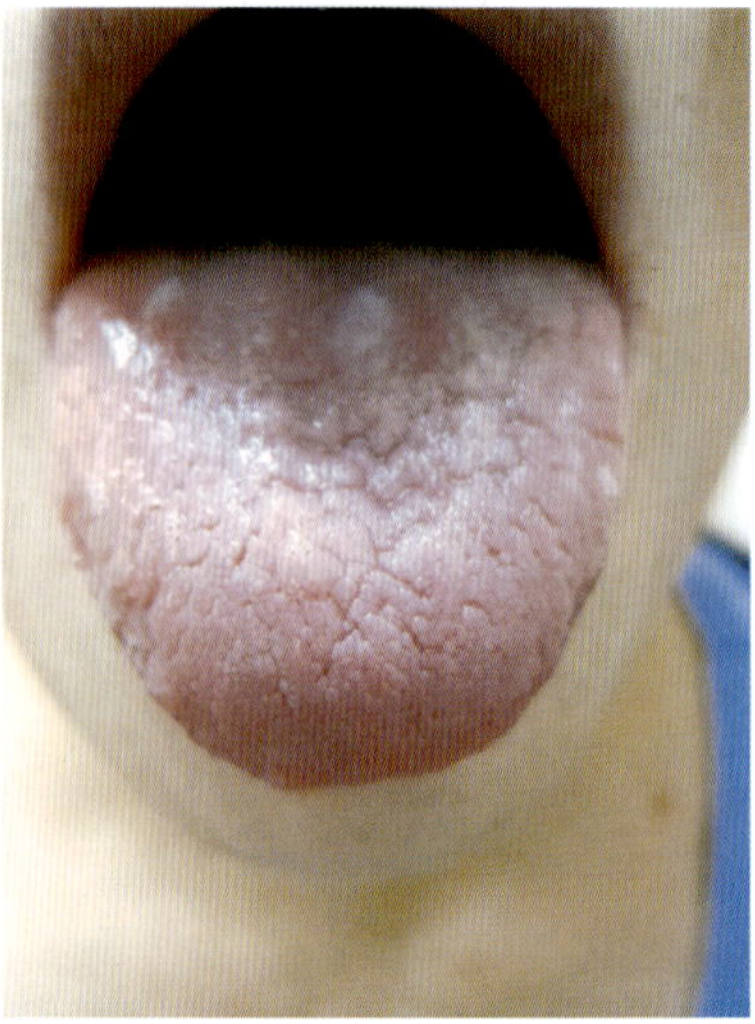

写真４

回、五〜六日間でなくなりしかも下腹痛はこなくなった。

さてこの当帰建中湯は生理がらみの下腹痛だけでなく例えば高齢者の西洋医学的には原因不明と言われている頑固な下腹痛に対してはどうなのだろうか。

◇症例4　七七才　女性

主訴は四ヶ月前より出現した大小便とは関係の無い頑固な下腹痛である。

近所の医院では高血圧と狭心症でヘルベッサーR、ミカルディス、ペルサンチンを、又下腹痛に対して大きな病院で精査されたが異常なしと言われ心身症の一種とされジェイゾロフト、不眠にマイスリー、痛みにブスコバンを処方されているが全く効か無いと言って紹介されてきた。

身長一五九cm、体重六八kg、少し肥満傾向あり。脈は沈弦細、血圧一三二／八〇mmHg、舌診は先端はやや紅、辺縁は淡紅で胖、裂紋少し。微白苔（写真6）。

腹診は腹力中等度で腹直筋は攣急傾向で下腹に瘀血と思われる圧痛を認めた（写真7）。

そこで当帰建中湯に桂枝茯苓丸エキスで各七・五gづつ分三で投与した。

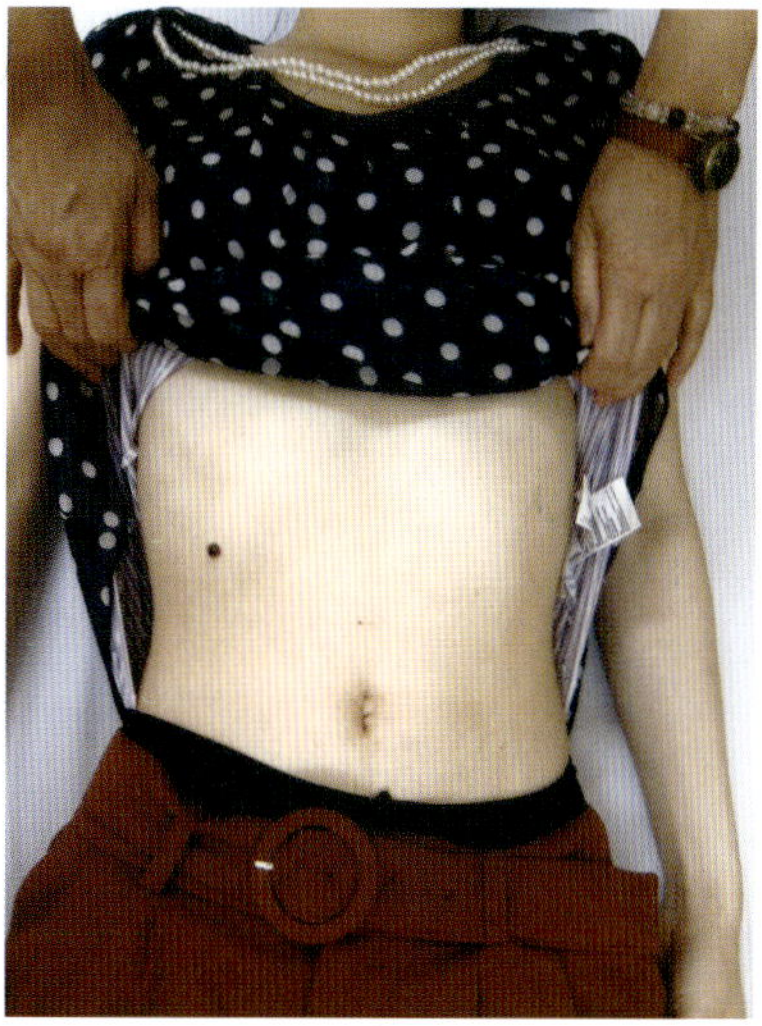

写真5

二週間後来院して全く効果が無いと言う。下腹の痛みは瘀血がらみではなさそうだなと考え直した。確かに初診時の舌診では舌下静脈には余り瘀血らしい所見は無かった（写真8）。

こういった時に二の手として使うのが安中散である。

安中散は「和剤局方」が出典で巻三、諸気、附、脾胃積聚に出てくる方剤で「遠年日近の脾疼翻胃にて口に酸水を吐し寒邪の気が内に留滞し停積消えず、胸膈脹満、腹脇を攻刺し、悪心嘔逆、面黄肌痩せ、四肢倦怠するを治す」の虚証者の胃薬的使用だけでなく「又、婦人血気刺痛し小腹より腰に連なりて攻注重痛するを治す」とある事より私は女性の下腹痛に対して当帰建中湯でもひとつ効果のない時にこれを合方して数々著効を得ている。

そこで本例に対して当帰建中湯合安中散をエ

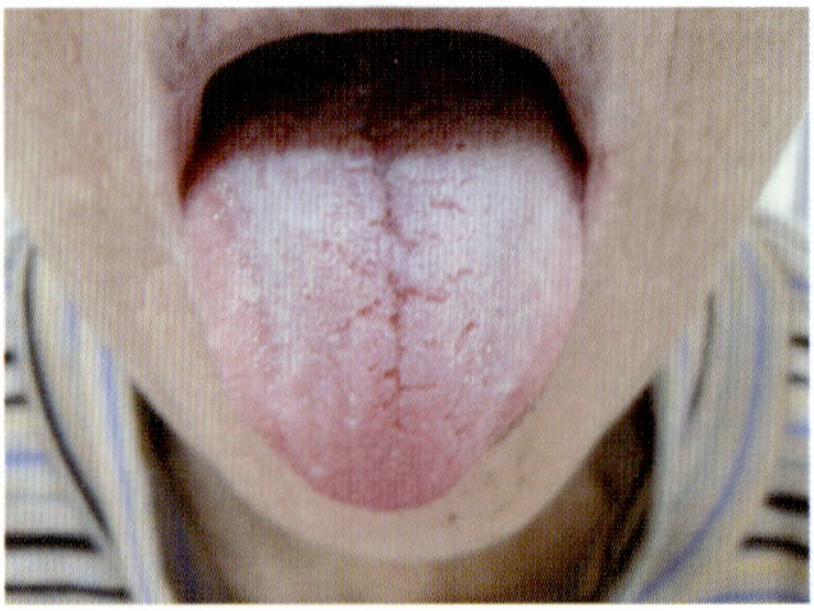
写真6

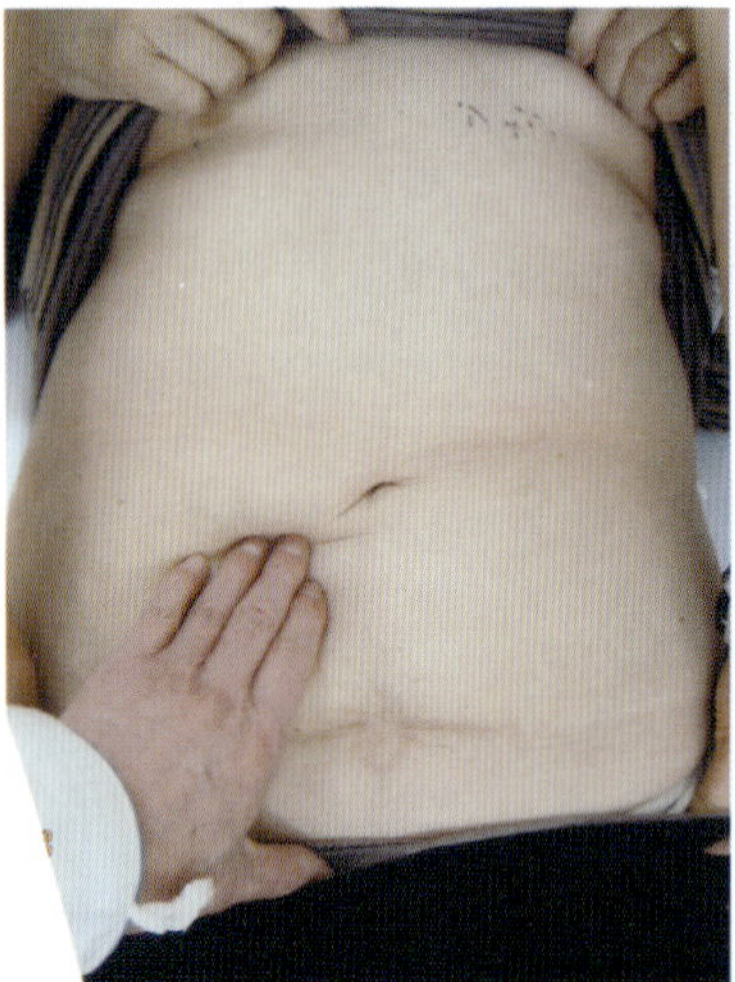
写真7

キスで処方した。

効果はドラマチックで何と服用三日目頃よりあれ程苦しめられていた下腹痛が全く無くなったと言う。

以後三ヶ月服用させ痛みが全然出ないとの事で廃薬とした。

この方の西洋医学的な病名は何であろうか。東洞先生に言わせると万病一毒であるので随証治療によりその毒を排除すれば病がなおるのは当然と言えばその通りかも知れないが西洋医学を基本に習ったものにとってはそのあたりはもひとつ納得出来かねる。

でも逆に言えばそこが漢方の良い所かも知れないが。

東洞先生、私も疾医のはしくれと認めてくれますか。「まだまだじゃ」と言われそうである。

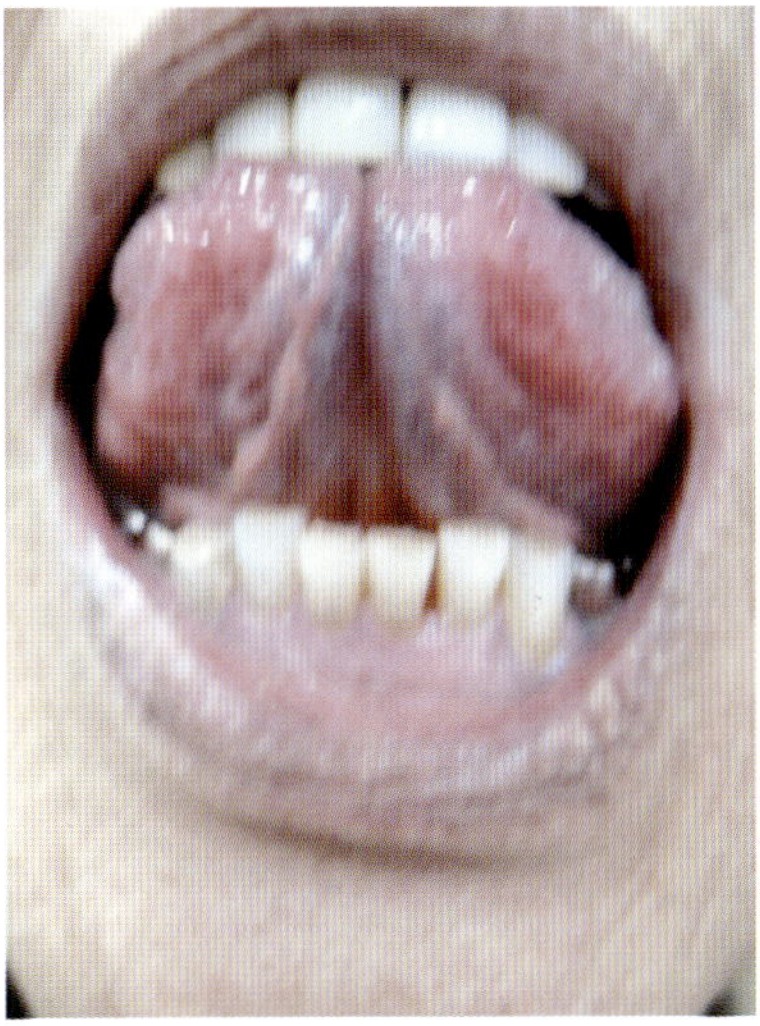

写真８

「織部先生、女性の証は手を握ればすぐ分るよ」とおっしゃったのが薬系の大家、渡辺武先生である。二十五年前の事である。「例えば？」とおたずねすると「手を握って冷たく感じるのは当帰芍薬散証が多い。逆に温ったかいのは温経湯証だよ。また桂枝茯苓丸や桃核承気湯証は前の二方証の女性より体格も良いし手も温かい。」「なる程」「では加味逍遥散の場合は渡辺先生どうなんですか」「そのタイプは手掌が湿っている事が多いんじゃ。冷えていたり温ったかい場合もあるが手背は冷えているよ。」これはあくまで寒熱の片寄りのない男性医師からの印象である。

男女とも肝うつ傾向のある人は手掌は汗ばむ傾向がある。それは無意識の交感神経緊張のあらわれと思われる。猿から分化したばかりの原初のヒトが強い敵に遭遇した時は木に登って逃げるしかなかった。その際、手がツルツルであればそれこそ猿すべりとなって食べられてしまう。よって危機の際、手を汗ばませサッと木に登れて難を逃れた者の私達は子孫である。であるので、緊急時や勝負時に汗ばむのは進化論医学からみたら当然である。

しかるにそんな危機的状況ではないのに汗ばむのはストレス等にうまく対応出来ず無意識に交感神経が緊張しやすい、言い換えれば肝うつ状態をあらわしているのだと私は解釈している。

柴胡加竜骨牡蠣湯、四逆散、加味逍遥散等がそんなケースによく使用されている。

そこで加味逍遥散といきたい所であるが、今回は「手を握ったら温ったかい」すなわち「手掌煩熱」の温経湯について述べる。

温経湯

出典は『金匱要略』の「婦人雑病脈証并治」で「問曰、婦人年五十所、病下利、数十日不止、暮即発熱、少腹裏急、腹満、手掌煩熱、唇口乾燥、何也。師曰、此病属帯下、何以故。曾経半産。瘀血在少腹不去、何以知之。其証唇口乾燥、故知之。当以温経湯主之。」「亦主婦人少腹寒、久不受胎。兼取崩中去血。或月水来過多。及至期不来。」である。

この方剤は尾台榕堂の『類聚方広義』や湯本求眞先生の『皇漢醫学』には何故か取り上げられていない。

であるので榕堂の『井観医言』及び『方伎雑誌』にはこの温経湯について一言も述べられていない。

更には稲葉克文礼、和久田寅叔虎の『腹證奇覧』にも記載されていない。

それに対し浅田宗伯は『橘窓書影』の中でかなりの症例に使用している。

二人の繁用処方からみると、相撲取りで言えば尾台榕堂は柏戸タイプ、宗伯は大鵬タイプと言えるのかも知れない。

温経湯の構成生薬は「呉茱萸、当帰、川芎、芍薬、阿膠、人参、桂枝、牡丹皮、半夏、麦門冬、生姜、甘草」の十二味である。

方意は矢数道明先生の『漢方処方解説』（創元社）によると「当帰、芍薬、川芎は血虚貧血を治し、阿膠、麦門冬は血の枯燥を潤し、人参、甘草は気の虚を補い、呉茱萸、生姜、桂枝は冷えを去ってよく身体を温める。半夏は帯下を治し、また嘔逆を止め、麦門冬とともに上衝を引き下げる。牡丹皮は下腹部の瘀血をめぐらす働きがある」である。

また『勿誤方函口訣』には「此の方は胞門虚寒と言ふが目的にて凡そ婦人血室虚弱にして月水不調、腰冷、腹痛、頭痛、下血、種々虚寒の候ある者は用ゆ。～又下血の証、唇口乾燥、手掌煩熱、上熱下寒、腹塊なき者を適証として用ゆ。」であるので例えば子宮筋腫等の「癥塊あり快よく血下らざる者は桂枝茯苓丸に宜し。」またその「一等重き者」は、「桃核承気湯とするなり」

なぜ温経と言うのだろうか。それに対して宗伯は『雑病論識』で「瘀血温を得て即ち行るを以ってなり」と説き更にケースによっては「附子を加えしばしば奏効す」とコメントしている。これは李彣からの引用である。

本方の現代的適応

矢数道明先生の前掲の書では「月経不順、帯下、子宮出血、不定期出血、血の道症、更年期障害、子宮発育不全、不妊症、流産癖、神経症、凍瘡、乾癬、手掌角皮症、手掌煩熱しあるいは乾燥するもの。その他下利、月経時に下利するもの」等々である。

色々多くの適応が述べられてはいるもののポイントを私なりに述べさせていただくと方剤の基本に当帰、川芎、芍薬、阿膠、麦門冬があるので体型的には血虚、津虚がベースにあり、また白朮、茯苓、沢瀉等の利水系の生薬が含まれていない事より、やせて筋張った体で皮膚は乾燥傾向で更に唇口は乾燥し手指は細くヒビ割れしやすく爪ももろくなりやすく、更に虚熱として手掌がホテリ顔はややノボセる傾向にある。それでいて腹診では下腹が少し冷えている、という事であろう。

温経湯タイプの女性は一見スラッとして美人タイプが結構多い。ところが肌は「モチ肌」とか「ミズミズしさ」とかとは程遠く乾燥してカサカサの事が比較的よくあるパターンで外見とのディスクレパンシーにびっくりさせられる事がある。

救いは加味逍遥散症のような自尊心が強く多愁訴で他責的な所が無い事である。もちろん多少の例外はあるが。

ただし女性としての自尊心が傷つけられうつ的になる事は時々見られる。なぜならば、見かけはスラッとしているしもし美人の場合、お見合い等では男性が熱心にプロポーズして結婚したものの実態は肌がカサカサで不感症の場合もありやがて男が近づかなくなる。そんなこんなでうつ気分や自信喪失した場合は温経湯に香蘇散を合方して投与した所、肌がきれいになった上に御主人の帰りも早くなり「夫婦仲が良くなった。」と言って二年後に可愛い赤ん坊を抱っこしてきて大変感謝された経験がある。

今回は普通の症例をいくつか呈示する。

◇症例1　二二歳　女性

主訴は月経不順と片頭痛の頻発である。

［現病歴］生理が始まった頃より月経前、後に片頭痛がくる。その時は項～肩が凝り片側性の時もあれば両側性の事もありガンガンと波打つ様に痛み、目の奥もズキンズキンする。空らえずきしいったん出ると三～四日間続き寝込んでしまう。最近は新薬のトリプタン系のイミグランを服用すると少し良いが結局一日四錠位服用しないとおさまらない。また生理は遅れがちで不規則であると言う。

［現　症］身長一六二センチ、体重三八キロ、やせ型で筋張っている。手掌はホテっていて握ると熱い。脈は沈細、血圧一〇四／六四㎜Hg、舌は少し紅紫でやや胖、微白苔（写真1、2）。腹力はやや弱で両側性に腹直筋が突っ張っていた（写真3）。口唇は乾。

［経　過］以上より温経湯エキス五・〇グラム分二を処方し

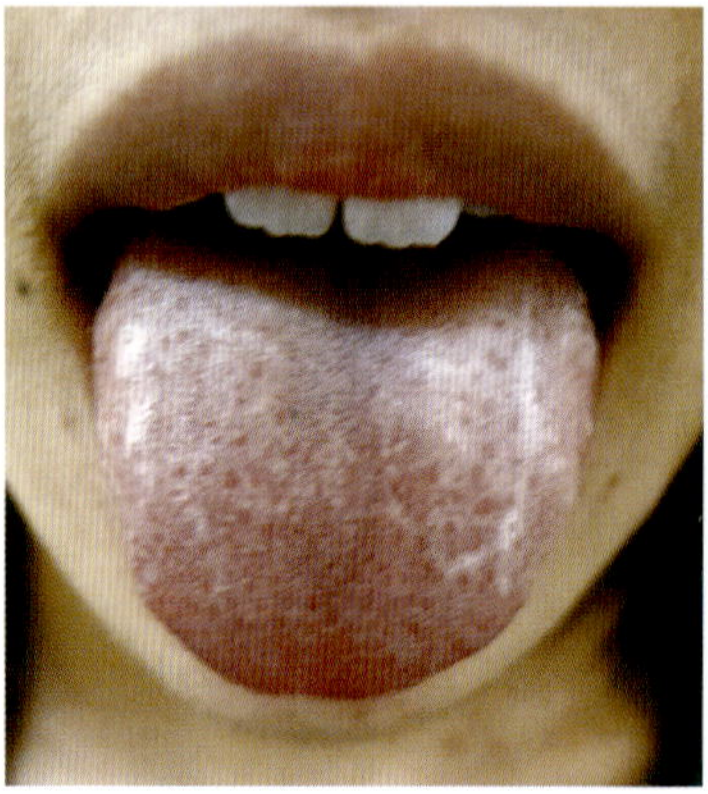
写真1

頭痛時の頓服として川芎茶調散二・五グラム＋呉茱萸湯二・五グラムをもたせた。

以後、月日を追う毎に頭痛の頻度はへり、遅れていた生理も順調となり手掌の煩熱、唇口の乾燥も軽快していった。

一年後の現在、イミグランを飲む程のひどい頭痛もなく毎日快適に過ごしている。

初診時の写真2では下口唇が辺縁で乾燥しヒビ割れているのがよく分かる。

◇症例2　六三才　女性

主訴はくりかえす膀胱炎。

[現病歴] X年一月二三日。十日前より残尿感がある。局所の熱感がある。

[現　症] 身長一五三センチ、四二キロ、筋張った体つきで肌はザラザラと乾燥。舌はやや暗紫色（写真4）。

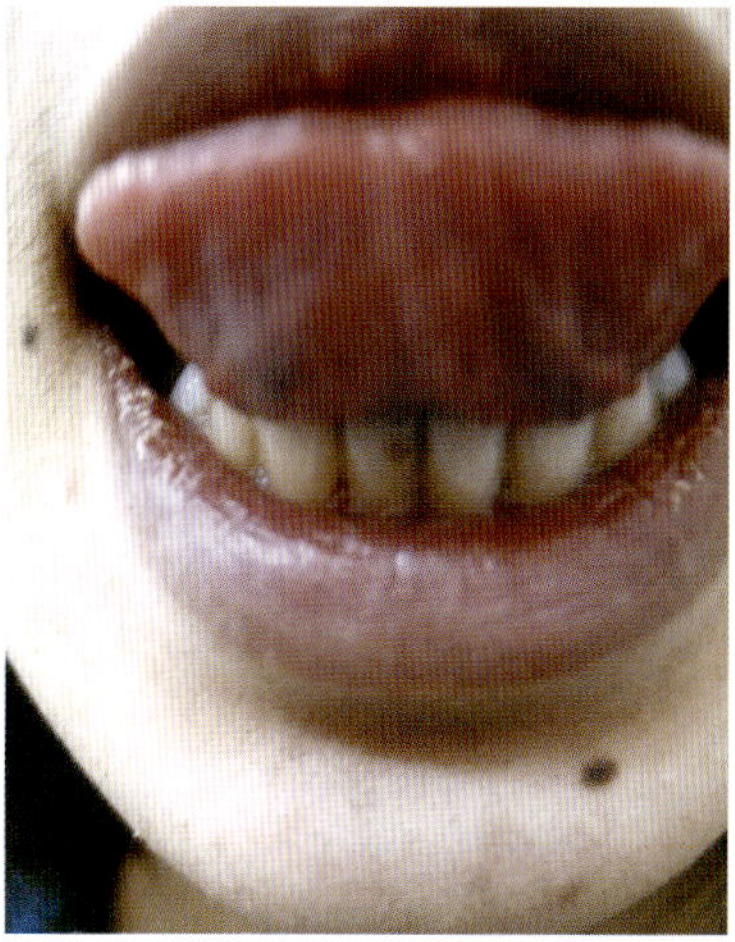

写真2

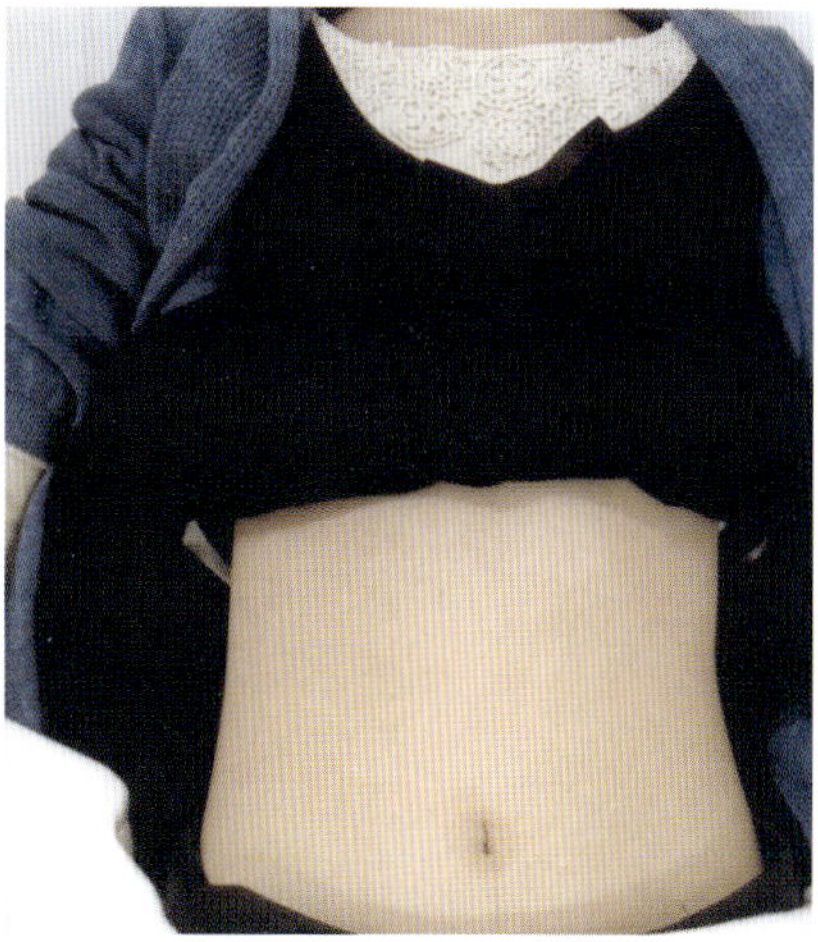

写真3

血圧は一二二／七二㎜Hg、指先は乾燥してヒビ割れあり（写真5）、腹力やや弱で臍のあたりで腹直筋の突っ張りを認めた（写真6）。

［経　過］検尿で白血球五〇〇／㎣、ただし細菌（－）、蛋白（－）、潜血（－）であった。よって五淋散エキスを七・五グラム、分三で投与した。所が二週間後に来院。膀胱炎様の症状は一旦軽快したが昨日よりまた頻尿となり尿意ひっ迫、残尿感があり、裏急後重するという。検尿した所、全く異常が無かった。よって膀胱炎様の症状には局所の乾燥を特徴とするSenile Vaginitisによるものと考えた。

それならばと思って温経湯エキスを七・五グラム分三で投与した。体型と唇口の乾燥、手掌の煩熱もあった事も拠り所とした。

二週間後に来院して膀胱炎っぽい症状がウソの様に無くなったと言う。これまで泌尿器科を何回も受診しその都度、膀胱炎とか過活動性膀胱とか間質性膀

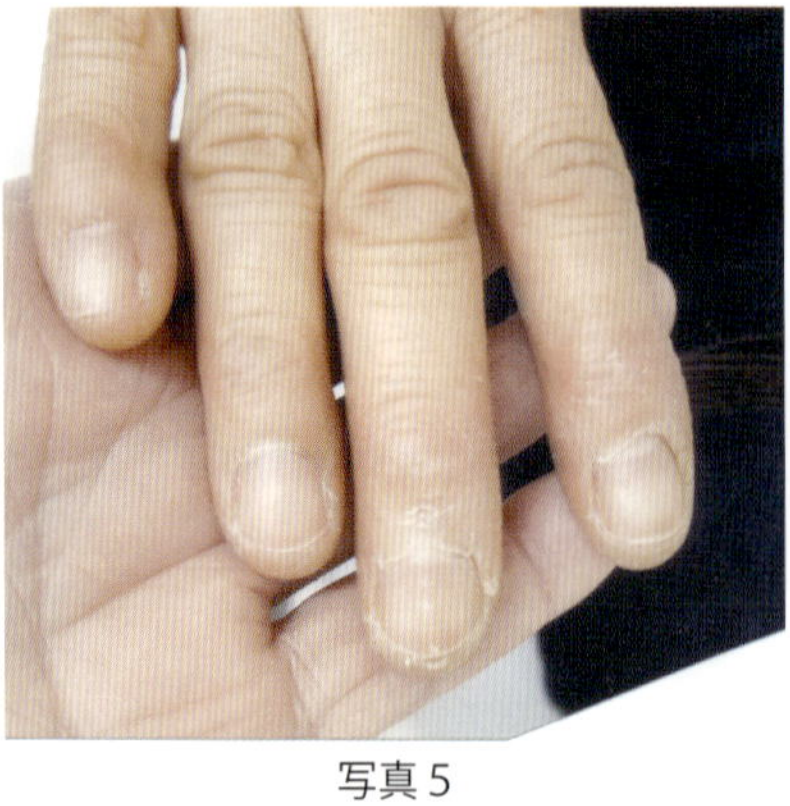

写真5

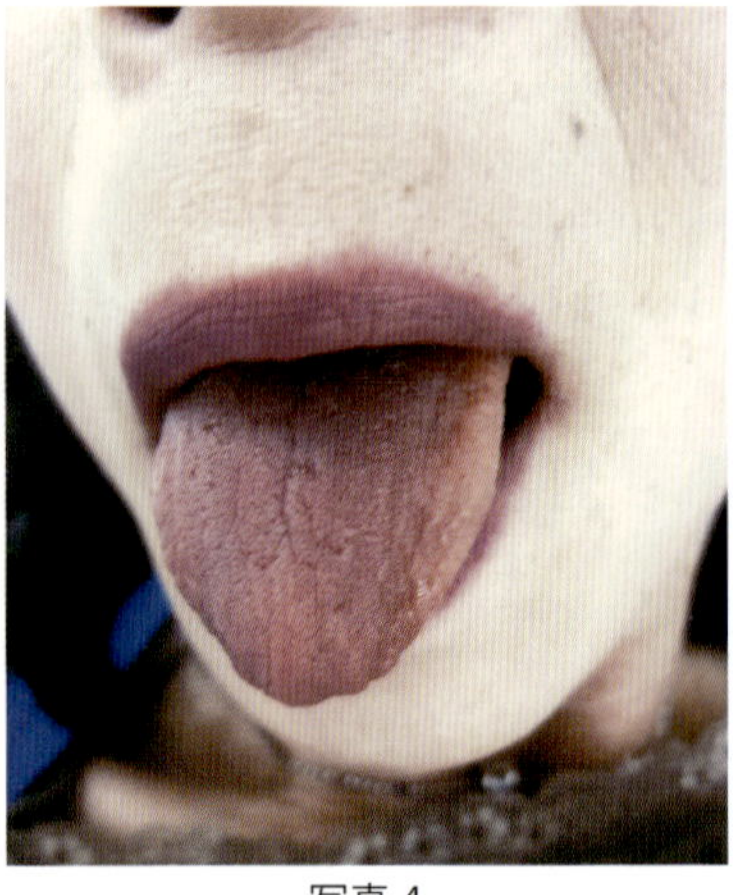

写真4

胱炎と診断され抗生剤を含め色々な西洋薬を服用してきたのにちっとも良くならなかった。漢方薬がこんなに効くなんてびっくりしましたと言われ恐縮してしまった。

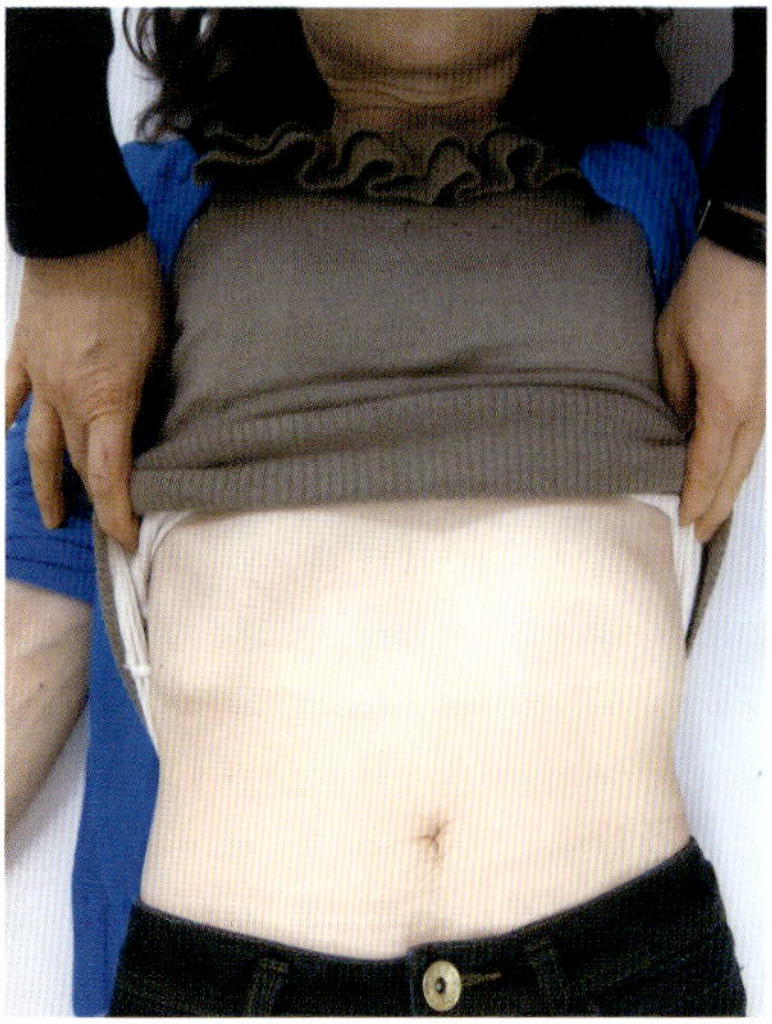
写真6

最後に

温経湯は膠原病領域では強皮症のレイノー現象に、また皮膚科領域では家婦湿疹あるいは進行性指掌角化症に、また凍瘡等に私はよく使用している。レイノーや凍瘡は血虚だけでなく冷えや瘀血がかぶさっているので単独では効きにくく附子や駆瘀血剤を合方して投与する事が多い。

また、原文の中で「～下利、数十日不止～」となっているのは下血の誤りではないかと言われている。ところが私の経験では月経時の下利に対して温経湯を投与すると見事に止まるケースが結構ある。臨床経験からすると下利にも下血にもどちらにも効いているのでどちらが正文だとは今の所、私には断言出来ない。

東洞先生曰く、「親試実験で確かめなさい」。今回だけはおっしゃるとおりでございます。

●第20回　桃核承気湯

もう十年以上前になるが診察室にいきなり乱入してきたひとりの女性があった。開口一番「頭に血が昇ってカッとなって主人をなぐってしまった。今も興奮がおさまらない。先生何とかしてください。」と凄い形相で迫って来た。

顔は真っ赤に上気しており気の弱い私は思わず逃げ出したくなるのをグッとこらえて診察する事にした。年齢は五十歳。三ヶ月生理がない。勿論妊娠はしていない。ここ一週間便秘している。主人は優しい性格だが私の辛い気持をちっとも分ってくれない。そんな主人の顔をみていると急にカッーと怒りがこみあげ我を忘れてとうとうなぐってしまった。主人から「おかしい」と精神科に行く様に言われた。それで又なぐってしまった。知人からいつも先生の話を聞いていたので受診したと一気にまくしたてられた。

やや太目の体型で脈は沈弦、舌は紅紫色で口唇は乾燥して暗紅紫色、腹診すると腹力は十分あり心下痞硬と典型的な少腹急結を認めた。とにかくこの漢方薬を服んで下さいと処方したのが桃核承気湯である。

四日後に来院した時は別人のように穏やかな顔付きとなり物言いも落ち着いていたので今度はこ

ちらの方がびっくりした。

漢方服用後真っ黒い大便が大量に出た。しかも出るにつれて頭への血の逆上感がなくなりイライラも怒りもウソの様におさまってきたと言う。やれやれである。「ダンプ松本さん。やっと正気に戻ってくれましたか」と思わず言いたくなったがもちろんそれは心の中の事である。

桃核承気湯

さて桃核承気湯は『傷寒論』「太陽病」「中篇」に出てくる方剤である。原文は「太陽病。不解。熱結膀胱。其人如狂。血自下。下者癒。其外不解者、尚未可攻。当先解外。外解己。但少腹急結者。乃可攻之。宜桃核承気湯方。」である。

構成生薬は「桃仁、桂枝、大黄、甘草、芒硝」の五味である。分りやすく整理すると、調胃承気湯加桂枝、桃仁である。

であるので腹診所見は調胃承気湯の腹証+桂枝、桃仁即ち少腹急結になると思われるのに稲葉克文礼の『腹証奇覧』（図1）及び和久田寅叔虎の『奇覧翼』（図2）では調胃承気湯の腹診所見（図3）が描かれていない。

この事については和田啓十郎先生の『醫界之鐵椎』（たにぐち書店）後編、反響の中で「湯本氏の漢方醫方比較實驗」に「古方の優秀」として「桃核承気湯の腹證として、只少腹急結を擧ぐるのみな

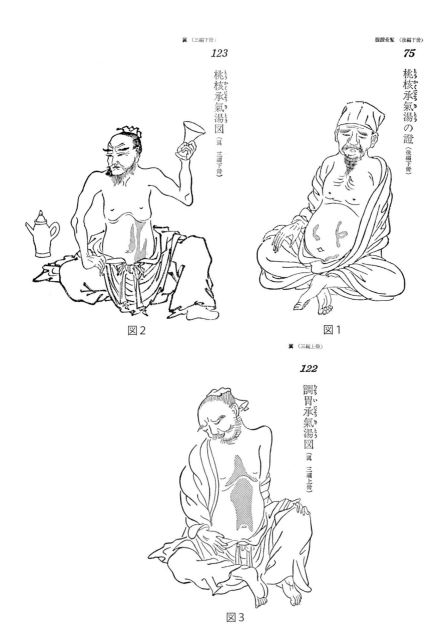

腹證奇覧 （後編下冊）

75

桃《とう》核《かく》承《じょう》氣《き》湯《とう》の證（後編下冊）

図1

翼 （三編下冊）

123

桃《とう》核《かく》承《じょう》氣《き》湯《とう》図（翼　三編下冊）

図2

翼 （三編上冊）

122

調《ちょう》胃《い》承《じょう》氣《き》湯《とう》図（翼　三編上冊）

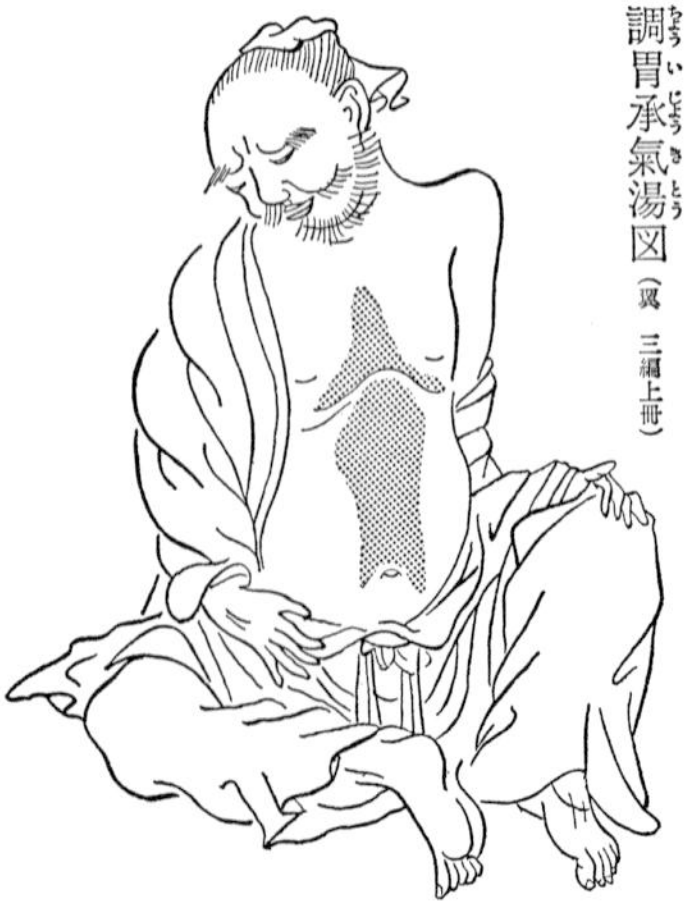

図3

れども南涯先生の治験によれば心下石鞕をも該湯の證として治療し全効を収められた事實あり。」と『腹証奇覧』の図には結構不備がある事を述べられている。

私の経験でも桃核承気湯のよく効いた症例では左下腹の圧痛だけでなく心下痞硬を認める事が多かった。

求真先生の『皇漢医学』にはこの方剤について実に詳しく解説されている。特に「先輩の論説治験」には多くの症例が載せられておりこの方剤を応用する上で大変参考になる。

方剤の作用機転

和久田の『腹証奇覧翼』のコメントが参考になる。求真先生も概ね可としている。

「男女を問わず肝積と称して、左の肝経を攻めのぼるものに此の證多し。血気上衝して急迫するを以て、其の人をして性急にして、事に堪えがたからしめ、或は白眼多く、其の人狂の如く、事に触れて憤怒し易く或は器物をなげて其の怒りをせつ洩散するの類、常に心腹の間をして急ならしむ。」まるで冒頭に紹介した患者そのものである。「或は時に頭痛、頭重く、衄血、齦血等の患いあり。或いはその毒、下部に及んで痔疾、脱肛。婦人は経水不利の患いあり。若しくは劇しきものは、作するときは胸脇逆満攣急して痛み甚だしく、噤口、瘀血、卒倒するものあり。或いは心胸に攻め、胸背徹痛して時々苦酸水を吐くものあり。」

以上を読むとこの方の適応状態がよく理解出来る。

この證が更に激しくなりケイレン発作を起こした場合は瘀血発痙と言い桃核承気湯に荊芥を加味して使用すると浅田宗伯は『勿誤薬室「方函」「口訣」』で述べている。荊芥を加味するとなぜ良いかは私は当初理解出来なかったので、医歯薬出版の『中医臨床のための中薬学』を繙いてみると辛温解表薬としての祛風解表や宣毒透疹以外に散瘀止血と祛風止痙とその多面的効用が記されており納得した次第である。

ただし求真先生は『皇漢医学』の中で宗伯の「～其の他荊芥を加えて痙病及び発狂を治し～」に対して「余曰く。荊芥を加うるは蛇足なり。」とあっさり切り捨てている。

次にいくつか自験例を紹介する。

◇症例1　十九歳　女性

数ヶ月前より頭痛の頻度が増え最近は二～三日に一回激しいのが来て仕事も休みがちとなった。元々は十六歳頃より生理の数日前からひどくなるタイプの頭痛があり鼻血が出たりしていた。生理になるとウソのようにスッーと楽になっていた。体はあつがりで冷えはなく時々カーッときて我を忘れる位怒りっぽくなる。生理は初日が痛みがあり凝血塊がまじる。

［現症と経過］顔をみた瞬間、桃核承気湯と思った。やや太めで脈は沈実。舌は紅舌、胖、歯痕、血圧一二四／七四㎜Hg。腹診では腹力中等度で左下腹に上下に放散する圧痛があり少腹急結と思わ

れた。

以上より迷わず桃核承気湯をエキスで投与した。四日後来院して頭痛は漢方服用後全くない。吐き気もない。気分もスッキリして頭の血の逆上感がなくなった。更に一ヶ月投与して頭痛は一度も出ないので廃薬とした。

さて漢方的にみると頭痛の原因は様々であるが寒熱の状態、水毒、瘀血等により弁別していくと意外に解決出来る事が多い。このあたりは西洋医学には無い漢方独特の考え方で日頃難治例が紹介されてくる事が多いので大変重宝している。

◇症例2　四七歳　女性

主訴は最近生理が不順となり特に生理前はイライラして我を忘れる位怒りっぽくなることである。又便秘がひどくそれが続くとますますイライラや怒りが激しくなると言う。

身長一五六センチ。体重六三キロ。血圧一六二／一〇四㎜Hg、以前よりオルメテック（二〇㎎）一錠を連服している。舌は先端が紅で胖、歯痕、舌下静脈はやや瘀血気味（写真1）。顔色やや紅く上気（写真2）腹力は中等度で左下腹に瘀血と思われる圧痛を認めた（写真3）。

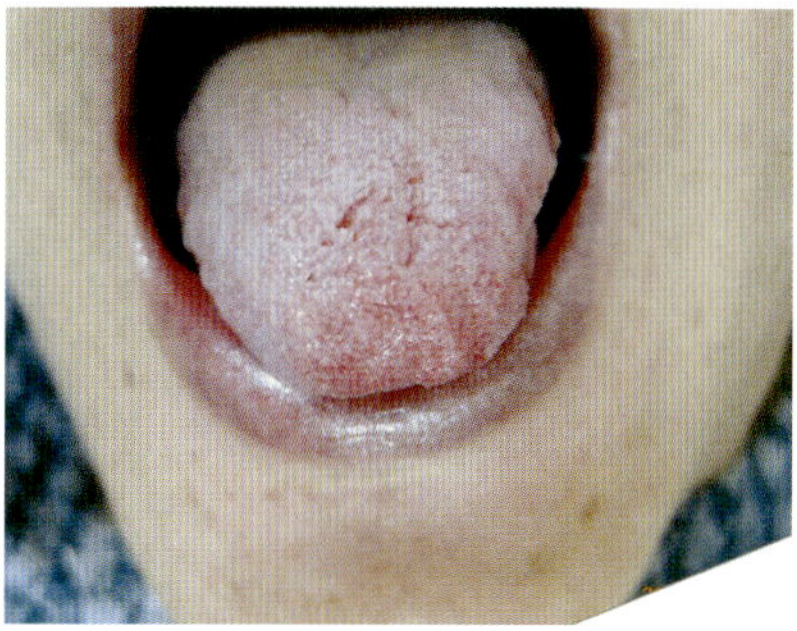

写真5

以上より桃核承気湯をエキスで投与した。

一ヶ月後に来院。当初一週間は真っ黒い便が一杯出てびっくりしたがそれにつれイライラと易怒はおさまってきた。現在は普通便が日に二〜三回出て気持ちが良い。更に継続して三ヶ月後すごく調子が良いというので現在まで服用している。

まあ、標準的な使用例かも知れないが。

◇症例3　三〇歳　女性

半年前より特に生理前になると急にイライラ、不安、喜涙、易怒、焦燥、不眠がおこり甘い物が欲しくなる。ところが生理が始まると落ち着くというパターンが繰り返すと言って来院した。肌荒れもひどいと言う。便秘がひどい。

身長一五七センチ。体重五二キロ。手足の冷えはなくノボセ性との事。生理は痛みはないが

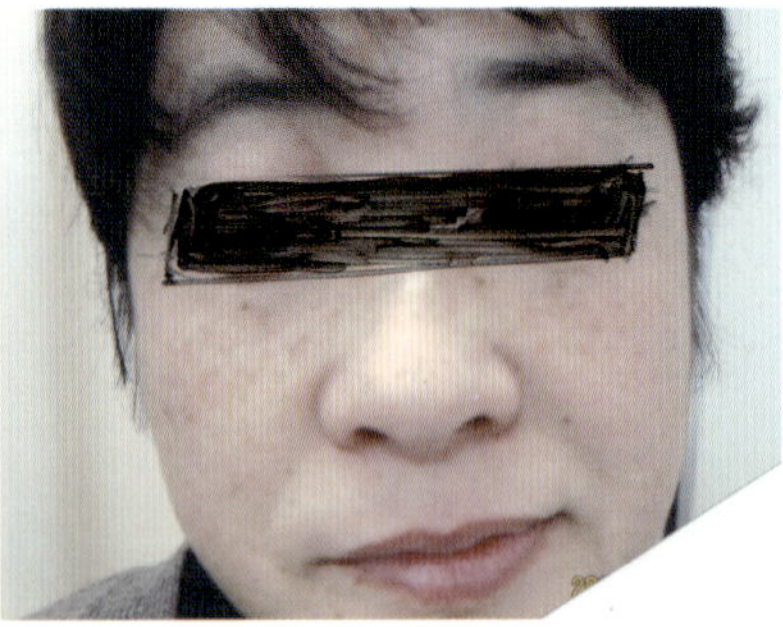
写真2

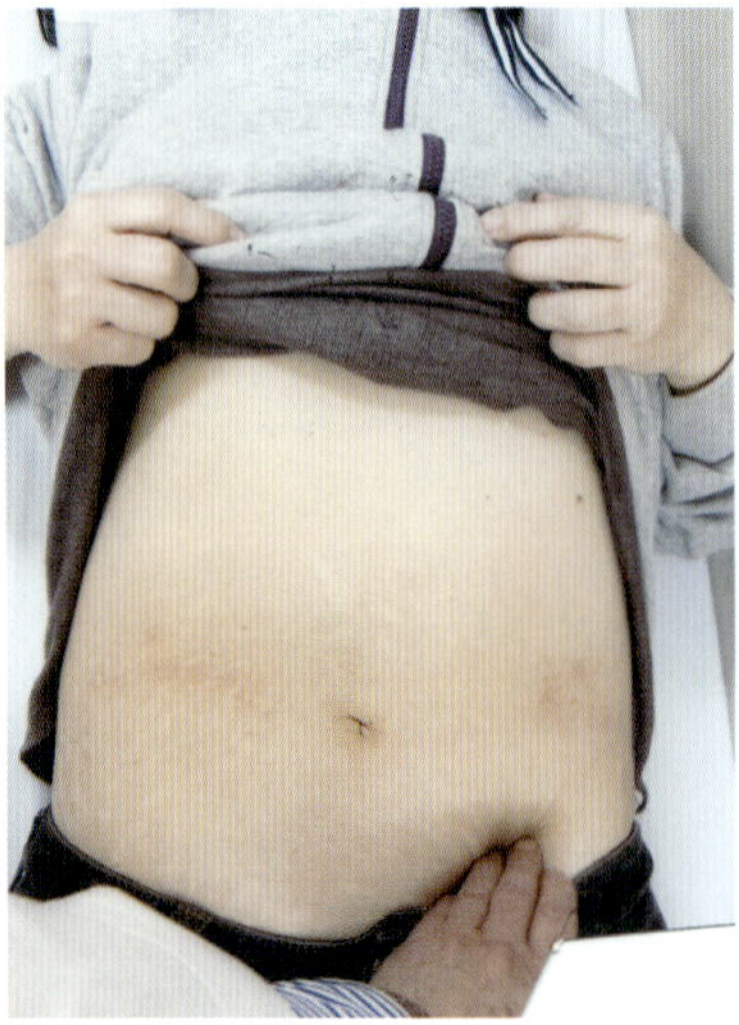
写真3

凝血塊がある。やや赤ら顔で脈は沈弦。血圧は一二四／七四㎜Hg。舌には瘀血所見は認めなかった（写真4、5）。腹力は中等度で左下腹に瘀血と思われる圧痛を認めた（写真6）。

以上より桃核承気湯をエキスで処方した。一週間後大便が出すぎる位出た。イライラも易怒も出なかった。更に二週間後は大便はゆるいのが一日一回となり上記の症状は全くない。今も服用を続け経過はきわめて良好である。

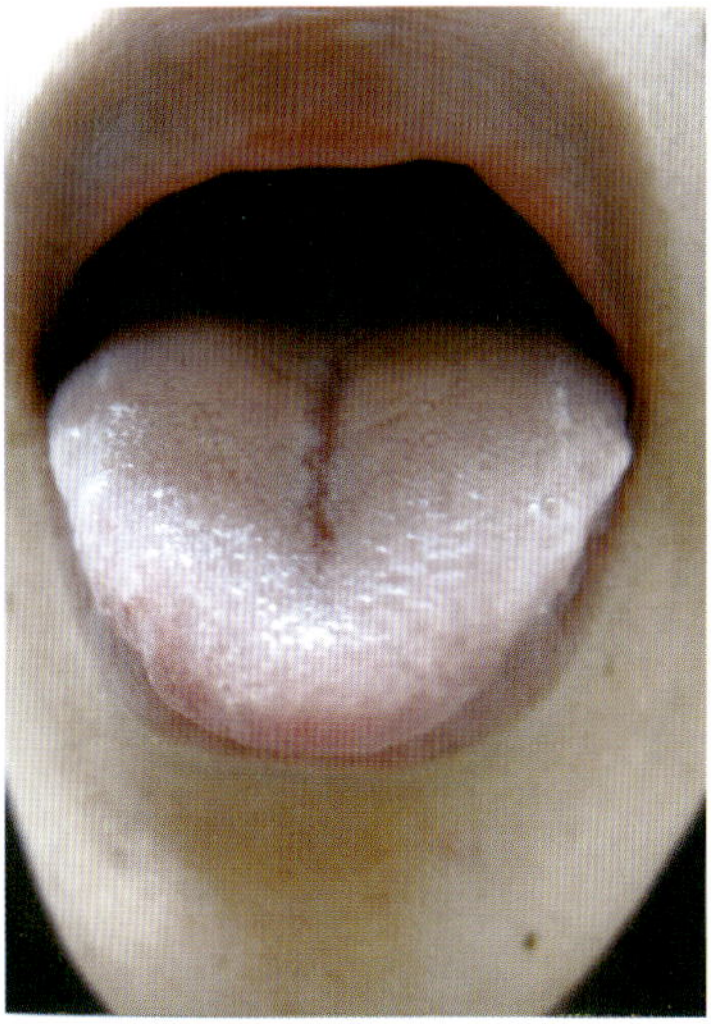

写真 4

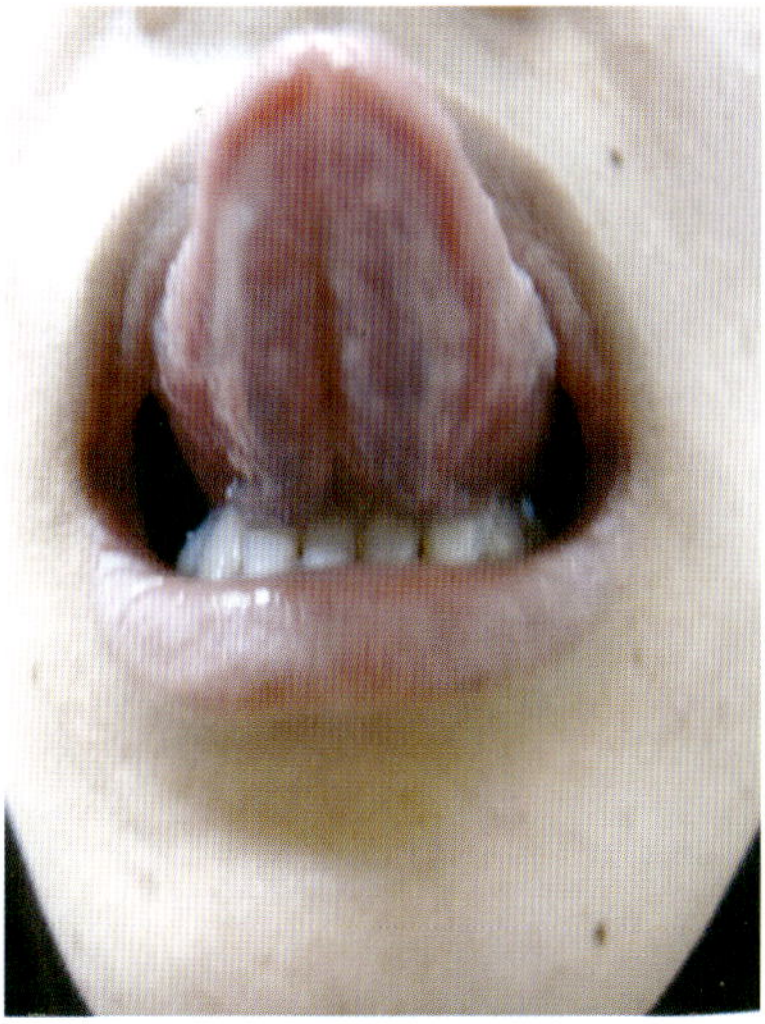

写真 5

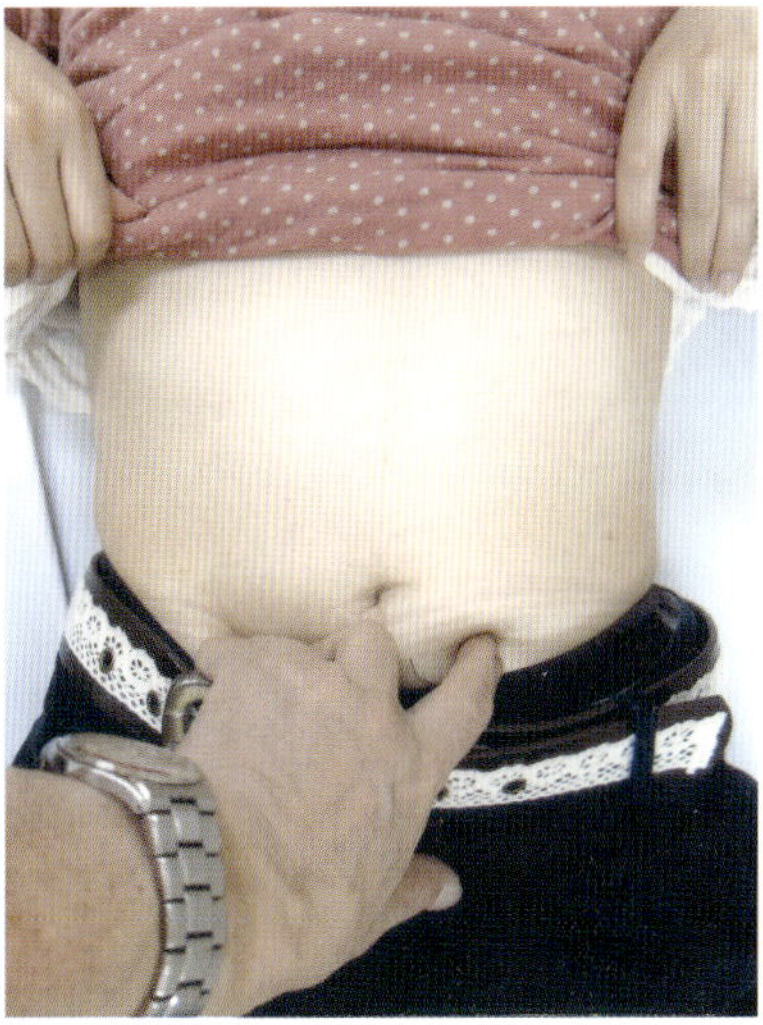

写真 6

最後に

桃核承気湯はその人狂のごとき状態に対して使用する際は冒頭の症例のような急性期に使用する場合と後の症例1～3のように比較的慢性的な状態に使用する場合とある。急性的症例に対しては大承気湯やそれを更にパワーアップした和田東郭の治狂一方が鑑別処方となる。なぜなら治狂一方は浅田宗伯の『勿誤薬室「方函」「口訣」』では「発狂の劇症」に用いる事になっているからである。桃核承気湯はその原因として瘀血があり独特の腹証があるのでそこを鑑別して使用している。どちらもこのストレス社会において使う頻度は増えてきた。

どうでも良い事かもしれないが冒頭の女性は結局離婚されたと言う。あんなに優しい御主人でも、我慢の限界があったと言う事であろう。

●第21回　病各投与の危うさとその対応

病名投与の危うさとその対応について

西洋医学の教育を専門に受けた私達が漢方薬を使用するにあたってはいくつかのポイントを理解しておく事が必要である。最初は病名に基づいて投与するのは仕方が無いにしても副作用を含め最低限の漢方的なルールを知っておくべきだと言う事である。風邪の初期には葛根湯がよく使用されるが、虚、実の事を知らずに投与すると大変な事になってしまう場合がある。

◇症例1　八〇歳　女性

主訴は動悸がして夜眠れないと言う事である。

［現病歴］頭痛、肩こりがあり近くの医院を受診した所、葛根湯を処方された。服用二日目より激しい動悸がして眠れなかったが出された五日分を継続服用してしまった。以後やめても動悸、不眠、食欲不振が続き、リーゼ、ソラナックス等服用するも全く改善せずそれが一ヶ月以上も続くと言って紹介されてきた。動悸は特に臍のあたりに強く感じると言う。

［現症と経過］身長一五六センチ。体重六〇キロ。血圧一四四／八八㎜Hg。脈は沈弦やや数、舌はやや紅舌（写真1）、腹証は腹力中等度で右に胸脇苦満、臍脇～臍上に腹部大動脈の搏動を触知した（写真2）。

以上より煎じ薬にて柴胡加竜骨牡蠣湯に黄連、酸棗仁を加味して投与した。二週後来院、夜の臍の辺りの動悸は殆ど無くなった。なお眠れないと言うので遠志を追加した。更に二週後は睡眠も改善した。漢方を服むと気持ちが良いというので続服させる事にした。

葛根湯はあまりにも有名な漢方薬なので改めて解説する必要も無さそうであるが本例のように副作用で苦しむ症例を経験するとコメントせざるを得ない。

『傷寒論』の条文は「太陽病、項背強ばること几々、汗なく悪風する者」に使用する事になっ

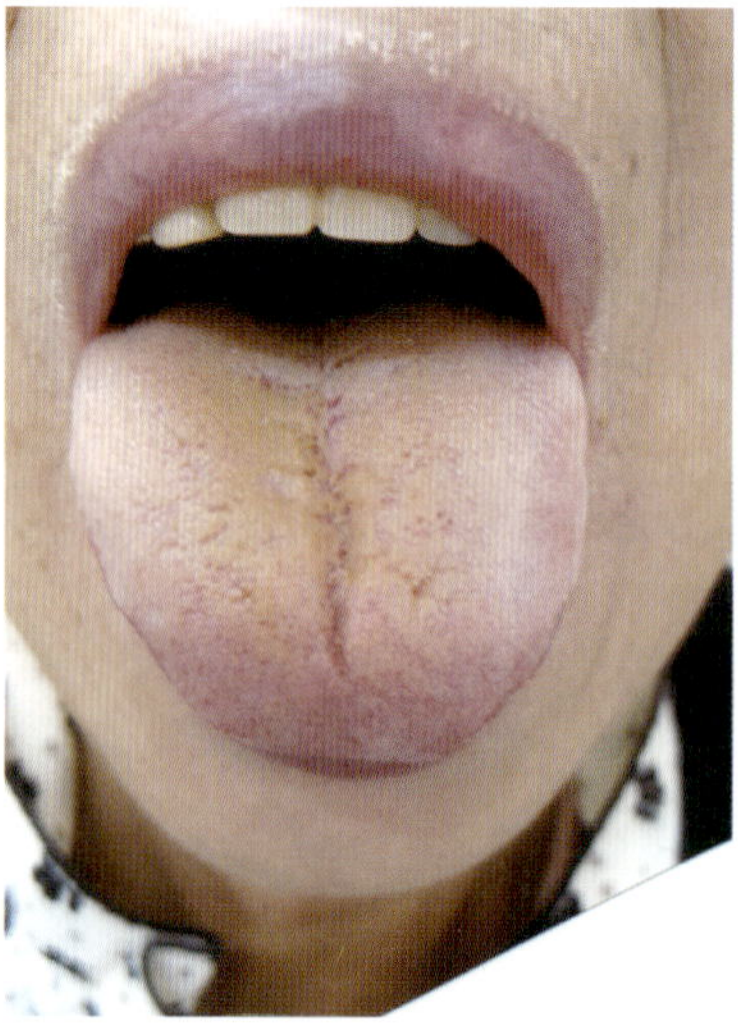

写真1

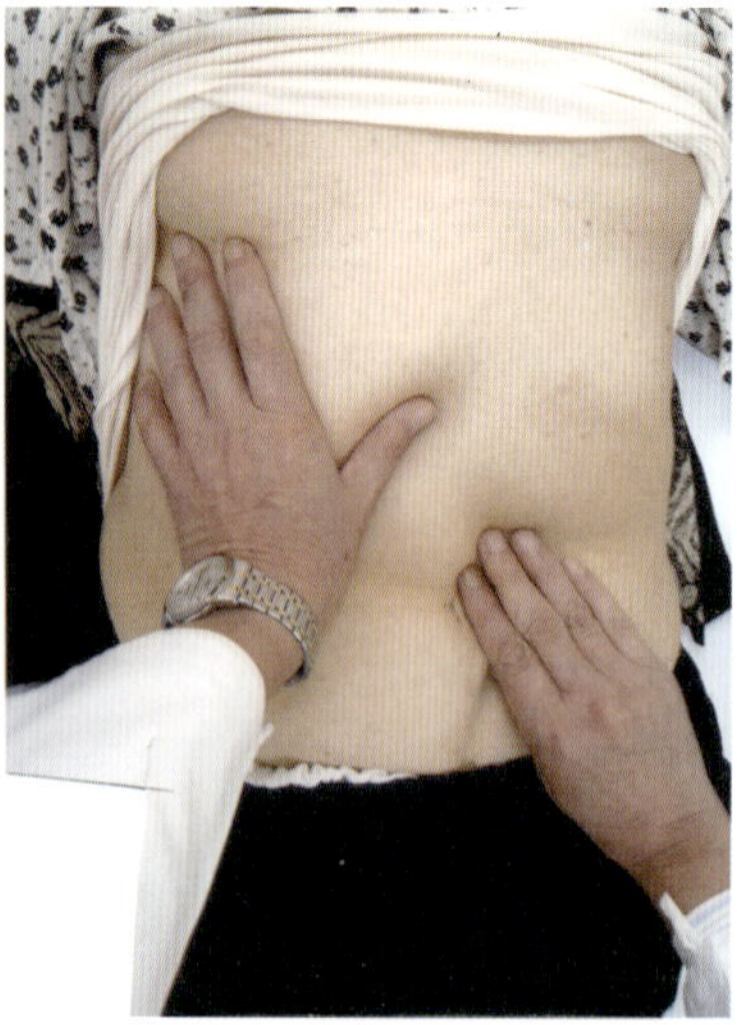

写真2

ており又稲葉克文礼の『腹証奇覧』には、図1のごとくなっているので筋緊張性頭痛や頑固な肩こりに数々使用されるのは事実であるが問題はただ病名診断だけで気軽に投与して良いかと言う事である。

なぜならば構成生薬（葛根、大棗、麻黄、甘草、桂皮、芍薬、生姜）の中にエフェドリン様作用を持つ麻黄が含まれているからである。

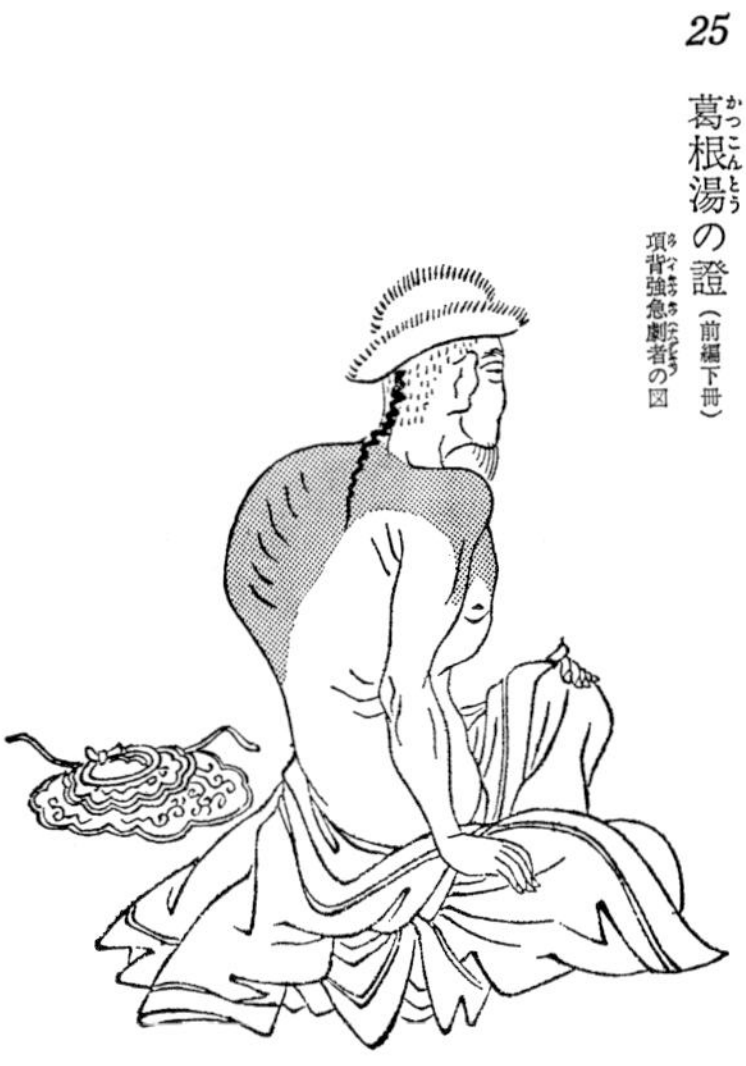

図1

一般的に麻黄の入っている方剤は虚証、すなわち体力がなくて胃腸の弱い人や心臓の悪い人、不眠傾向のある人には余程の事が無い限り使用しない方が無難である。

本例は八〇歳と高齢であり元々心臓の弱い方である。もし肩こりに対してなら麻黄の入っていない桂枝加葛根湯の方が良かったかと思われる。

◇症例2　八六歳　女性

主訴は頭が重たく最近急に血圧が上昇し動悸と胸苦しさが出たと言う事である。五六歳頃、狭心症をおこし現在虚血性心臓病で治療中。

［現症歴］六年前車にはねられ腰椎の圧迫骨折をおこし以後整形外科でリハビリテーションを受けていた。一ヶ月前より昼夜を問わず両足の腓腹筋のコムラ返りが頻発するようになった。整形の先生に相談した所、特効薬があると言って出されたのが芍薬甘草湯のエキスである。それを一日三包、分三で毎日服用した所、一週前頃より頭が重くなり血圧が急に上昇してきた。心配になり当院を受診したと言う。

［現症及び経過］身長一四八センチ。体重五二キロ。脈は沈弦滑。血圧は一八〇／一〇〇㎜Hg。舌は紅舌、無苔、裂紋（写真3）。腹診では腹力中等度で臍傍悸。

血液検査でKは三・六Eg／Lと低値であった。よって血圧上昇の原因はこれだと思い芍薬甘草湯をただちに中止させ、エキスで釣藤散合半夏厚朴湯を各五・〇グラムずつ分二に処方した。一週後来院。血圧一五八／八四㎜Hg。

一ヶ月後、一四四／八二㎜Hgと安定。体の筋肉の脱力感がなくなり起居が楽となりプールでのリハビリテーションも可能となったとの事。六週後、Kは四・一mEg／Lまで回復していた。

最近「コムラ返り」と言うと漢方を全く知らない西洋医学だけの先生などは何の迷いも無く芍薬

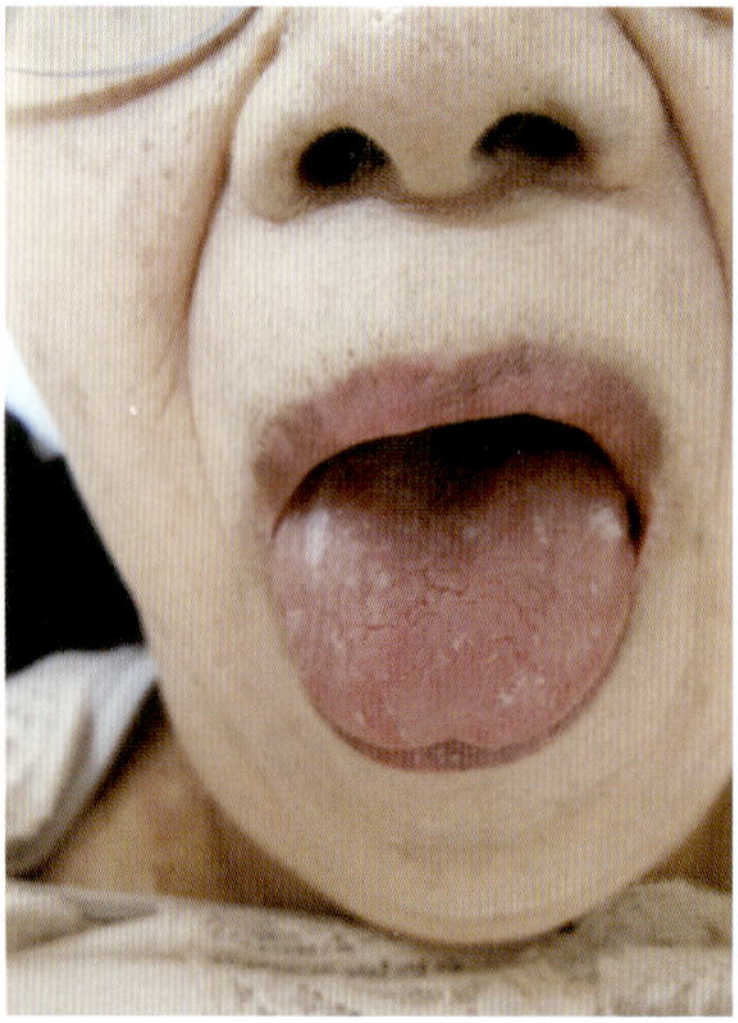

写真3

甘草湯を全量と言うか七・五グラムを分三でしかも長期にわたって処方するケースが結構みられるようになった。それ等の先生方は芍薬甘草湯エキスの一日量七・五グラム中に低K血症や周期性四肢マヒをおこすグリチルリチンの含まれている甘草が六グラムも入っているのを知らないのだろうかと思わざるを得ない。

足のコムラ返りは漢方の専門用語では脚攣急と言っている。それに対してファーストチョイスとして使用される事の多い芍薬甘草湯は『傷寒論』に載っている方剤で、原文は「傷寒、脈浮、自汗出で、小便数に心煩し微悪寒し脚攣急するに反って桂枝湯を与えて其の表を攻めんと欲するは之れ誤りなり。これを得て便ち厥し咽中乾き煩躁吐逆する者は甘草乾姜湯を作りてこれを与え、以てその陽を復す。若し厥愈え足温まる者は更に［芍薬甘草湯］を作りてこれを与うれば、その脚即ち伸ぶ～」である。

これから判断しても芍薬甘草湯は急に生じた緊急性の状態に対して頓服的に使用する方剤である事が分る。よって甘草の使用量が多いのである。すなわち漫然と長期にわたって服用する方剤では無いと言う事である。

東洞先生の『薬徴』では芍薬は「結実して拘攣するを主治する」とあり、平滑筋、横紋筋等が痙攣している状態を改善する時に使用するが甘草は「急迫を主治する」ので緊急性の要するに「さし迫った」状況に使うので「故に裏急、急痛、攣急を治して」となる訳である。

著者は十年前ゴルフのコンペ中、ドライバーを振った瞬間、右足のフクラハギのコムラ返りが起こりそのまま倒れ込んだ事がある。余りの激痛に全く身動き出来ず大変な思いをした。何とか歩ける様になるまで一〇分位かかった。これが攣急というのかと初めて身を持って知る事が出来た。拘攣と裏急の違いを、自分の体で実感したのである。

東洞先生は『腹診候』(『吉益東洞大全集』たにぐち書店)で「拘攣は芍薬、攣急は芍薬甘草湯之れを主る」と明解にその違いを述べておられる。まさに「おっしゃる通りでございます」。

以上の事から考えてみても芍薬甘草湯はあくまで一時しのぎであって毎晩のようにあるいはちょっとした刺激でおこる慢性化したコムラ返りに対しては別の手を考える必要がある。

そういったケースに著者が数々使用するのが小建中湯合疎経活血湯である。有効率は九〇パーセント以上である。又この合方はムズムズ足症候群に対してもドラマチックに効く事が多い。

漢方薬は決して安全な薬では無い。西洋薬以上に細心の注意と厳重な経過観察が必要である。半分は自戒であるが。

●第22回　瘀血証の診断と治療　その①

私は四回にわたり本誌に婦人科疾患と漢方について小論を書いてきたが昨年（二〇一二年）の十二月号の松本一男先生の「訓読校注　金匱要略疏義」を読ませていただき内科医がこの領域を完璧に診療する事は不可能であると痛感させられた。例えば「婦人の陰寒は陰中温むるの坐薬とす。蛇床子散、之を主る。」全身性疾患の部分症状としての陰寒であれば内科医の私でも腹診や脈診、舌診等を参考にして例えば温経湯、牛車腎気丸、当帰四逆加呉茱萸生姜湯、腎著湯等々で何とか対応出来そうであるが解説文に「尤氏曰く「此の病は陰中に在りて蔵府に関せず。故に但だ薬を陰中に内るれば自ら癒ゆ」」とあるので局所を診れる立場に無い私にとってはどうしようも出来ない病態である。蛇床子は『漢方医学大辞典』（株式会社雄渾社発行）によると「出典は神農本草経」とあり調べてみるとなんと「上品」に載せられており、「味は苦平で川谷に生ず。婦人の陰中腫痛、男子の陰痺、湿痺を治し、痺気を除き、関節を利くす。」又「癲癇、悪瘡。久しく服すれば身を軽くす。」とある。先述の『大辞典』には「トリコモナス膣炎」に対して「毎晩一〇パーセント蛇床子煎剤をそそいで洗った後、蛇床子の坐剤を入れて置く」と具体的な使用法が詳しく書かれている。

婦人科を専門にされている先生なら偶々チャンスがあるかも知れないが私なんかは今後共に一生

なさそうである。

「陰中の触瘡爛るる者は狼芽湯もて之を洗う。」その原因として『疏義訓』には「是れ湿熱攘《はら》はれずして陰中に䘌《じょく》を生じる」と述べられている。さてこの狼芽とは何であろうか。『神農本草経』の下品にある「狼芽、一名は牙子、味は苦寒、川谷に生ず。邪気、熱気、疥瘙、悪瘍、瘡痔を治し白虫を去る」とある狼芽の事であろうか。『漢方医学大辞典』では「仙鶴草」の別名とあり「バラ科植物のキンミズヒキの地上部分」で色々な幅広い適応が述べられており「トリコモナス膣炎には濃い煎液を塗布する。」とある事から、先に述べられていた婦人の局所の病変に対して昔から中国医学の現場では使用されてきたのかも知れない。

漢方を長年専門にしていると西洋医学的には難治のそれこそ全科にわたる患者さんが来院されるがこと婦人科の局所疾患についてはお断りするようにしている。どうしてもと懇願されれば局所は診れないのでそれ以外の漢方医学的所見を参考にして治療している。

◇症例1　四九歳　もちろん女性

約一ヶ月前に外陰部のヘルペスを発症した。婦人科の抗ビールス剤の内服及び塗布で表面の水疱等はなおったそうであるが局所のヒリヒリ感が残ると言うのが主訴である。

長身のやせ型で手足の冷えがひどい。生理は十一ヶ月来ていない。閉経に入ったと思われた。脈は沈細、血圧一一二／七六㎜Hg、舌は淡紅～偏淡、胖で微白滑苔、腹力は弱で腹直筋は臍の前後で

拘れんし臍傍～上の腹部大動脈の拍動を触知し胃内停水を認めた。（写真1－1、1－2、1－3）

体質的には当帰芍薬散証が背景にありそうだと考えた。（図1、稲葉克文礼著『腹証奇覧』参照）それにヘルペスの後遺症としての局所のヒリヒリ感があるので桂枝加黄耆湯加附子が口唇ヘルペスに数々効果があるのでそれを合方して

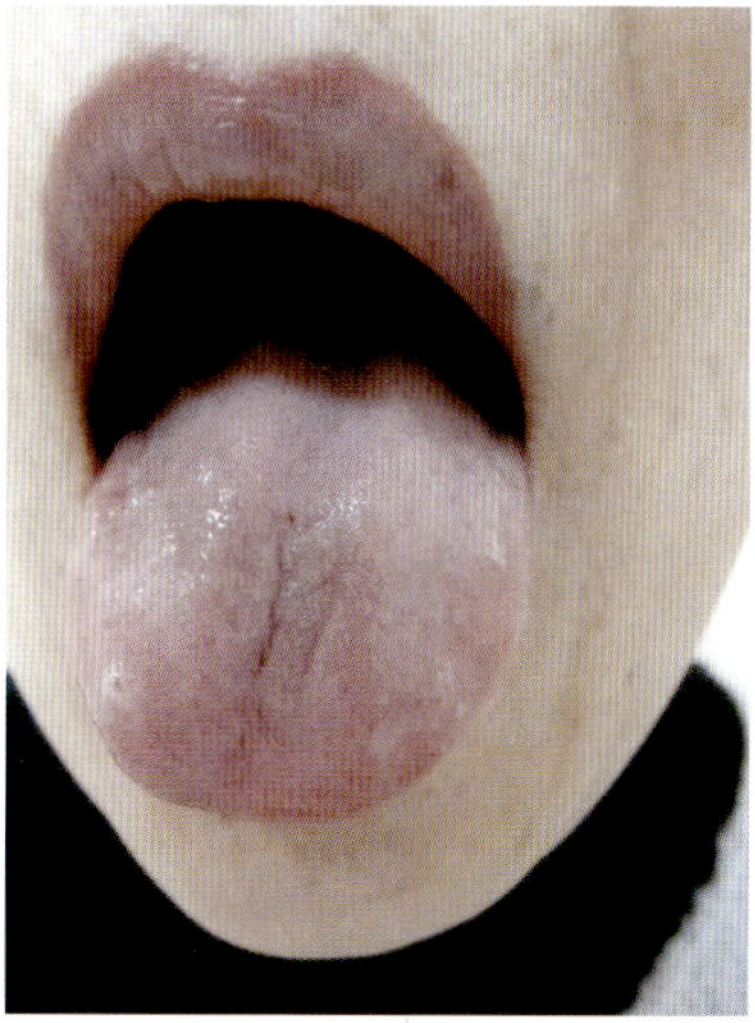
写真１－１

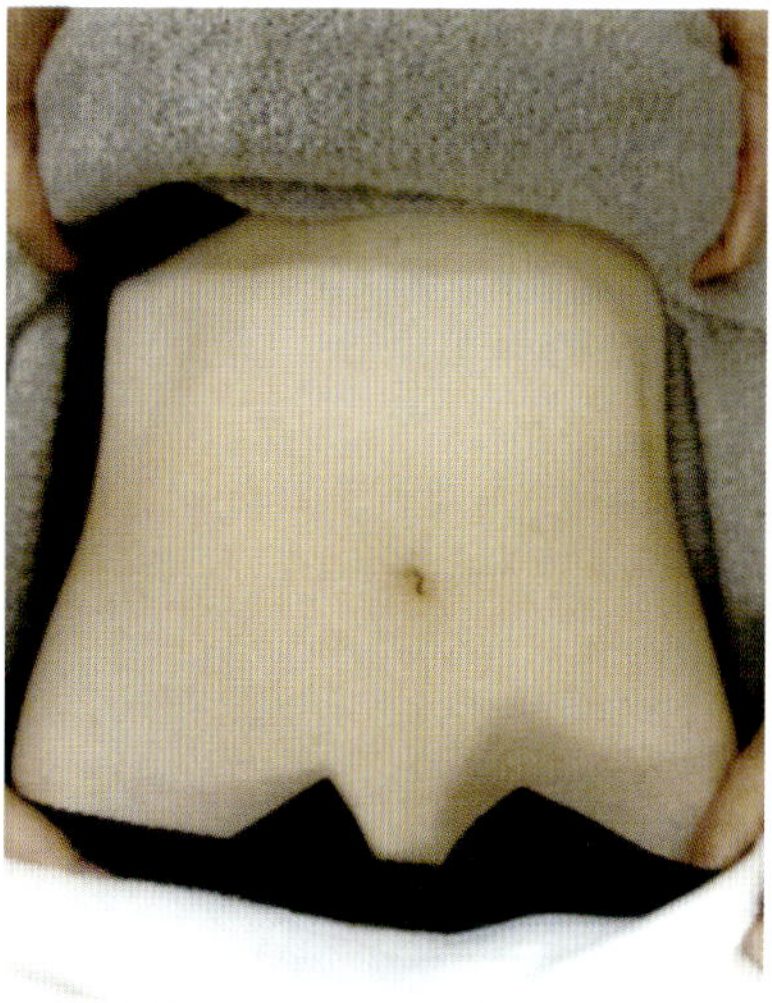
写真１－２

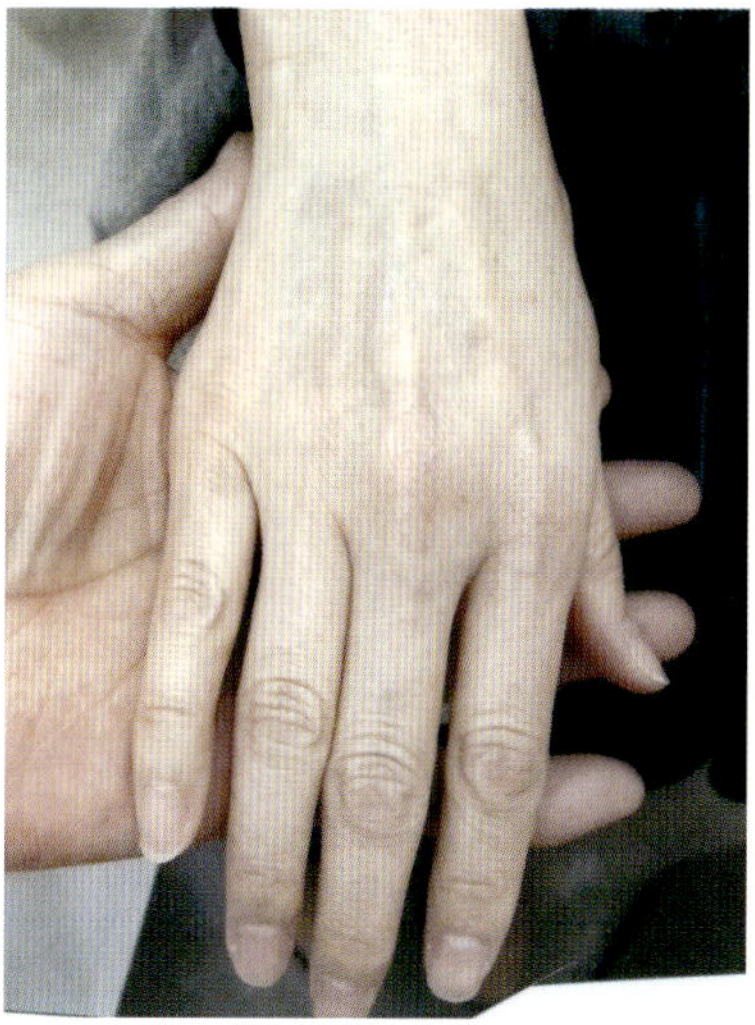
写真１－３

煎じ薬で当帰芍薬散合桂枝加黄耆湯加附子を処方した。

一週間後来院、局所のヒリヒリ感は一〇分の二位となった。特に奥からのヒリヒリ感はなおったが表面をさわるとまだ少し痛むと言うので更に続服させた所二週間後に来院してその後三日位してスッカリなおったと言う。しかし再発が心配と言うのでしばらく服用させる事にした。

さて本剤は局所は全く診ないままで、患者さんの感想のみの経過観察でありこのあたりが内科医の限界である。

では、男性もだが特に婦人に多い、いわゆる瘀血性の病態に対してどう対応していくのかについて次に述べさせていただく。

44 當歸《とうき》芍薬散《しゃくやくさん》の證（後編上冊）

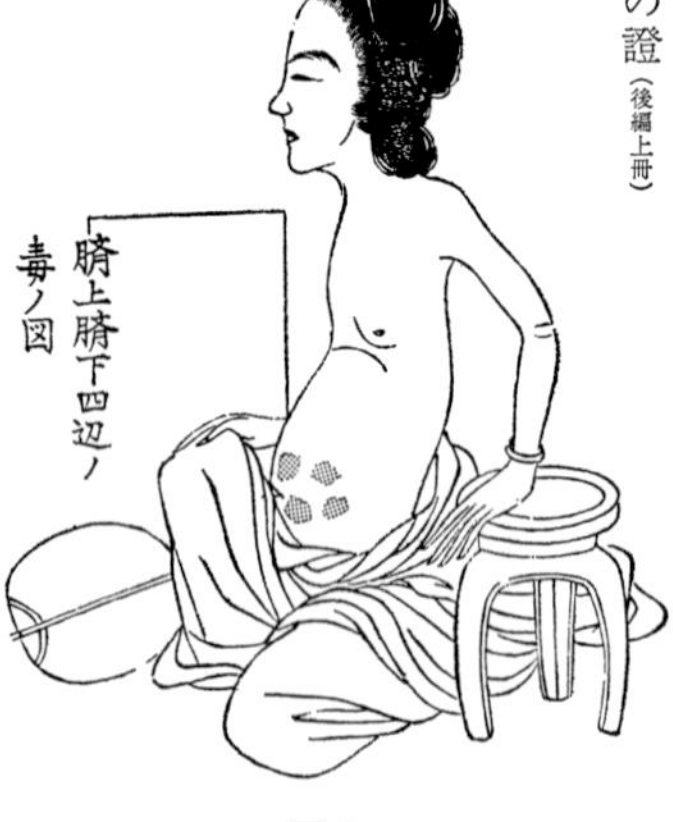

図1

いわゆる瘀血証の診断と治療

昔から難病の原因のひとつに瘀血があると言われている。その他には食毒、水毒、冷え特に陳旧性の内寒等もある。

しからば瘀血とはどんな病態を言うのだろうか。燎原から出版されている『漢方用語大辞典』によると「血液が体内に瘀滞しているものをいう。経脈外に溢出して組織間隙に積存しているもの、あるいは血液の運行が阻害されて経脈内に滞留しさらに器官内に瘀積しているものなどもすべて包括されている。」発生する要因として「ある疾病により二次的におこる場合」例えば打撲、閉経、寒が凝滞し気滞するなどにより発生する場合と「逆に瘀滞したために疾病が生ずる場合、例をあげるとこの「瘀滞により気機の阻滞、経脈の阻害、瘀熱が互いに結す、瘀が積して瘕《か》をなす。さらには蓄血して発狂する場合もある。」概念はこの定義である程度は理解出来そうであるが私達が臨床上はこれを具体的にどのように捉えたら良いのだろうか。それに対して「顔色の黧黒、皮膚は青紫（色）となり鱗状に乾枯する。」望診がひとつの決め手となると言う事である。その他「紫色の血腫」「大便黒色」舌診では「舌紫暗あるいは瘀点がある。」脈診は「渋」腹診では「局部の固定した刺痛で按ずるを嫌う。小腹の硬満、胸脇のつっぱるような痛み」がポイントとなる。症状として「重い場合は健忘、驚狂などがみられるとし」「この他、長期にわたる疾病はほとんど瘀血の要素を含み、したがって、なかなか治りにくい疾病では「瘀血」の存在をいつも頭に入れて治療していく必要がある。

現代医学的病理学で考えると「血液の循環障害、とりわけ、微少な循環障害による所のうっ血、出血、血栓、水腫など。」「炎症による組織の滲出、変性、壊死、委縮、増生など」「代謝障害による組織の病理反応。」「組織の無制限な増生あるいは細胞分化の不良」などが漢方医学的な瘀血と考えられる。

以上を踏まえてそれを治療する漢方薬は駆瘀血薬と言う事になる。

ただし駆瘀血薬を使用するにあたって注意しておかなければならない事がある。すなわち、血の流れをよくする為には気の流れをよくするのが前提となるので理気剤をその駆瘀血剤に上手に組み合わせていく事が大事である。水の流れをよくする場合も同様であって五苓散に含まれる桂枝などとても重要な役割を果たしていると私は思っている。又、瘀血の背景に寒がある場合、散寒薬の代表薬のひとつとして附子を加味する事、瘀熱の場合、大黄等清熱剤を入れる事も知っておくと便利である。

又、中医学では、私達日本漢方を専門にしている立場で駆瘀血剤とひとまとめに言っているのに対し活血化瘀薬を活血と化瘀に分けている。森雄材著の『図説漢方処方の構成と適用』（医歯科薬出版）の「活血化瘀（駆瘀血剤）薬の構成」より引用すると「活血薬は主として動脈系の血管を拡張することによって循環改善に働くもので」あるので「うっ血を除去する効果は弱」いのに対し化瘀薬は「主として静脈系のうっ血を改善する薬物で、活血に働くものも多く、よく用いられる。」

更に「破血薬」は「うっ血の除去」だけでなく「凝血や血腫の分解吸収に働くもので化瘀薬より効能が強い」。

活血薬として生薬には「当帰、川芎、延胡索等」化瘀薬には「牡丹皮、（赤）芍薬、番紅花（サフラン）、玄参、大黄、丹参、蒲黄、ウコン、益母草、牛膝、樸樕、川骨（前の二薬は治打撲一方の構成生薬）」破血薬として「桃仁、紅花、莪朮（治肩背拘急方など）、三稜」日本では最近余り使用されていないようだが「水蛭、䗪《しゃ》虫、虻虫」又、解労散等に含まれる「別甲」、医療用では余り使われていないが漢方専門薬局で数々処方される「地竜」などがある。

例として挙げなかったが化瘀薬に含まれる「益母草」通導散に入っている「蘇木」なども知っておくと重宝することがある。

瘀血の診断

やはり望診から入るべきと考える。

◇症例2　四五歳　女性

小学時代から寒くなると「しもやけ」に悩まされてきた。離婚後、仕事として水仕事をしだして指先の血流が悪くなり次第に爪がもろくなり欠けやすくなった。その他、三七歳で分娩、下腹が冷えやすい。生理は周期は二八日と比較的規則的だが経血に凝血塊が混じる。

身長一六〇センチ、体重四九キロ、脈は沈細渋、血圧は一一四／七六㎜Hg。

顔色は暗青紫で肌はカサカサ、舌は暗紅紫で口唇も同様、手指は同様である。（写真2―1、2―

２）

以上より血虚＋瘀血と考えエキスで温経湯合桂枝茯苓丸料を処方した所、次第に諸症状が改善しこの冬は「しもやけ」も不思議に出なく快適に過ごせ爪の成長もよくなったとの事。写真に示すごとく舌や指共に瘀血色をあらわした典型例である。

すなわち望診所見のみでも瘀血が診断出来る場合があるという事である。

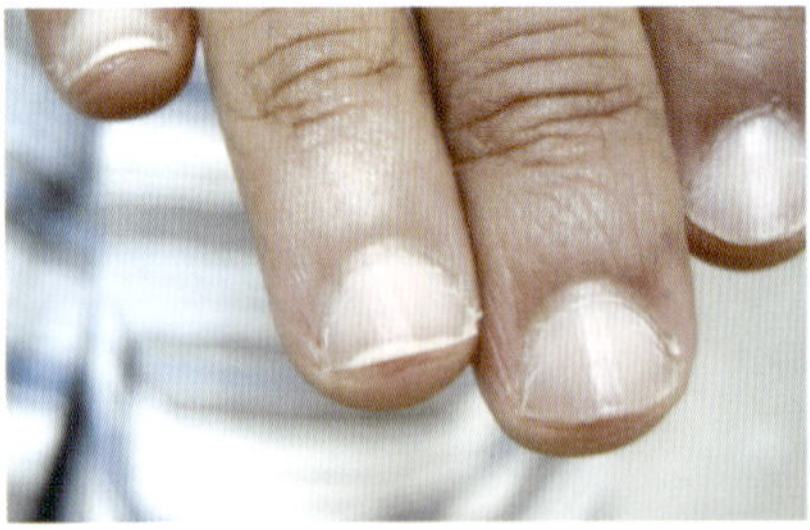

写真２－２

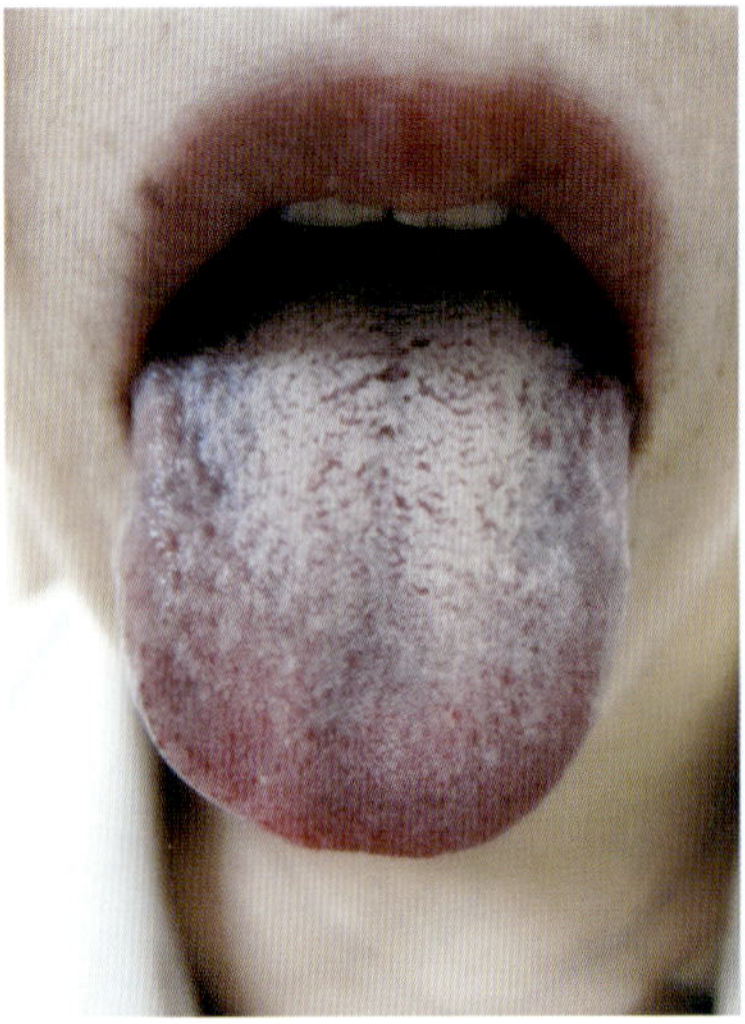

写真２－１

● 第23回　瘀血証の診断と治療　その②

前号につづいて瘀血証の診断と治療について述べる。四診のひとつである聞診についてはこと婦人科の局所は内科医の私は嗅いをかぐ事が出来ないので、まあ本音を言うとかぎたくもないし省略する。

問診は非常に重要である。森雄材著の『図説 漢方処方の構成と適応』には瘀血をおこす原因について実に多くの事が記載されているが、「直接的に血瘀を生じるのは外傷で打撲、ねんざ、骨折、創傷などは出血、内出血として血瘀を生じ」この場合は治療薬として治打撲一方をメインに腹診所見を参考に駆瘀血剤を合方すると実によく効いている。又「出産、手術、子宮外妊娠なども同様に体内に出血を起こすので血瘀を形成する。」尾台榕堂もその著『方伎雑誌』の中で問診について「病人を診するには先ず其の患うる所をくわしく問うべし。」西洋医学での現病歴の事である。「又以前患えし疾ありや」既往歴の事であるがそれにつづいて「婦人は経行、分娩の有無、多少、また白沃等のくせ有りやと問うべし」と婦人をみる上で瘀血を起こす原因をしっかり問診しなさいと強調している。

瘀血を示唆する症候として先出の本では「①疼痛、頑固な固定性の疼痛。持続時間が長く、夜間に増強する傾向がある。」「②出血」「③血腫。組織変性、組織増殖。」であるので「打撲、ねんざ、手術、出産などにともなう血腫」だけでなく「癒着、瘢痕ケロイド、丘疹、硬結、線維化、肝腫、子宮筋腫」なども瘀血と考え駆瘀血剤を上手に活用することで西洋薬にない優れた効果を得られる事を数々経験している。「④うっ血、血管拡張、色素沈着」女性が美容上とても気にしている顔の肝斑なども適応に入るという事である。余談であるが私の夢は将来、自由診療で女性専門の美容漢方クリニックを開業する事である。その際は生薬のアマドコロ（萎蕤《いずい》）を有効活用しようと思っている。中国の『本草綱目』に「久しく服すれば顔面の皯《かん》を去り顔色を良くして潤沢にし～」とあるからである。これは飽くまで私の妄想であって多分死ぬまで保険診療をほそぼそとしていると思う。「⑤月経異常」「⑥冷えノボセ」「⑦多彩な随伴症状」例えば「肩こり、頭痛、健忘、不眠、しびれ、発熱、口渇感、腹満感」「⑧脈が渋あるいは細」「⑨舌質が暗色、紫色あるいは瘀点、瘀斑、舌下静脈の暗色、拡張、蛇行。」「⑩慢性疾患には必発、難治性疾患の多くに関連。」

瘀血が実に多くの病態に関連し又駆瘀血剤が多面的に使用出来ると言う事だと思う。なお引用した本の著者、森雄材先生は私の母校の神戸大学の大先輩である。この『図説 漢方処方の構成と適応』（医歯薬出版）は大変な名著だと思う。私もいつかはこの様な大著を著わしてみたいと夢みている。まぁ今の私の実力では無理だと思うが。

次に切診に入る。日本漢方では腹診所見がポイントとなる。これについては稲葉克文礼の『腹證奇覧』和久田寅叔虎の『奇覧翼』が今の日本では一番手に入りやすく分かりやすい。他に読みやすいのは、たにぐち書店から出版されている小川新校閲、横田観風監修の『吉益東洞大全集』第三巻の「東洞先生家腹診論并図」等々である。本格的にと言ったらオリエント出版社の『日本漢方腹診叢書』『続日本漢方腹診叢書』がある。月刊漢方療法でも毎月連載されている松本一男先生の実に懇切丁寧な解説があり日本漢方を専門に勉ぶ者にとって重要な内容が収載されている。この叢書は現在入手しづらくなっている。何とか私にとっての大金をはたいて手に入れたが家内から「又、つんどくになるんでしょ！」と言われてしまった。「燕雀《えんじゃく》いづくんぞ鴻鵠の志を知らんや」と余程反論したかったが半分は事実であるし将来認知症になったり寝たきりになった時に色々面倒をかける可能性があるのでそれは心の声にかろうじてとどめた。

それでは駆瘀血剤の具体的な活用に入る。

最初の二例はいわゆる駆瘀血剤は使用していないがその背景に瘀血がありそうな場合である。

◇症例1　四五歳　女性

主訴は頭冒、頭痛、鼻水、咳。

［現病歴］生理二日目に感冒に罹患。上記主訴症状が出現して三日目に来院した。心下が痛むと言う。

［現　症］身長一五三センチ。体重五三キロ。脈やや沈細、舌は深紅、胖、歯痕、白苔、腹力中等

度で右に胸脇苦満、右下腹に瘀血と思われる圧痛を認めた。

［経　過］生理と重なる感冒なので小柴胡湯をエキスで投与した。一週間後来院、服用二日目に「ウソの様になおった。」と言う。

［考　察］一見表証様の症状をあらわしていたが、『傷寒論』に「婦人の中風、発熱悪寒し経水適ま来り之を得て七、八日、熱除いて脈遅に、身涼しく胸脇下満ち、結胸状のごとくせん語する者は熱血室に入ると為す也。」この場合は「期門」に鍼をするが「婦人の中風、七、八日、続いて寒熱を得、発作時有り。経水適ま断つ者は、此れ熱血室に入ると為す。其の血必ず結ばる。故に瘧状の如く発作時あらしむ。小柴胡湯之を主る。」とある事より私は風邪をひいていて月経が来た場合や月経中の感染症に対しては小柴胡湯を数々ファーストチョイスとして使用し著効を得ている。本例もそのひとつである。

◇症例2　三一歳　女性

主訴はこの四ヶ月生理が来ない。

［現病歴］元々生理が遅れがちで婦人科でホルモン剤を処方され服用したが四ヶ月生理がなく帯下も出だした。体質は夏は暑がりで冬は寒がり。多汗傾向で身体は重たく感じると言う。たまに来る月経は凝血が多いとの事。

［現　症］身長一五一センチ。体重七一キロ。水太りタイプ。舌やや紅舌。胖、歯痕で微白苔（写真

2―1)。血圧一三〇／七八㎜Hg。腹力中等度からやや弱。他は所見無し。上半身に自汗(写真2―2)。

[経　過] 主訴等は瘀血がらみと思われたが腹証、外証等を参考にして防己黄耆湯をエキスで投与した。『金匱要略』の痙湿暍病脈証治の「風湿、脈浮、身重く汗出で悪風の者」の条文に従った訳である。途中で感冒罹患等で漢方服用を数日間は中断することはあったものの服用一ヶ月半して生理が発来し又帯下もへった。以後は順調である。

[考　察] 本例は舌や腹証で瘀血らしき所見がなく外証で防己黄耆湯を決めた。これで効果の無い時は桂枝茯苓丸料を合方するつもりであった。

防己黄耆湯が月経異常にも使用出来る事は和久田寅叔虎が『腹証奇覧翼』の中で「此の證、男女老女を問わずと雖《いえど》も、多くは室女、許嫁の年歯より以上、二十歳の前後までに卒に肥満をなして衝逆つよく、両ほほ紅にして経水短小、心気うつして開かざるは、此の證あり。」「医者もし其の経行不利なるを見て誤って通経破血

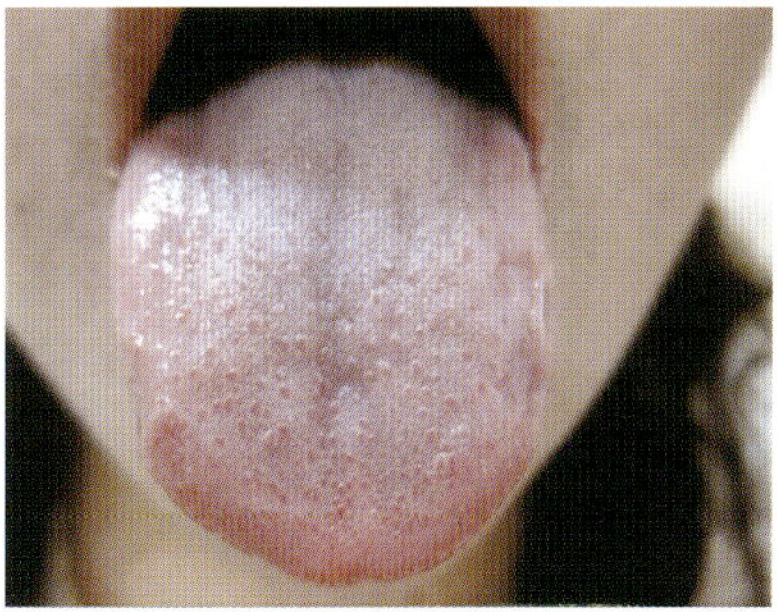

写真２－１

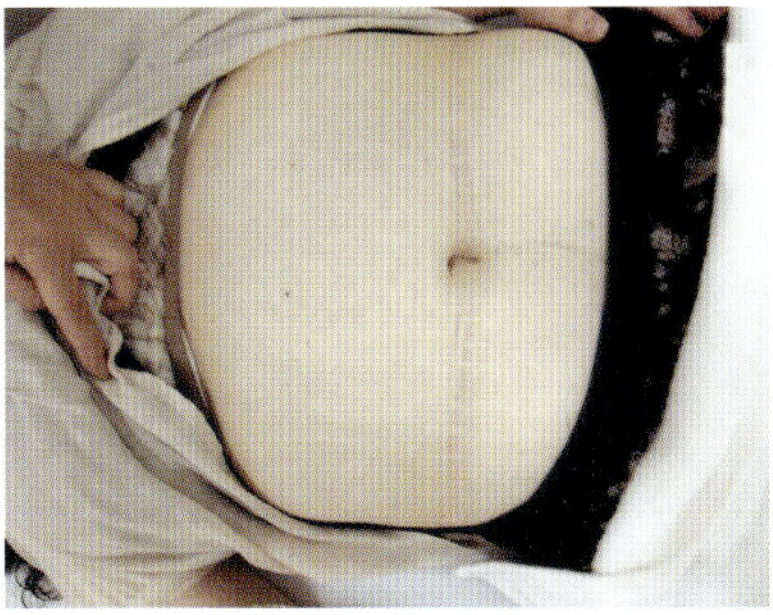

写真２－２

の剤を投ぜば徒に効を奏《そう》せざるのみならず、反って禍端を啓くことあらん。」と述べられている事が参考になる。

であるので経行不利に対して防已黄耆湯を使うポイントはその対象となる患者の外証と舌診や腹診が駆瘀血剤との鑑別になる。しからばその外證とは同書には「水気皮膚にありて腫るが如く或は腫るるもの」これを表虚、水気と表現しているが、それを「診するの法。病人肥膚肥白にして之を押するに其の肉軟虚にしてしまり無く、ぐさぐさとするは是れ、正気表に旺せずして浮水泛濫するものなり。」要するに「表虚の水気」が大事ですよと言う事である。それでツムラなどの効能又は効果に「色白で筋肉軟らかく水ぶとりの体質で疲れやすく汗が多く小便不利で下肢に浮腫をきたし～」となる訳である。

防已黄耆湯にはもうひとつ大事な条文が『金匱要略』の「水気病脈証并治」にある。本文には風湿と風水の違いはあるがそれ以下は「痙湿暍病脈証治」と同じであるが附方に「外台の防已黄耆湯は風水、脈浮は表に在りとなす。其人或は頭汗出で表に他病なく、『病者但だ下重く腰より以上は和をなし腰以下は当に腫れて陰に及び以って屈伸し難たかるべき治す。』である。水太りタイプの変形性膝関節症にも効果があると言う事である。ただし私の経験ではこの方剤単独で効くのは五〇パーセント位で後は越婢加朮湯や『明医指掌』の薏苡仁湯、麻杏薏甘湯、麻黄附子細辛湯、桂枝加朮附湯を合方せざるを得なかった。又肥満に対してはやはり単方のみではもうひとつ効果が無くこの水太りタイプの肥満を中医学的には気虚による痰湿が貯留していると考え色々試みた結果、現在は茯苓飲を合方して漸く著効を得るようになった。

このようなケースに九味半夏湯を使う先生がいるみたいであるし薬局用のエキス剤もあるが私の治験では防已黄耆湯合茯苓飲が一番良い様である。節食してよく体を動かすのが最上であるのは勿論であるが。でもこの手のタイプの方は元々、「身重く」と防已黄耆湯の条文にあるように体を動かす事が嫌いでしかも果物等甘い物を食べる事が大好きな傾向にあり仲々実行してくれない事が多いのである。肥満症も漢方医学的にみるといくつかのタイプに分けられるがどちらにせよ食事や運動の指導は難しい。患者さんの意志と実行の継続性に結構問題があるからである。

●第24回　駆瘀血剤の具体的応用例

今回は駆瘀血剤の具体的な応用例を述べる。ただし第一例目は一般的には駆瘀血剤とは考えられていない防己黄耆湯の使用例である。前回（二五年三月号）の症例2の続きである。

◇症例1　七三歳　女性

主訴は両膝痛と脱毛の改善。

［現在歴］X年七月山登りして右膝を痛めた。そこで整形外科を受診して非ステロイド系消炎鎮痛剤を服用しアルツの局注を受けたが半年しても膝痛は少しも改善しないどころか、髪の脱毛が激しくなり翌年の二月十二日当院を受診した。

現症、身長一五〇センチ、体重五二キロ。やや水太り体型で血圧は一三二／八〇㎜Hg、脈は沈細、腹診では腹力やや弱でカエル腹、瘀血所見を認めなかった。

［経　過］防己黄耆湯を投与した所、二ヶ月後には右膝痛はなくなり、脱毛も改善傾向を認め半年後にはほぼ元の良い状態に戻った。

［考　察］私は円形脱毛症に対しては男性は柴胡加竜骨牡蠣湯を女性には加味逍遥散加竜骨牡蠣を

ファーストチョイスとして投与して八〇パーセント前後に著効を得ている。発症の背景に肝気うっ血があると考えられるのと又腹診や舌診所見を参考にした結果である。それで今ひとつ効果の薄い場合には男性には六味丸、女性には髪は血の余りと考え四物湯を合方し著効を得ている。本例は膝痛と外証により防己黄耆湯を処方したが証があえばこの方剤も脱毛にも効果があったと言う事と「汗出で」を「髪が抜け」に通じるのではないかと考えた事もある。又、防己黄耆湯タイプの人の脱毛でこの方だけで改善しない場合は桂枝加竜骨牡蠣湯を合方すると急に効いてくる場合がある。原文に「夫、失精家は小腹弦急し、陰頭寒え目眩し髪落つ」とあるのの応用である。

◇症例2　六四歳　女性

主訴は手背の皮疹と凍瘡。

［現病歴］一〇年以上前より原因不明の肝炎があり、又、肺炎を三回繰り返した。その頃より口渇、唾液の分泌が悪く大きな病院で精査を受けた所、シェーグレン病と診断された。当院には十五年前よりある両手背の皮疹の改善を希望して来院した。

［現　症］身長一五六センチ、体重四九キロ。筋張った感じのやせ型。両手足は冷え、脈は沈細、血圧は一二六／七八㎜Hg。両手背には紅斑様皮疹（写真2−1）、舌は淡紅、胖微白苔（写真2−2）、腹診では腹直筋が攣急し臍傍～上悸と右下腹に瘀血と思われる圧痛を認めた（写真2−3）。

［経　過］凍瘡もあったのでエキスで当帰四逆加呉茱萸生姜湯合桂枝茯苓丸加薏苡仁を処方した。以後日を追うごとに手背の皮疹の範囲は縮小し色も正常色に戻ってきた。凍瘡も今年の冬は全く出ず本人の希望で継続服用中である。写真2－4は約一年後である。

血虚と瘀血がからんだ皮疹であったと思われる。凍瘡も当帰四逆加呉茱萸生姜湯（加附子）単独では意外と効果がなく背景に瘀血があると考え桂枝

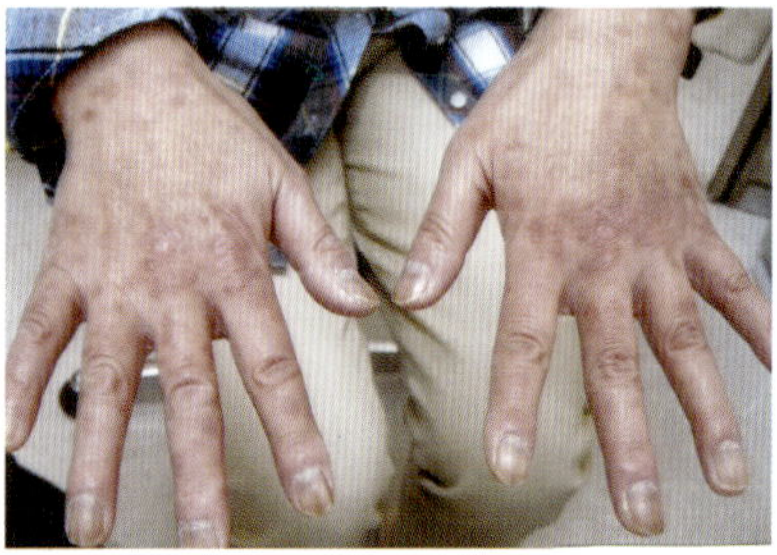

写真２－１

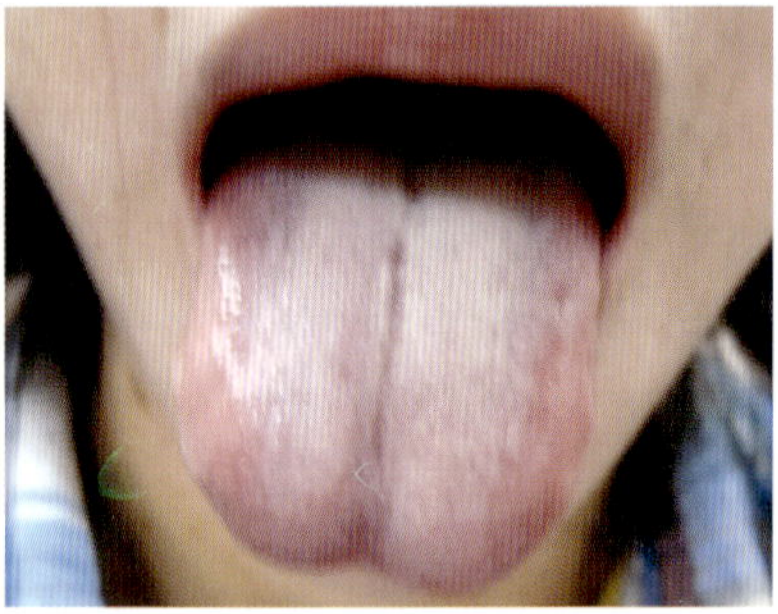

写真２－２

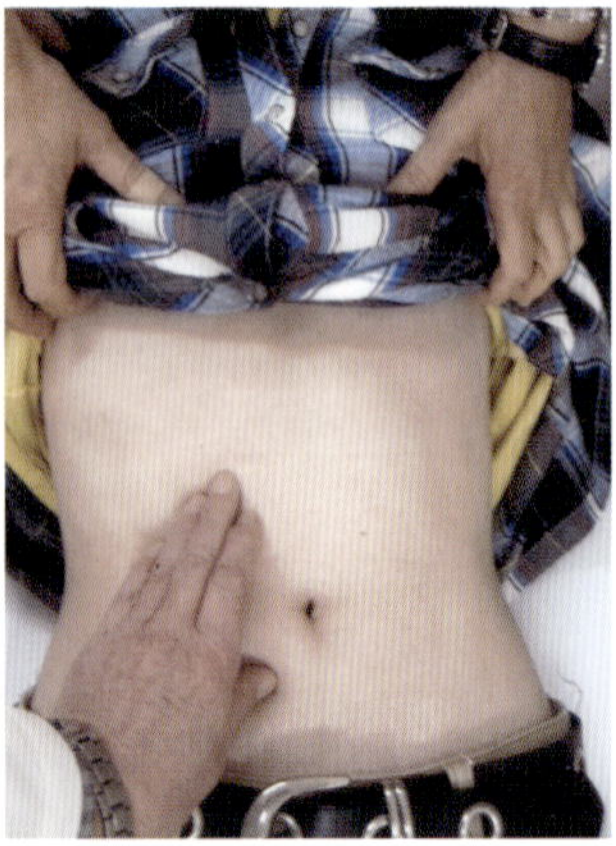

写真２－３

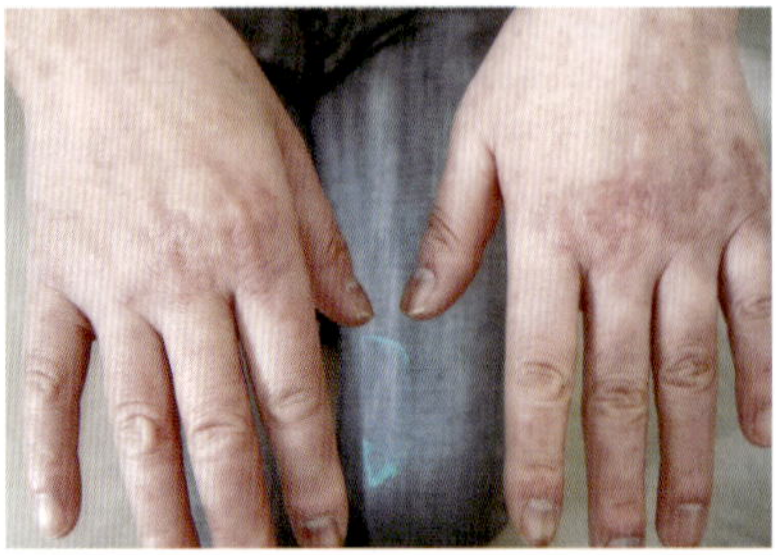

写真２－４

茯苓丸や腸癰湯等を合方すると急にドラマチックに効く事がある。

さてこの当帰四逆加呉茱萸生姜湯が実に多面的に使用出来る事については私が編著した『各科の西洋医学的難治例に対する漢方治療の試み』（たにぐち書店）の四五頁～四九頁「寒疝と漢方治療（1）」で稲本善人先生が詳説しているのでそちらを参考にしていただきたい。

今回出す症例もその流れのひとつである。

◇症例3　六一歳　男性

主訴は睾丸の冷えである。
［現病歴］X年五月頃より特に誘因なくイライラ、ムカツキ、食欲不振、頭痛、動悸、息切れ、体全体の冷え、入眠が悪い、右足、特に大腿の前面そして睾丸が冷えるようになった。主に心療内科を中心に消化器科等を含め色々検査もし治療を受けたが全く改善しないといって一年半後の十月十一日に当科を受診した。
［現　症］身長一六〇センチ、体重四九キロ、脈は左関脈は弦で右関脈は細、舌はやや紅舌、胖で白膩台（写真3―1）、血圧一二二／七七㎜Hg、腹診では腹力中等度で右に強い両側性の胸脇苦満と臍に及ぶ両側性の腹直筋の攣急、臍傍悸、軽度の心下痞痞、右上腹～脇に打診で鼓音を認めた（写真3―2）。
［経　過］以上により肝脾不和による諸症状と考え、煎じ薬で柴芍六君子湯加香附子、蘇葉、当帰、

酸棗仁を処方した所、一ヶ月後には諸症状が全面的に改善したがただ頑固な睾丸の冷えのみが残るのでこれを何とかしてくれと言う。そこで足の厥陰肝経は陰部をめぐるのでそれらの経絡沿いの特に冷えによる病態に当帰四逆加呉茱萸生姜湯が良く効く事がありそのエキスを兼用した。一週間後に来院して凄く効いたというのでしばらく前記の煎じ薬と継続服用させその後経過は順調である。

［考　察］もし陰頭の冷えであれば桂枝加竜骨牡蠣湯であるがこの方は睾丸の冷えの方であったので当帰四逆加呉茱萸生姜湯を選択した。この方剤は主として冷えにからんだ女性の専用薬のように巷で言われているが私のクリニックでは結構男性にも使用している。

◇症例４　五六歳　女性

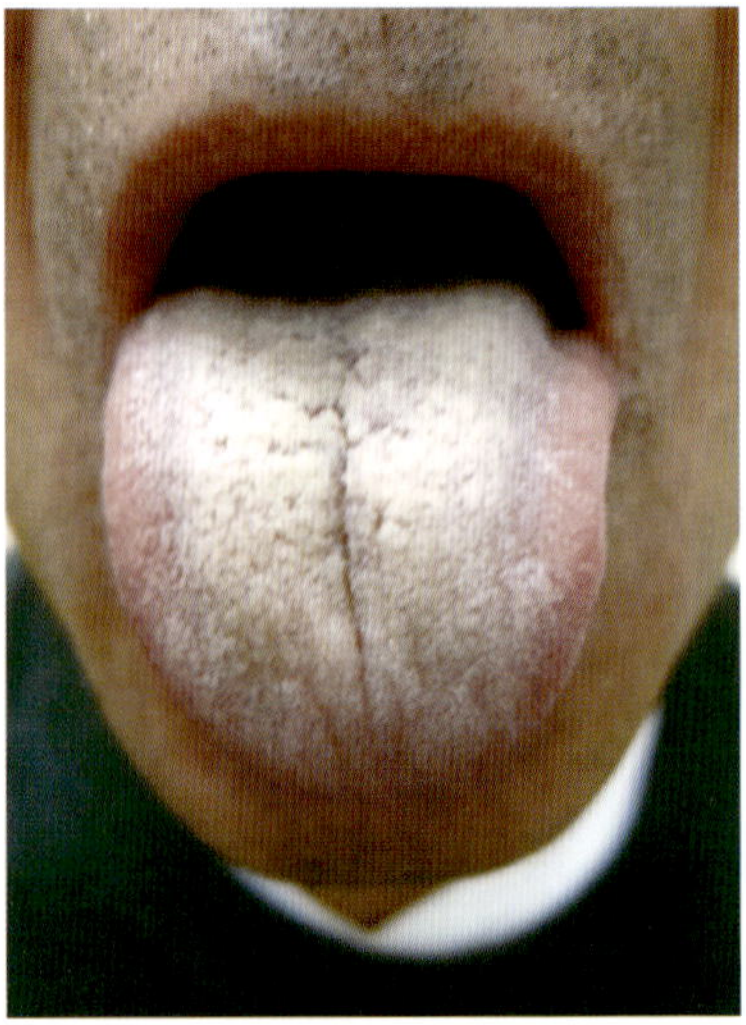
写真３－１

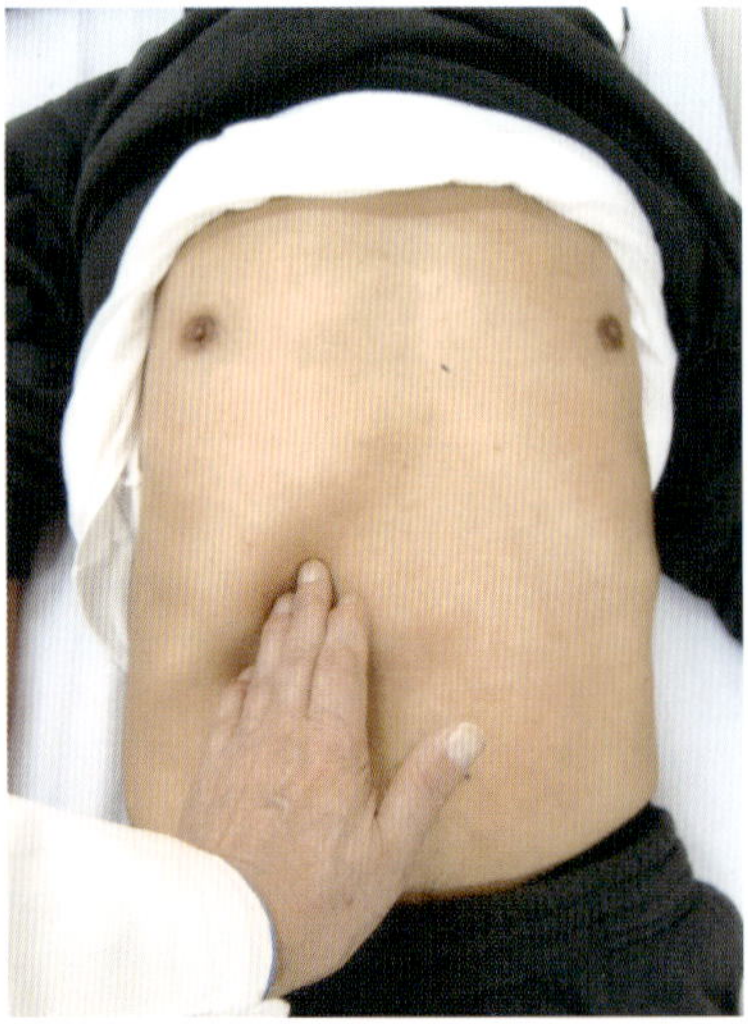
写真３－２

主訴は二十歳代よりある頑固な頭痛

[現病歴] その頭痛の性状は肩がこってくると起きる。生理の前がひどくなる。生理になると楽になる。外界の天候とは余り関係が無いとの事。五三歳で生理終ったがその後もストレスがかかると起こると言う。

[現　症] 身長一五〇センチ、体重五〇キロ。脈は沈弦細、舌診はやや紅舌、胖、微白苔（写真4―1）、血圧一二四／七〇㎜Hg、腹診では腹力中等度で両下腹に瘀血と思われる圧痛を認めた（写真4―2）。

[経　過] 瘀血がらみの肩こり、頭痛と考えた。狂のごとき症状や便秘のない事、腹証よりエキスで桂枝茯苓丸料七・五グラムを分三で投与した。二週間後に来院して程度は随分軽くなったと言う。今度は二ヶ月間続いた鼻閉、膿鼻汁も一緒になおしてくれと要望された。

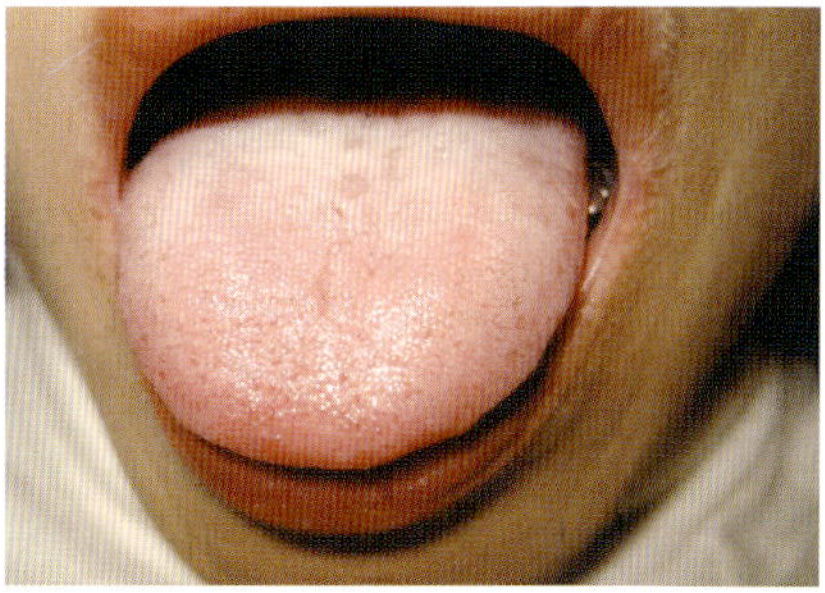

写真４－１

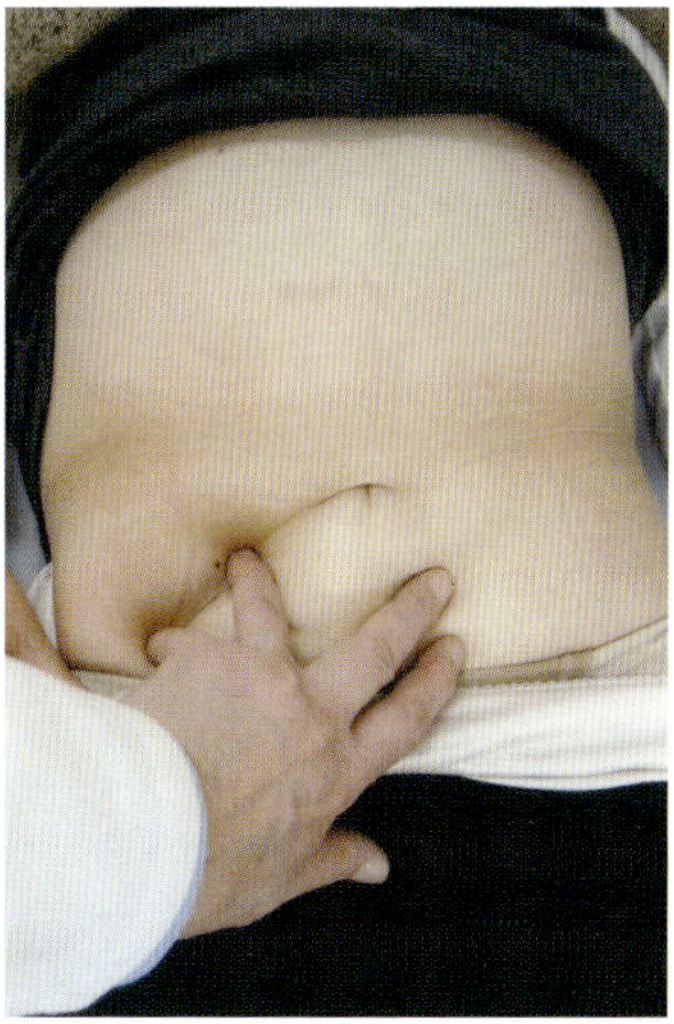

写真４－２

又、肩こりがひどくさわってみると確かにコチコチである。そこで尾台榕堂がその著『類聚方広義』の葛根湯の頭註で「本方に朮と附子を加えて葛根加朮附湯と名づく。～。凝鞠腫痛する者は～。鼻淵、脳漏、鼻おう、鼻中息肉等、臭膿滴瀝或は濁涕止まらず臭香を聞かざる者」に使用する葛根加朮附湯のエキスを合方した所、三週間後にはそちらの方も改善した。

葛根加朮附湯は非常に応用範囲の広い方剤であるが使用ポイントは「凝鞠腫痛」にある。局所が革の様に硬くなっているのを表現しているようである。

本例はその後事故で腰を痛めて半年後に来院した。その際は『万病回春』の調栄活絡湯の方意でエキスで治打撲一方合疎経活血湯を投与した所、約二週間で著効した。

調栄活絡湯を私はギックリ腰に数々使用している。有効率は抜群である。

本例はその後は桂枝茯苓丸料を継続服用し頭痛は勿論であるがすべての面で順調な経過をたどっている。

桂枝茯苓丸について

本剤は駆瘀血剤の代表的なものであるが原典である『金匱要略』「婦人妊娠病脈証并治」の「婦人宿より癥病あり、経断ちて未だ三月に及ばず、而かも漏下を得て止まらず、胎動きて臍上にある者は癥痼妊娠を害すとなす。六月にして動く者は前の三月経水利するの時の胎なり。血下るは後断ちて三月の衃《はい》なり。血止まらざる所以《ゆえん》の者は、その癥去らざるが故なり、当に其の癥を下すべし」の条文だけではその多面的な使用方がよく理解できない。

有持桂里の『方輿輗』では巻之一「婦人方」のトップにこの方が記されているが加大黄がより効果的であるとか加香附子が良いとかコメントされているものの現代の雑病に対しては余り役に立つサジェスチョン（示唆）は得られなかった。これは飽くまで私の読解力では、という事である。まぁ、丸よりも煎じの方が速効性があると言うのは参考にはなる。

現代では矢数道明先生の『臨床応用 漢方處方解説』（創元社）が非常に参考になる。覚えておくと役に立ちそうなのが「『婦人良方』では奪命丹と称し『済陰綱目』では催生湯といっている」という事。

（応用）下腹部に瘀血（血滞、血塞・うっ血、凝滞）があって、気の動揺、神経症状のあるものに用いる。具体的には、

（1）婦人科疾患。

（2）皮膚疾患。（紫斑病、凍傷、皮膚炎、湿疹、蕁麻疹、面皰、肝斑、皮下出血、打撲症、下肢血栓症、〜。）私は尋常性乾癬の標準処方として、温清飲合桂枝茯苓丸加薏苡仁をベースに荊芥、連翹、樸樕、黄耆等を加味して使用し数々著効を得ているがこれでもひとつの場合は紫根牡蠣湯を合方してドラマチックに効いた症例が何人かいる。

（3）眼疾患、もちろんその背景に瘀血の存在があると考えられる所の虹彩炎、眼底出血、中心性

網膜炎、ベーチェット病等である。

（4）血の道症による神経症状。

（5）その他瘀血があると思われる成人病を含めた各種の疾患。

目標は「婦人に多いのであるが、〜、男子にも頻繁に用いられる。その体質傾向はしっかりしていて実証で赤ら顔が多く、腹は大体において充実している。左右の臍傍とくに左側の下腹に充実した抵抗を触れ、圧痛を訴えることが多い。〜。主訴はのぼせ症で頭痛、肩こり、めまい、足冷えを訴える。下腹の張り、疼痛のあることもある。」これで桂枝茯苓丸証のイメージが出来てくる。

『方解』は大変参考になる。「桂枝は上衝を治すものであるが、他の血の薬と組んでよく気血をめぐらし凝結を緩める。茯苓は桂枝とともに腹部の動悸を治し、水分の停滞をめぐらす。桃仁は血滞を疎通し血の道を滑らかにし、緩下の効がある。牡丹皮は凝結した瘀血を去り、血剤と気剤を兼ね、よく気をめぐらす。芍薬は血滞を通じ凝結を緩める。これらの総合作用によって下腹部における凝滞した瘀血を和らげめぐらし、炎症を去り疼痛を緩和し瘀血によって生じた諸疾患を治すものである。」なるほどね。

では桂枝茯苓丸の腹診所見はどのようになるのだろうか。温経湯もだがこの方剤については代表的な腹診書である『腹証奇覧』には載っていない。参考になるのが湯本求眞先生の『皇漢醫学』である。原文をまとめてみると「本方中に芍薬を含むにより其の證として直腹筋の攣急あるは無論なれども」その原因として「血毒によるものなれば左直腹筋のみ攣急し右側は全く攣急せざるか仮令い之れあるも左側に比すれば弱度なるを常とす。」これはどうであろうか。「又桃仁、牡丹皮を有するが故に臍直下部に癥即ち血塞を微知し得るものなれども」鑑別として「大黄牡丹皮湯の小腹腫痞、抵当湯の少腹鞕満の如き高度なるにあらずして比較的軟弱なる凝塊を呈し按ずるに微痛するに止る。」確かにこのあたりは私も納得出来る所である。次が他の方剤との鑑別に置いて重要なポイントとなる所であるが「又、桂枝、茯苓あるを以て苓桂朮甘湯證に於けるが如く上衝、眩暈、心下悸し発することなきにあらざれども」苓桂朮甘湯が「必ず水毒を伴い右直腹筋に沿いて上衝し胃内停水を齎すと異なり」本方剤は「必ず左直腹筋に憑りて上衝し胃内停水を来すことなし。」であるので「病者若し上衝、心悸、心下悸等を訴え其の左直腹筋を横経に按じて攣急疼痛を認め且つ臍下部に軟弱なる凝塊を触知すると共に圧痛を診し得れば男女老少を問わず之を以って本方の腹證となすべし」。

求眞先生、分かりやすい御解説、誠に有難うございました。以上を参考にすれば桂枝茯苓丸の多面的応用が出来そうである。

●第25回　竜骨湯、莪朮について、治肩背拘急方

正月、二月の凍てつく様な寒さから一転して三月に入ると急に温かくなってきた。これは私が在住する大分市での事である。

三月二日、三日は北海道の旭川で講演をしたが、そこは一面雪景色、三月九日、十日は九州の宮崎に医師会関連で出張したがそこは逆に気温が二〇度を越えむしろ暑い位であった。さて本日三月十一日は忘れもしない東日本大震災の起こった日である。月曜日なのにいつもは百人前後の患者が来るのになぜか今日は出足が悪い。逆に言えば原稿を書くのにはもってこいの日である。

竜骨湯について

さて本誌三月号の師の山田光胤先生の「筍庵ひとりごと（191）」は「『外台秘要』ひろいよみ（3）竜骨湯とその周辺」であった。この竜骨湯は私も数々処方している。原文は「宿驚、失志、忽々として喜忘、悲傷して楽しまず陽気不起を療す。」構成生薬は意外とシンプルで「竜骨、茯苓、桂心、遠志、麦門冬、牡蛎、甘草、生姜」整理すると「茯桂姜甘湯加竜骨、牡蛎、麦門冬、遠志」である。

光胤先生のコメントが「うつ病や統合失調症の無為状態のもの、神経症で了解し難い訴えのあるものなどに用いる」である。

◇症例1　八十歳　女性

主訴は「台所に亡くなった夫が見える」

［現病歴］数年前から物忘れがひどくなり家人とも余り会話をしなくなった。近医に認知症と診断され西洋薬を投与されたが余り改善傾向がなく外出せずにいつもボーッとした感じで過ごしていた。ところが二カ月前より昼間、台所の入り口で家人を呼んで亡くなった主人がそこに居ると言う。しかし決して大声で騒いだりはしない。漢方で何とかならないかと言ってX年十月に来院した。

［現　症］身長一五〇センチ、体重四〇キロ、脈沈細、血圧一四〇／七八㎜Hg。望診では何となく無欲状。問診するとポツポツと物静かに答える。腹診では腹力やや弱く臍の上下に、腹部大動脈の搏動を触知した。

［経　過］以上より迷わず竜骨湯を投与した。二週間後に来院した際は、望診してびっくりした。何と眼が生き生きとし言葉も初診よりハッキリし論理も通ってきたではないか。ただ台所にいくと亡き夫は相変わらず見えるが自分でもそれは幻視として認識出来るようになった。更に一カ月後には「先生、台所から夫が居なくなりました。ちょっと淋しいです。」との事。三カ月分服用さ

せ廃薬とした。

［考　察］認知症の周辺症状及びレビー小体氏病にはよく抑肝散が使用されている。抑肝散の場合、目黒道琢が『餐英館療治雑話』の抑肝散之訣で「～怒はなしやと問うべし～」、そして和田東郭が『蕉窓方意解』の抑肝散加芍薬の解説文の中で「多怒」「不眠」「性急」と述べたごとく虚証でしかも易怒等の陽性症状に対して使用するのに対してこの竜骨湯は心身共に陰性的であるのが特徴だと思われる。であるので、うつ症状に対して香蘇散や帰脾湯等と鑑別して使用する場合も結構存在する。ただしこの方剤を使うポイントは光胤先生が口訣で「了解し難い訴えのあるもの」にあると考えられる。事実、そこに注意して使うとこの竜骨湯は実にドラマチックに効くのである。

莪朮について

本誌三月号、木村孟淳先生の「中国の生薬（88）」は「莪朮」である。私などは生薬についてはごく常識的な事しか知らないので先生著の『読みもの漢方生薬学』（不知人書房）や本シリーズは大変勉強になる。

今回の莪朮であるが「家庭薬として胃腸薬に配合されているが、漢方で使われることはほとんどない」のは確かにそうだと思う。私の知っている範囲では中山摂州の『治肩背拘急方』、又、中薬学の世界ではその行気破血的効能で「気滞血瘀による腹腔内腫瘤、無月経、月経痛あるいは産後瘀阻の腹痛に、①三棱、川芎などと用いる三棱丸、②飲食積停による胸腹部の痞え、腹痛、腹満、悪心、嘔吐などに三棱、青皮、麦芽などと用いる莪朮丸。」（以上医歯薬出版の『中医臨床のための中薬学』神戸中医学研究会編著より引用）、位では無かろうか。中薬学では三棱、莪朮は活血化瘀薬に分類され、私は子宮筋腫に対して桂枝茯苓丸加薏苡仁、鼈甲、三棱、莪朮を以前は処方していた。

今回はその莪朮の含まれる治肩背拘急方について述べる。

治肩背拘急方

浅田宗伯の『勿誤薬室［方函］［口訣］』には「此の方は旧同僚中山摂州の伝にて、気うつより肩背に拘急する者には即効あり。」と述べられている。構成生薬は「青皮、茯苓、烏薬、莎草、甘草、莪朮」の六味よりなっている。莎草は香附子の事であるので正気天香湯（香蘇散去生姜加烏薬、乾姜）の加減方ともとれそうである。

矢数道明先生の『臨床応用　漢方処方解説』（創元社）では「気うつによる肩背拘急に効がある。神経衰弱、ヒステリー、神経症などで他の処方が効かないもの。肩背両側に緊張感、疼痛感を訴え、苦労性で常に訴えの多いものによい。」とコメントされている。要するに加味逍遥散タイプの人の頑固な肩こりに対して使用すれば良い訳である。被害者意識の強いムチウチ症に烏薬順気散加独活、羌活、木瓜即ち回首散と共に使う機会が多い（当院では）。

ここで出ている他の処方とは浅田宗伯の先出の解説書である長谷川弥人先生の『勿誤薬室［方函］［口訣］釈義』（創元社）の頭注に「単に肩のみ凝るは葛根湯加川芎大黄、手や肩に拘急があれば独活葛根湯、肩から手にかけて痛み、肩が張り、肩関節の疼痛のため手を動かすことのできぬ者は葛根加朮附湯」の事であろう。

これらの方剤と治肩背拘急方との鑑別はやはりその背景に「気うつ」があるかどうかにある。

◇症例2　四四歳　女性

主訴は「頭にワッカがはさまった様なコメカミを押される様な痛みと肩、肩甲骨の凝り、頭痛、後頭部の凝りによるノボセ、便秘、不眠、イライラ、軽いめまいとフラツキ、気分の落ち込み」である。

［現病歴］昨年の九月までは普通の生活をしていた。ところがその後、納得出来ないようなストレスがあったのをキッカケに、頭に血が逆上する。項～後頭、両肩にかけて凄く凝るようになった。ノボセ、便秘、イライラして物を投げたくなる。過食して体重が十キロ増えた。精神科にいき色々治療を受けたがまったく改善しないと言ってX年七月三十日紹介されて来院した。そのストレスとは紹介状によると「人間関係によるストレスから多彩な症状を出しています。」後は省略。

［現　症］身長一五七センチ、体重六三キロ、脈は沈弦。血圧は一三〇／八〇㎜Hg。舌は淡紅、胖で白滑苔（写真2－1）。腹診では腹力あり右の腹直筋が臍の前後で拘攣し臍上悸を認めた（写真2

−2)。瘀血らしき所見は無かった。

［経　過］顔をみた瞬間、治肩背拘急方と思った。それでそれを煎じ薬で投与した。ところが翌日電話があった。莪朮は塾のS先生が以前健康食品として服用した所、アナフィラキシーショックになり救急車で運ばれ大変だったと聞いていたのでヒョッとしたらとヒヤヒヤしながら電話に出ると「先生、昨日あの薬を飲んだら気持ちがよくなりはじめてグッスリ眠れた。しかもあれほど頑固だった頭のワッカでしめつけられる様な痛みがなくなった。」と言う。一週間後には後頭のノボセ感、肩から肩甲骨周囲の疼痛がほぼ消失。念の為、半年服用させ心身共に快調となったので廃薬とした。しかも又働きに出れるようになったばかりか、家族とのこじれた人間関係がうまくいく様になり大変感謝された。

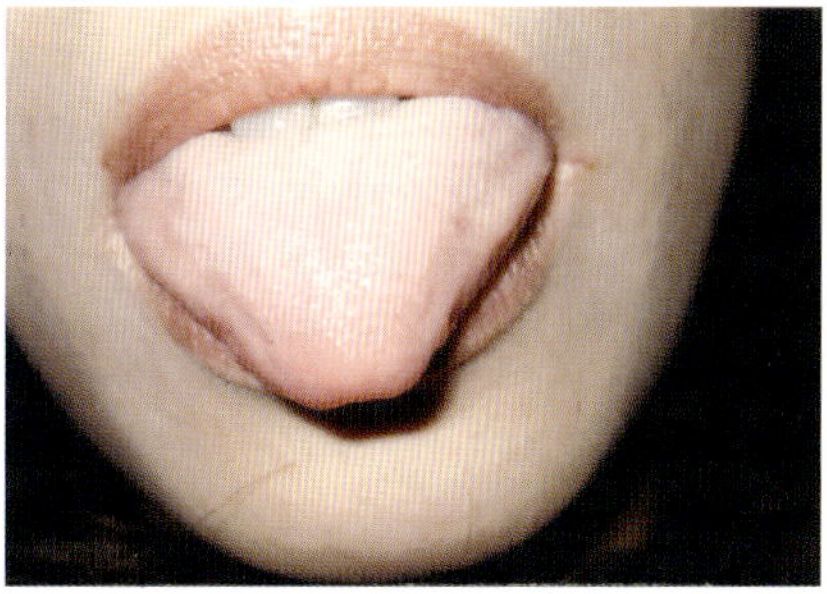

写真２－１

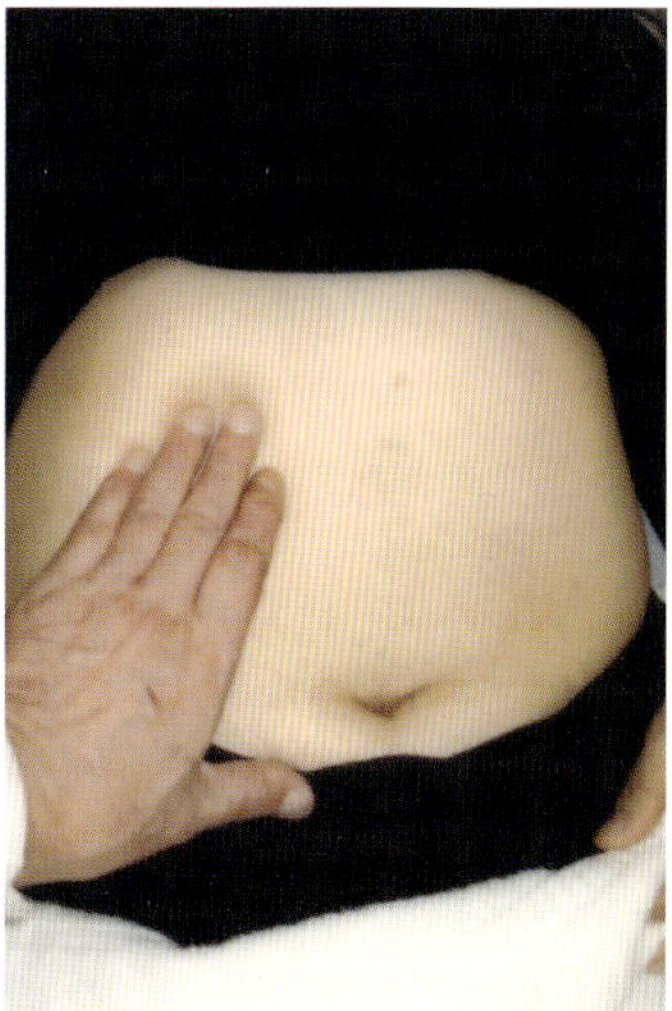

写真２－２

［考　察］ストレス社会のこの時代、この治肩背拘急方を使う機会が増えてきた。ただこの方になぜ莪朮が入れられているのか浅学非才の私には未だによく分からない。

東洞先生はこのようケースにどのような漢方方剤を選択されるのだろうか。情け無い事ではあるが最近私の所は雑病が増え後世派の処方が半分を越えるようになってきた。繁用処方のひとつに分心気飲があるなんて東洞先生がもし知ったとしたらドヤされそうである。逆に言えば『傷寒論』『金匱要略』の勉強がまだ未熟のためかも知れない。

「でも東洞先生、ストレス社会のこの時代、気剤を含めた後世派の処方がよく効くんですよ。」「未熟ものめが！」と怒られそうである。

●第26回　鹿児島での日本東洋医学会学術総会について

第64回　日本東洋医学会学術総会は九州の鹿児島市の城山観光ホテルで五月三一日から六月二日までの三日間、鹿児島大学教授、丸山征郎先生の会頭のもと盛大に開催された。

私は九州支部会に所属しているので結構発表の機会をいくつかいただだいた。それの準備、特にツムラのランチョンセミナー「日本漢方、山田光胤先生からの伝承～口訣と腹診～」の準備に忙殺され原稿を書く時間と気力が無くなったので今回は自分が関連した所の印象と言うか感想を述べさせていただく事にする。

九州は大分を起点にすると中心都市の博多と違いどこの県に行くにしても大変時間がかかる。今回の鹿児島は昨年新幹線が通じ五時間かかっていたのが漸く三時間半位に短縮した。

それでも三時間半ですぞ！

五月三一日、自宅を午後一時に出て城山観光ホテルに到着したのが五時半頃。チェックイン後六時から代議員会に参加。七時三〇分には今学会の目玉とも言える車座勉強会に講師として出席。

車座勉強会は総計十五の分野が用意され、五月三一日、六月一日の二日に分けて開かれる事になっていた。それぞれ色々なテーマが設けられ座長としてその分野の専門の先生が決められ概ね

二、三人の先生が担当している。
ところが私の所は私一人で担当しタイトルは「漢方全般」である。逆に言えば何の準備もいらない事になるがどんな質問が出るか予想もつかないので結構プレッシャーにはなる。

代議員会終了後、七時三〇分、私の担当の会場に入ると結構多くの先生方が参加してくれていて感謝と共にびっくりしてしまった。でもこの会の良さは焼酎を嗜みながら漢方談義をするので早く酔ってしまえば無手勝流で何とか乗り切れそうではあるかなと思った。

討論の内容は陰陽論から入り実熱と虚熱の違い、中国の特に北と南、そして日本は風土が違い同じ病原に感染しても病気としての反応様式が違う事、よって処方する薬も違ってくる事、中国では明から清代にかけてなぜ温病理論が起ってきたかなどに始まり続いてインフルエンザの治療について麻黄湯や大青竜湯等の使い方、そしてタミフルなどの抗ウイルス薬との併用など活発に議論された。

最後に柴胡疎肝散や理気平肝散、その虚証寒証用に使用するところの当帰湯をおこす病態生理としての胃や大腸の脾彎曲部に貯留するガスの有無について色々な意見が述べられ自分としては大変有意義な二時間を過す事が出来た。

その後は織部塾の若い先生と繁華街のカクテルバーにくり出した。ホテルに戻ったのは記憶があいまいだが午前零時は過ぎていたと思う。

翌朝はそれでも何とか七時半に起き朝食後、塾生の新富先生の「反鼻交感丹料」の治験例の発表に立ち会う事が出来た。

反鼻交感丹料

本朝経験であり浅田宗伯の『勿誤薬室「方函」「口訣」』では失心及び健忘を治すとコメントされ構成生薬は「茯苓、莎草、反鼻、乾姜」の四味である。反鼻が君薬と思われる。宗伯は更に「此の方は健忘甚しき者」と述べているが、しかし認知症の患者に対しては適応はどうであろうか。この場合の健忘はＰＴＳＤ（心的外傷後ストレス障害）などの時の一過性のものに対して使えると言う事ではないかと私は理解している。であるので「或は発狂後放心して痴騃になる者、又は癇うつして心気怏々と楽しまざる者」により有効性が高いと思われる。

事実新富先生の二症例も「長期に及ぶ気分の落ち込み」に対して使用され著効を得たと言った内容であった。

かく言う浅田宗伯だって『橘窓書影』に限っては二例しか使用しておらずその内の一例はもひとつ効果がなく「精神稍復す」とは言うものの結局「治肝虚内熱方」に転方してやっと効果を得ている。

新富先生の二症例が如何に価値があるかと言う事である。

午後十二時二〇分からの一時間は私が講演するツムラのランチョンセミナーである。

日本漢方　山田光胤先生からの伝承～口訣と腹診～

会場には四百人位の先生方が来られており久し振りに緊張した。座長は日本東洋医学会の会長の、又、私にとっては光胤先生門下の兄弟子でもある石川友章先生である。又、山友会のメンバーも光胤先生の御子息もふくめかなりの先生方が参加してくれていた。

ゆっくりしゃべるとゆうに二時間は越えると思われる内容であった。私の漢方学習法からスタートし、通っている金匱会診療所の様子、医局の風景、光胤先生の学統、大塚敬節先生との出会い、腹診の実際、虚実について、『傷寒論』の解釈の立場、先生の発見された後世派の処方の腹診所見、特に加味逍遥散と滋陰至宝湯、腹診の際、光胤先生がよくされる打診の有効性についての自験例二例、最後が有名な大塚敬節先生の遺訓で終ったが何とか予定の一時間をオーバーする事はなく終える事が出来た。

私はこの一時間の講演に本学会のすべてをかけていた。ホッとして控室に戻ったとたん急に空腹なのに気づいた。ランチョンセミナーなので会場の先生方には弁当がついているのに講師はその前後にしか食べられない。

そこで弁当を食べようとしたら塾生の久能先生から「先生、日本臨床漢方医会の理事会があり…」更には「参議院選の件で日本医師会のお偉いさんがいらしているので早く来て下さい」と言われ、あわててその会場に参加した。お偉いさんは日本医師会の三上副会長である。七月の参議院選に日本医師会の推す羽生田たかし副会長の選挙協力の依頼に来てくれたとの事であった。その後、日本臨床漢方医会の理事会、そして四時十五分から約四十分、別の会場で私は難治性咳嗽の講演をした。

難治性咳嗽

漢方医学では『黄帝内経』「咳論」の「五臓六腑、皆咳をなす」と考え又冷えを病因のひとつとして重視している。よって肺系の薬でうまくいかないケースにはこの立場より治療すると結構解決出来る事が多い。

肺中冷、脾虚、腎性の咳、又、陰病期の咳、傷寒とまぎらわしい病態に使う麻杏薏甘湯、心中懊悩症に使う梔子豉湯の代用としてエキスの梔子柏皮湯の使用例などを講演した。小さな会場であったがかなりの方に来ていただいた。

午後六時よりは懇親会、そして山友会参加。大役が終りホッとしたせいもあるが久し振りに美味しい酒をしこたま飲んだ。

六月二日は午前九時よりシンポジウム。タイトルは「エキスから煎じへ、煎じからエキスへ」で私は溝部先生との座長と自分も四番手としての発表の予定があった。何とか七時半に目覚ましで起きたもののなんと二日酔いである。朝食を食べる気にもなれない。フラフラしながら会場に行き会の進行をみながらどうなる事かと不安であった。

ところが自分が発表する午前十一時頃には急に頭がスッキリしてきた。神様、有難うございます。二十分の発表はこれで大過なく乗り切れた。

煎じからエキスへ

諸般の事情から生薬の値段がびっくりするほど値上がっている。これからは気軽に煎じ薬が使いにくくなりそうである。それで何とかエキスを組み合わせて煎じ薬の代用とする工夫が必要にならざるを得ない。

安神復醒湯、調栄活絡湯、胃風湯、赤石脂禹余糧湯等をエキスでいくならについて話をした。昼食はおいしく食べられた。

午後からは共同演者になっている塾生の阿南栄一郎先生の「円形脱毛症に対して漢方治療～」、西田欣広先生が座長をしている会場に顔を出し、彼等と共に大分に帰省した。

充実した三日間であった。しかし次の土日は織部塾と東洋医学会の大分県部会がある。「へたるわけには行きません。」（大分弁）

●第27回　最近の症例から

最近世間が複雑になったせいか心身共に病んだと思われる患者が増えてきた。しかも訴える事が実に様々である。単純な風邪や胃腸炎の患者が来るとホッとする。

今回は最近の症例をいくつか報告する。

◇症例1　五十歳　男性

［主　訴］問診表によるとＥＤ（意味はお分かりですね）。

［既往歴］二五歳、胃、十二指腸潰瘍で入院。

［現病歴］三年前から急にＥＤとなった。妻以外の女性共ダメになったと言う。女性の裸を見ても全く反応しない。漢方で何とかならないかと言う。勿論、バイアグラ等は効果が無い。あればこんな所に来ない。

タバコは日に三〇本、ビールは三五〇ミリリットル嗜む。

［現　症］一七六センチ、七三キログラムで堂々たる体型。脈は沈弦。血圧は一二〇／八〇㎜Hg、腹力は結構あり。右にハッキリした胸脇苦満、少腹不仁もあり。臍傍〜上悸を認めた。

［経　過］脈診、腹証からは腎虚に肝気鬱結がからんだ状態と思われた。そこで柴胡加竜骨牡蠣湯に六味地黄丸料を合方して投与した。二週間後に来院。今の所変化なしと言う。念の為に検査した遊離テストステロンは七・五pg／mlで同年代男性の下限値七・七pg／mlを下まわっていた。継続服用させる事にした。更に二週後は少し良い。朝立ちが回復したとの事。肉食する事を進めた。その後一ヶ年して大分改善した。具体的な内容は控えるが、望診で段々自信に満ちた顔貌となってきた。

初診から四ヶ月後の遊離テストステロン値は一四・八pg／mlと初診時の二倍近い数値となっており今も服用中でEDの傾向は全く無いとの事。「先生、今度良い女を紹介しましょうか」と本気で言い出し、つい「何、バカ言っとんのか」と我を忘れて怒ってしまった。

［考　察］漢方も証があえばEDにも効果がありそうである。しかもケースによっては遊離テストステロンも回復してくる可能性もある事を本例は教えてくれた。

最近、男性更年期障害が巷で盛んに言われだした。漢方でいくなら柴胡加龍骨牡蠣湯合六味地黄丸料が私の経験ではよく効いている。むしろ積極的に体を動かし適当に遊ぶ事が大事と思うがこれに関しては異論がいくつも出そうであるが。

◇症例２　六十歳　女性

本例は柴胡桂枝乾姜湯の典型例である。

［主　訴］全身の倦怠感、不眠。
［現病歴］X年六月十一日、クーラーの効いた部屋で長時間の会議に出た所、体が凄く冷えた。その後全身の倦怠感が出現し更に頭汗や足の冷え、口渇、口内の不快感、又、盗汗もあると言って四日後の六月十五日に受診した。
［現　症］身長一五〇センチ、体重四六キロ、虚証タイプ。脈は左は弦細、右は細、血圧一二〇／七二㎜Hg。舌は先端はやや紅であるが他は淡紅、胖。歯痕。微白苔（写真1）。腹証は腹力はやや弱く右に軽い胸脇苦満を認め臍傍～上の悸を触知し右下腹に極く軽度の圧痛があった（写真2）。
［経　過］以上より柴胡桂枝乾姜湯をエキスで投与した。又、不眠に対しては加味帰脾湯エキス二・五グラムを就寝予定三〇分前に服用させた。一週後に来院。頭汗、盗汗はなくなり中

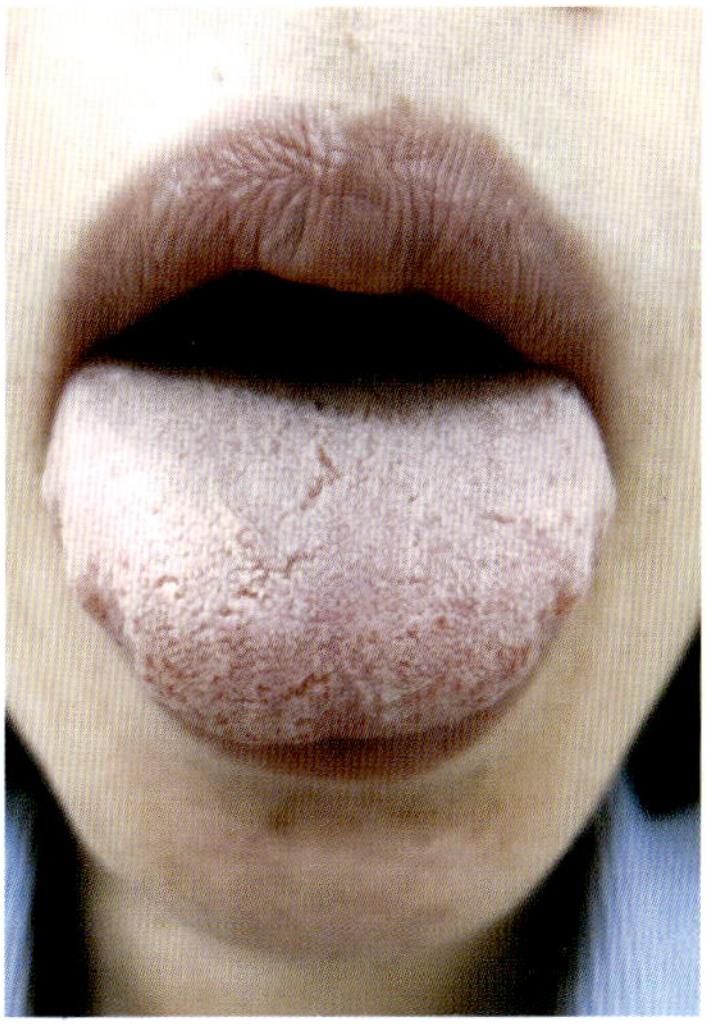
写真 1

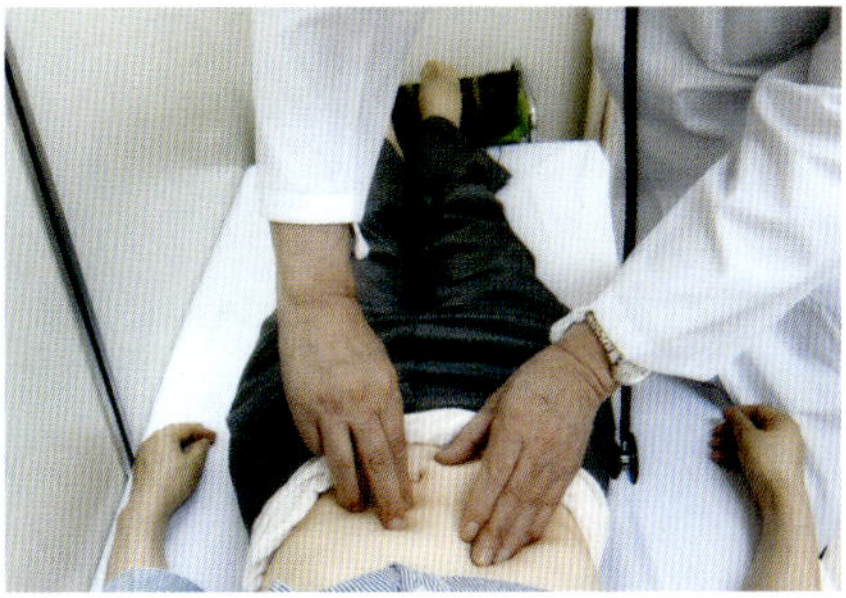
写真 2

途覚醒もなくグッスリ熟眠出来るようになった。以前のような疲労感や全身のだるさも無くなったと言う。残り二週間分の投薬で廃薬とした。

［考　察］柴胡桂枝乾姜湯は『傷寒論』が出典である。原文は「太陽病下篇」に「傷寒五、六日。已に発汗し而して複た之を下し、胸脇満し微結し、小便利せず、渇《かつ》して嘔せず、但だ頭のみ汗出で、往来寒熱し心煩する者は此れ未だ解せずと為す也。柴胡桂枝乾姜湯之を主る」と出ている。

さてこの方剤のポイントは「発汗し而して復た之を下した」結果、背景に程度の軽重はともかく脱水、即ち津虚があると言う事である。その結果、「渇」や「小便不利」が出て来、陰液が虚した結果、虚熱が加わりその部分症状として頭汗や盗汗があらわれ、その為に渇があるので湿をさばく半夏を除き、もちろん嘔は無いし、陰液を補う目的で瓜呂根、牡蠣を、又、相対的な気の上衝をおさえる為に桂枝を入れたのだと私は解釈している。異論は多いと思うが。

『金匱要略』には「瘧、寒多く微しく熱有り。或は但寒し熱せざる者」に用いるとある。

この方剤はこの現代社会において色々な面で使用される事が多い。

古い時代は尾台榕堂が『類聚方広義』の頭註で「労瘵、肺痿、肺癰、瘰癧、痔漏、結毒、黴《ばい》毒等久しきを経て癒えず、漸く衰憊に就き、胸満乾嘔し、寒熱交作し、動悸煩悶し、盗汗自汗、痰嗽乾咳、咽乾口燥し大便溏泄、小便不利し、面血色無く精神困乏し、厚薬に耐えざる者」とコメントしたように結核等感染性疾患のある病期に使われていたと思わるが現状はストレス疾患を含めその適応はかなり広い範囲にわたっている。

使用ポイントを師の山田光胤先生の『漢方処方、応用の実際』（南山堂）から抜粋すると、

「細野史郎氏は自身の経験から」

（ⅰ）蒼白い顔色で如何にも寒そうにみえ、また寒いと訴える。

（ⅱ）肩がこるものが多く、その肩こりは柴胡姜桂湯以外には治るものが無い。

次は私のコメント。確かにその通りだと思う。冷え症の人で外が寒いと肩こりがひどくなるというので腹診所見を参考にはしたが、この方剤を投与してドラマチックに効いた経験が何人かある。

（ⅲ）心臓の代謝機能障害のないものは効かない。

私のコメント。心臓の代謝機能障害とはどう言う状態を言っているのだろうか。原文の中に「心煩」とあり牡蠣が含まれているので、この方剤の適応した患者さんがよく訴える「胸がモヤモヤして動悸がして何となく不安で落ち着かない。居ても立ってもおられない」と言う事を述べられているのだろうか。

（ⅳ）腹証の特徴は胸骨の剣上突起よりやや上部の中庭の部分の圧痛をみとめる。その他、いわゆるもち肌の人が多い。体質は必ずしも虚弱とは限らない。

私のコメント。腹診については和久田寅叔虎の『腹証奇覧翼』（医道の日本社）の図（図1）を参考にしていただくとして、「もち肌」は三省堂の『新明解国語辞典』では「つきたての餅のように色が白くなめらかで、ふんわりした感じの肌」なので柴胡桂枝乾姜湯を生じやすい人の体質的背景と

してはどうであろうか。

なぜならば、柴胡証をあらわしやすい体質として黄煌氏の『十大類方』（メディカルユーコン）の「柴胡体質」の「外観特徴」では「体型は中等のやや痩せ気味、顔色は微暗黄、あるいは青白色を呈し、つやがない。皮膚は比較的乾燥、筋肉は比較的堅緊」とあり私もそのような経験を多くしているからである。

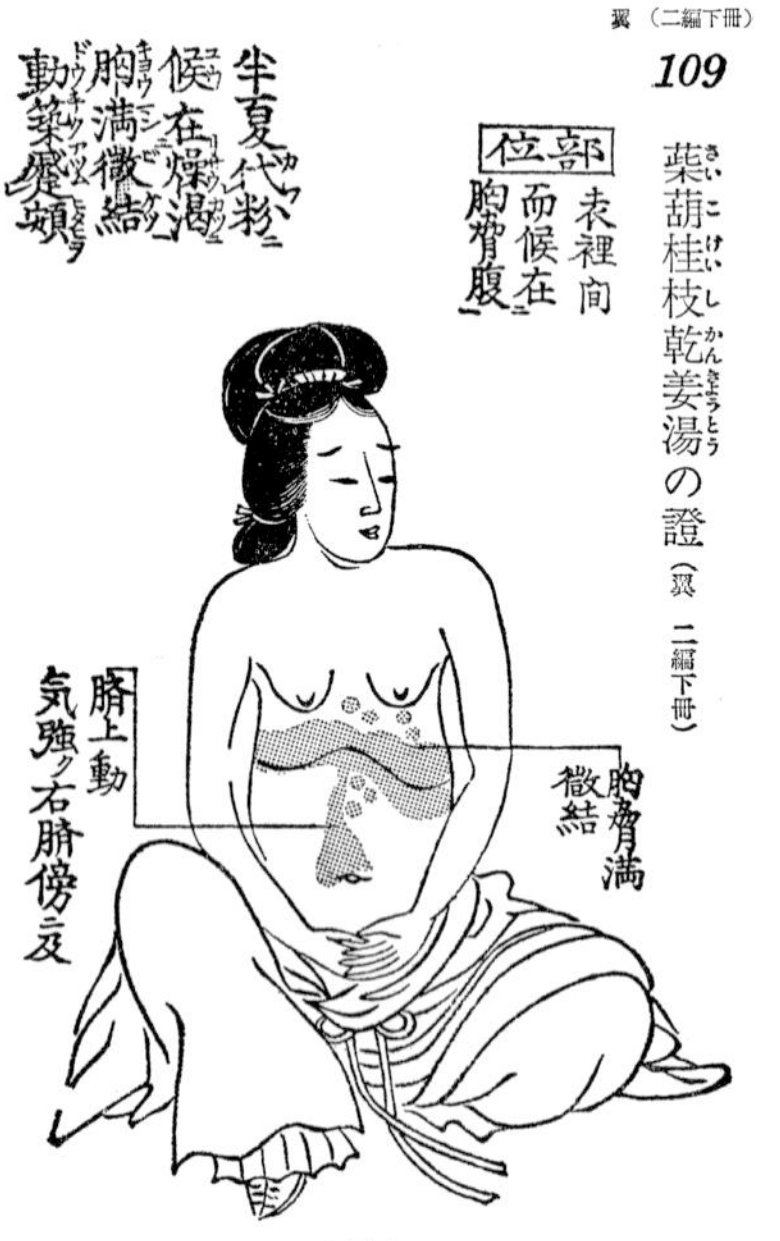

図1

次にこの方剤を使用する上で大事な所は黄煌氏が「柴胡桂枝乾姜湯は柴胡類方中の精神安定剤および精神疲労回復剤である。」と述べたところである。すなわち「精神的症状の幅が大きい。過度の精神的緊張は飲食不振をもたらし、そこにまた肉体労働や発汗過多などの刺激が加わると、容易にこの方剤の証が形成される」と言う事である。

光胤先生の『漢方処方、応用の実際』に戻る。

「古人の口訣」として大変参考になるポイントが述べられている。

「①下利が長い間止まらず、あるいは下利が止んで脈が数で食欲がない。あるいは口渇があって腹中に動悸があるもの（治痢攻徴篇）」

著者のコメント。難治性下利に対しては苦労させられるが時にこの方剤が効く場合があると言う事であろう。精神的因子が背景にある過敏性腸症候群に使用する機会がありそうである。

「②喘息でさむけがして熱があり、胸部の動が激しいもの。（『丹波家方的』・肺脹）」

著者のコメント。麻黄剤や西洋薬のエフェドリン合有方剤服用中に時にこういう状態になる場合がある。私はこういった場合、柴胡桂枝乾姜湯に厚朴、杏仁を加味して使用している。

「③耳鳴りで、動悸が上がって耳にひびくもの。（『方輿輗』・耳）

著者のコメント。こういった場合、奔豚《ほんとん》が鑑別になるがこの方剤に呉茱萸、茯苓を加味するとより効果があがる。

「④腹診すると、腹じゅうに網《あみ》のように動悸があり、小便が淋瀝するもの。婦人帯下があって小便が淋瀝するもの。（『処方筌蹄』・淋瀝）」

著者コメント。網のような動悸には呉茱萸、茯苓、竜骨を加味。小便淋瀝には木通、車前子、猪苓を加味。婦人の場合は温経湯もしくは清心蓮子飲を合方すると良い場合がある。

「⑤小児の疳症はいろいろあるが、胸脇苦満して徴結するもの」

抑肝散等と鑑別した上でと言う事である。

以上、柴胡桂枝乾姜湯は非常に応用範囲の広い方剤である。

以前光胤先生が「柴胡桂枝乾姜湯と真武湯を自由自在に使いこなせたら剣道で言えば目録位の腕

と言って良い」とおっしゃっておられた。今の段位でいったら二段か三段位であろうか。

今の私の実力は東洞先生に言わせると多分、「未だ目録以下じゃ」と認定されそうであるが。

●第28回　五苓散について

日本人は御飯は水でたくしミソ汁を飲む。お茶も飲む。果物をよく食べる。気候は温帯のモンスーン地帯で湿気が多い。気、血、水で言うと気虚で水滞（毒）のある人が多い傾向にある。五苓散の出番が多いのも肯ける所である。

特にこの夏（平成二五年）は蒸し暑い日が続き当院ではこの五苓散の処方がグッと増えた。

そこで今回は五苓散について自験例を中心に私見を述べさせていただく事にする。

組織や細胞における水分代謝についてはアクアポリン等西洋医学の研究が進んでいるのは私も十分承知しているが今回は省略する。

五苓散について

具体的な活用については尾台榕堂の『類聚方広義』が参考になる。創元社の藤平健主講の解説より引用する。

『方極』では「消渇」が最初にあげられている。次が「小便不利」これは「五苓散は、のどがひどく渇いて水をしきりに飲むが、そのわりには小便の出かたが悪い。」と言う意味である。口渇は患者自身がよく訴えるが小便不利はこちらが「普段と比べておしっこはちゃんと出ていますか」と質問しないと向うから言わない場合がある。ここまでは猪苓湯とよく似ているが発汗の有無で区別出来る。白虎加人参湯は口渇、多汗は似ているが小便は割と出るので鑑別に困る事は無い。

「或いは渇して水を飲まんと欲し水入れば則ち吐する者」いわゆる「水逆」の事であるが、五苓散証の場合、飲んだ水の量より多量のものを吐くのが特徴である。水を飲んですぐに吐くのに対し「朝に食すれば暮に吐き暮に食すれば朝に吐く」と言ったタイムラグのある場合は「胃反、吐して渇して水を飲まんと欲する者」に使う茯苓沢瀉湯である。

又「尿不利と汗出で」ていても五苓散には渇があるが、渇の無い場合には茯苓甘草湯である。簡単に言うと茯苓沢瀉湯は苓桂朮甘湯加生姜、沢瀉であり、茯苓甘草湯は苓桂朮甘湯の朮を生姜にかえた内容である。

苓桂味甘湯、苓姜朮甘湯等このあたりは共通する生薬も多いがその組み合わせで証というか方剤の適応症状が違ってくるのが漢方方剤のおもしろい所であるが、逆に言えば安易な加味や合方はよほど経験や自信が無ければしない方が無難である事を示唆している。

さて五苓散は沢瀉、猪苓、茯苓、朮、桂枝の五味よりなっており末と為し白飲（おも湯）で混ぜて服用しその後多く煖水を飲み、汗が出ればなおると方後にコメントされている。

それに対し矢数道明先生の創元社『漢方処方解説』では「法のごとく煎じ温または冷服する。水逆のときは散として用い、煎用のときは冷服した方がよい。二日酔いのときなども冷服した方がよく効く」とある。

エキスは料であるので散では無いのでケースバイケースで温、或は冷服すると良い。

道明先生は『方解』では「本方を構成する薬物は大部分が利水の剤といわれているもので、淡白な味で体内の水分の偏在しているのを調整する働きがある。」「血液中の水分と、血管外の水分、すなわち組織や体腔内の水分との均衡が破れ組織や体腔内に余分の水分がありながら、血液を潤すことが出来ない場合で」、五苓散は「これを調整するものである。」その作用機序は「胃内その他の体腔管外の水を血中に送り」その結果「血液は潤って口渇はやみ」「自然に尿利がつき、煩躁もやんで眠れるようになるものと解釈される。」納得出来る解釈である。

ただし「五苓散の苓は猪苓の苓で、それが主薬である。」と言うのはどうであろうか。

なぜならば『中医臨床のための方剤学』神戸中医学研究会編著の利水滲湿剤の五苓散の解説の中より引用すると「『医宗金鑑』には「～君は沢瀉の鹹寒、鹹は水府に走き、寒は熱邪に勝つ。二苓（猪苓、茯苓）の淡滲を佐とし、水道を通調し～」とあるからである。

私は桂枝は五苓散の中では結構重要な役割を果たしていると思っている。一言で言うと通陽作用であるが、矢数先生は「肌表の邪を発散し、よく上行して気血を発泄透達し表裏上下に伝達させる」働きをしている。

原典を引用する。

『傷寒論』には

「太陽病、発汗後大いに汗出で胃中乾き、煩躁して眠ることを得ず。水を飲まんと欲する者は少々与えて飲ましめ、胃気をして和せしむれば則ち癒ゆ。若し脈浮、小便不利、微熱、消渇する者は五苓散之を主る。」

「汗を発し已り、脈浮数、煩渇する者」

脈に注目して欲しい。沈微、遅脈などは五苓散証の可能性は低いと言う事である。

「傷寒、汗出でて渇する者は五苓散之を主る。渇せざるものは茯苓甘草湯之を主る」

汗が出ていてしかも口渇があるのが大事だと言う事である。

「中風、発熱六七日、解せずして煩し表裏の証あり。渇して水を飲まんと欲し、水入れば則ち吐する者は名づけて水逆という。」

この証は結構多い。水逆の症候が無い場合、柴苓湯にして投与すると良い。

「病陽に在れば応に汗を以て解すべし。反て冷水を以て之に潠《ふ》き若しくは之を灌《そそ》げば其の熱劫《おびやか》されて去ることを得ず。彌更に益々煩し肉上粟起す。意水を飲まんと欲し反て渇せざる者には文蛤散を服さしめ若し差えざる者には五苓散を与う。」

肉上粟起を水疱と考え帯状疱疹や小児ストロフルス、口唇ヘルペス等に応用する根拠とされている。

「本下すを以ての故に心下痞す。瀉心湯を与えて痞解せず、其人渇して躁煩し小便不利すれば～」

これも使うチャンスがある。

『傷寒論』の「霍乱病篇」には、

「霍乱、頭痛、発熱、身疼痛、熱多く水を飲まんと欲する者～」「寒多く水を用いざる者に使う理中丸」と共に嘔吐下痢症に対して使うケースが非常に多い。

『金匱要略』の「痰飲咳嗽病篇」に、

「假令《たとえ》ば痩人臍《そう》下悸し涎沫を吐し癲眩す。之れ水なり。」

脳浮腫によると思われる「めまい」に使うチャンスがある。苓桂朮甘湯と鑑別して使用する。

五苓散の臨床応用

この夏は猛暑が続き暑気あたりで来院する人も結構多かった。白虎加人参湯も使ったが、この五苓散証を呈する人が断とつであった。口渇、多飲、多汗、尿不利に加え食欲の低下、体のだるさ、脈は比較的浮であるのを目安にした。効果は抜群であった。

もちろん気虚が基本にある人の夏バテにはエキスにある『医学六要』の清暑益気湯である。補中益気湯との鑑別は気虚に加えて陰虚というか津虚と虚熱症状があるかどうかと言う事である。なぜなら清暑益気湯には麦門冬、五味子、人参の生脈散が入っており又虚熱に対して黄柏がありそのあたりが補中益気湯とは違うところであるからである。

矢数先生著の『漢方処方解説』の［応用］には実に多くの疾患があげられている。「　」は私のコメントである。

（1）水逆の病　（2）急性胃腸炎「に対して私も数々使用している」。使う頻度の多いのを次にピックアップすると、（5）乗物酔い。「苓桂朮甘湯も効く。」（6）腎炎。ネフローゼによる浮腫。（7）急性膀胱炎。「これには猪苓湯の方がよく使われている。」（9）てんかん（多く涎沫をともなうもの。あるいは水を見ると発作の起こるもの）。「私にはこの病態に対して使用した経験は無いが覚えておくと使うチャンスがあるかも知れない。」（10）陰のう水腫（車前子、木通を加える。）。「利尿の力をパワーアップする為の加味と言う事であろう。」（11）カタル性結膜炎。仮性近視等。「これに対しては苓桂朮甘湯加車前子、黄連、細辛いわゆる東郭の明朗飲の方を私はよく処方している。」（12）皮膚の水疱。「口唇ヘルペスには桂枝加黄耆湯を合方。帯状疱疹には初期に越婢加朮湯や黄連解毒湯を合方して使うとドラマチックに効く印象がある。」

（13）日射病。前記。（14）頭痛、偏頭痛。「当然水毒がらみのと言うのが前提である。雨降りの前が特に悪くなどと言ったらそれだけで五苓散と決定出来る位である。」（15）三叉神経痛。「局所的な浮腫による圧迫等が原因と思われるが葛根加朮附湯等と合方して使うと更によく効く印象がある。」

（22）二日酔い。「私も過去何度もお世話になっている。確かによく効いている。」（23）メニエール症候群。（25）ストロフルス。

知っておくと便利な加味として（21）舌病に黄連、石膏を加味。（24）疝気（腰痛には加小茴香）。

これらは『方函』『口訣』のコメントで「又、疝にて烏頭桂枝湯や当帰四逆湯を用いて一向に腰伸びず諸薬効なきに五苓散に加茴香にて妙に効あり。是れは即ち腸間の水気を能く逐うが故なり」を参考にしたのだと思われる。

最後に暑気あたりがらみの所を引用する。浅田宗伯の『雑病翼方』より、感染症と鑑別する上で役に立つというかヒントになる所である。

「『感証集腋』五苓散。暑湿の病たる、発熱、頭疼、煩躁して渇す。加人参。」汗の有無、小便の出具合を問診しとかないとつい葛根湯加石膏を間違って処方しそうである。

「『回春』、五苓散。傷暑、身熱し口乾煩渇し、心神恍惚、小便赤渋し大便泄瀉する者」。大小便の様子より白虎加人参湯とは鑑別できる。

「『信効方』、五苓散。春夏の交、病傷寒の如く、其の人、汗自ら出で肢体重痛し、転側し難く小便不利なり。此れ風湿と名づく。傷寒に非ざるなり。陰雨の後、卑湿、或は引飲過多、多く此の証有り。但五苓散を多服し小便通利し湿去れば即ち癒ゆ」「風湿、脈浮、身重く汗出で悪風ある者」の防己黄耆湯と鑑別した上でという事である。

●第29回　五苓散の使用例

今回は五苓散を使用した自験例をいくつか紹介する。

◇症例1　四九才　女性

［主　訴］嘔吐（水逆タイプ）
［現病歴］糖尿病で通院中であったが、X年九月九日左顔面神経の不全麻痺となり大病院の耳鼻科でステロイド治療、糖尿病科でインスリン治療を受けていたが、九月二四日朝より激しい頭痛と悪心があり水を飲んでもすぐ嘔吐すると言って来院した。
［現　症］身長一六五センチ。体重八〇キロと肥満している。血圧一七六／九四㎜Hg。脈はやや浮で緊張。舌はやや紅舌。胖、腹力は中等度、心下痞硬を認めた。
［経　過］「水逆」と考え，五苓散エキス二・五グラムを微温湯約五〇ミリリットルでいっきに服用させ、ＥＬ３号五〇〇ミリリットルを点滴にした。水を飲んでもまたたく間に吐いていたが、五苓散服用後はそれが無くなり点滴終了時の二時間後には頭痛も嘔吐もきれいにおさまった。水逆の典型例と思われた。

さて水逆の特徴は「渇して水を飲まんと欲し水入れれば則ち吐する」状態であるが次の症例は「朝に食すれば暮に吐き暮に食すれば朝に吐く」茯苓沢瀉湯の使用例である。

◇症例2　八四才　女性
茯苓沢瀉湯使用

［主　訴］ムカムカがあり食べられない。食べるとそのムカムカがひどくなり三～八時間位して吐く。

［現病歴］亀背が強く日頃は桂枝加朮附湯を服用している。ここ二週便が出ていない。腹満して少し食べても吐きそうになると言う。この様な場合「食し已って即ち吐する者」の大黄甘草湯を先づ投与すべきであるが腹診で腹直筋が突っ張っていたのと左下腹に圧痛がありそれを大実痛と考え桂枝加芍薬大黄湯二・五グラムを就寝前に投与した。そしたら二日位して大量排便したもののなお食後のムカツキがとれない。様子をみていたが、一週しても改善しない。本日は昨夜食べたものを今朝吐いたと言って来院した。

［現　症］亀背がひどく身長は一四三センチ。体重三六キロ（写真2―1）。舌は紅舌やや胖（写真2―2）、脈沈細やや数。血圧一二六／七六㎜Hg。腹力はやや弱、心下痞硬を認めた。

［経　過］タイムラグのある嘔吐より茯苓沢瀉湯証を考えた。「出来たらエキスで」と言われたので内容が苓桂朮甘湯加生姜、沢瀉なのでそれを含む方剤として五苓散（桂枝、沢瀉、白朮、茯苓、

猪苓）合人参湯（白朮、人参、乾姜、甘草）を合方して常用量の二分の一を投与した。五日後に来院。服用翌日には諸症状が全く無くなったとの事。

［著者コメント］茯苓沢瀉湯を使用する機会は結構多い。私の場合は煎じ薬でこれまで処方してきたが今回はじめてエキス剤で工夫してみた。余分な生薬が入るが五苓散合人参湯で代用出来そうである。

◇症例3　五九才　女性

腰痛に五苓散合安中散。

［主　訴］体がだるい。頭が重たい。腰～フクラハギが重だるく痛む。

［現病歴］日頃は高コレステロール血症に対しリポバス（5）一錠を服用している。夏の暑さにやられたのか「体がだるい。頭が重たい。肩

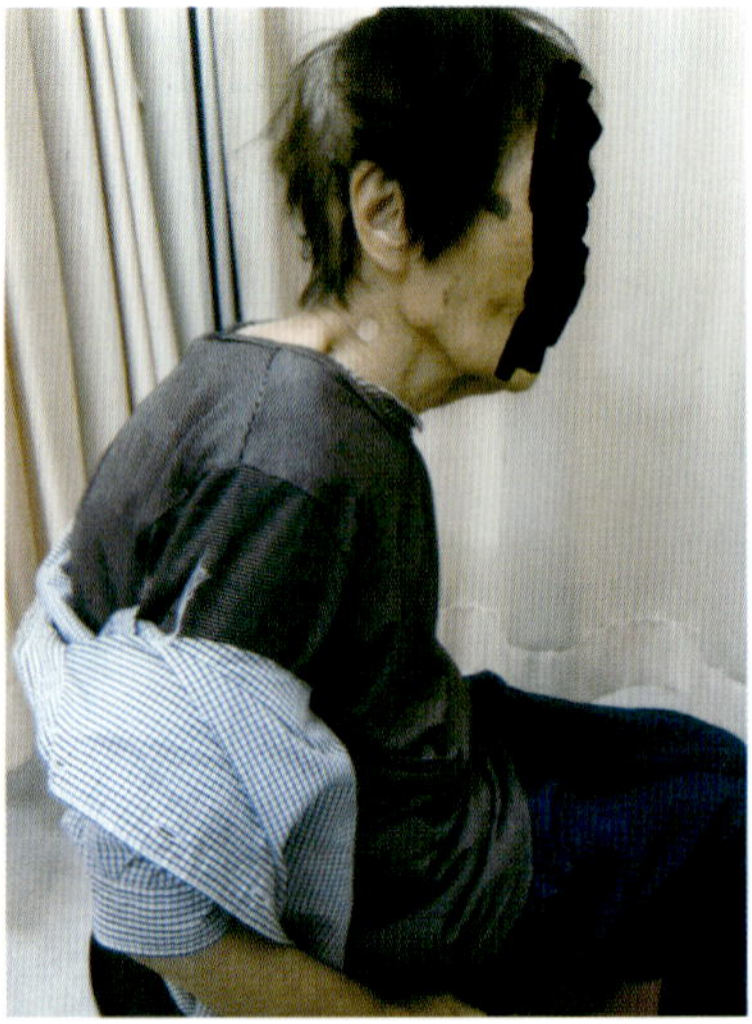

写真２－１

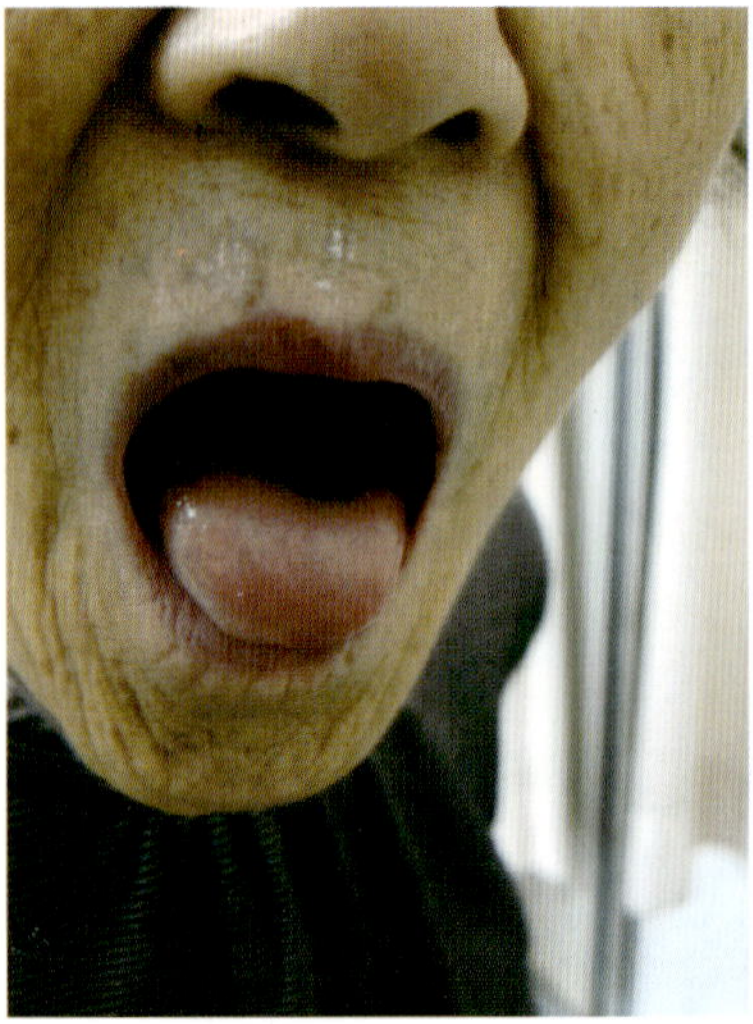

写真２－２

から腰足が重だるい。腰がシクシク痛む」と言う。問診で口渇して水を飲む割に尿は余り出ていない。汗が多いと言う。

［現　症］身長一五八センチ。体重五二キロ。血圧一四〇／七〇㎜Hg。自汗。脈浮。腹診で上腹に振水音、臍上悸。

［経　過］宗伯が言う（前出）「疝にて烏頭桂枝湯や当帰四逆湯を用いて一向に腰伸びず諸薬効なき時に使用する五苓散加茴香の方意で、ただし本例は疝らしき所見はなかったが時々胃痛と吐き気があり、又、水毒的所見が多いので、エキスで五苓散合安中散を処方した。

二週間後に来院。服用後尿の出がよくなりそれにつれ腰痛はみるみるうちに良くなったが今度は右膝がはれて痛むと言う。又、体が疲れやすく重だるい。胃は痛みは無いが食後もたれると言う。そこで防已黄耆湯合胃苓湯をエキスで処方した。二週間後来院。右膝はドラマチックに良くなったと報告があった。

［著者コメント］疝でおこる腰痛にはソケイ部（衝門）の圧痛があり手足の冷えが強ければ当帰四逆加呉茱萸生姜湯、その部の圧痛の無い場合は烏頭桂枝湯がよく効いている。それでうまくいかない場合、二の手、三の手として五苓散加茴香を知っておくと必ず役に立つ場合がある。ただし背景に水毒傾向がある事がポイントとなる。

◇症例4　八二才　女性

防已黄耆湯合五苓散

［主　訴］十年前よりひどくなった左膝痛。

［現病歴］十年前より両膝の変形性関節症となり近くの整形外科でアルツ等の局注を受けロキソニンなどの消炎鎮痛剤などを服用してきたが少しも良くならない所かムクミやめまいが生じ、最近では手指のＤＩＰが痛むと言って来院した。

［現　症］身長一三九センチ。体重五七キロ。小柄だが肥満している（写真３－１）。血圧一二六／七四㎜Hg。上半身に自汗、脈は沈弦、舌は淡紅、胖、裂紋（写真３－２）。

手指はヘバーデン結節、膝は特に左が腫れ、起立時と歩行し始めに痛む。

［経　過］煎じ薬で防已黄耆湯合五苓散加羌活、独活、薏苡仁、附子、芍薬を処方した。一週

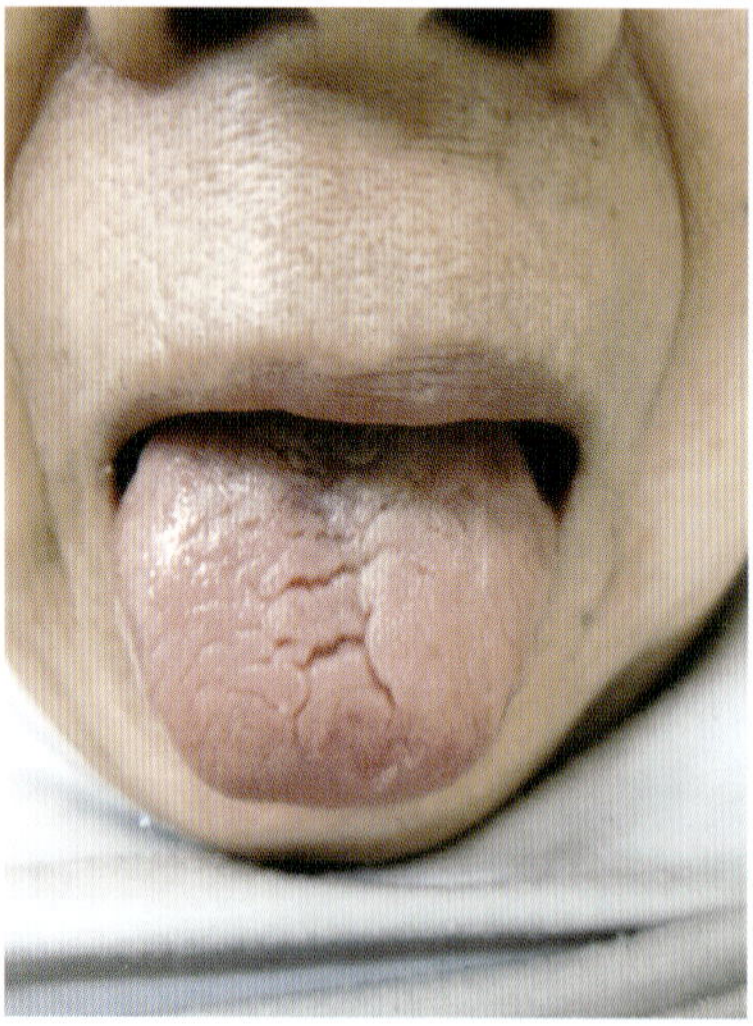

写真３－２

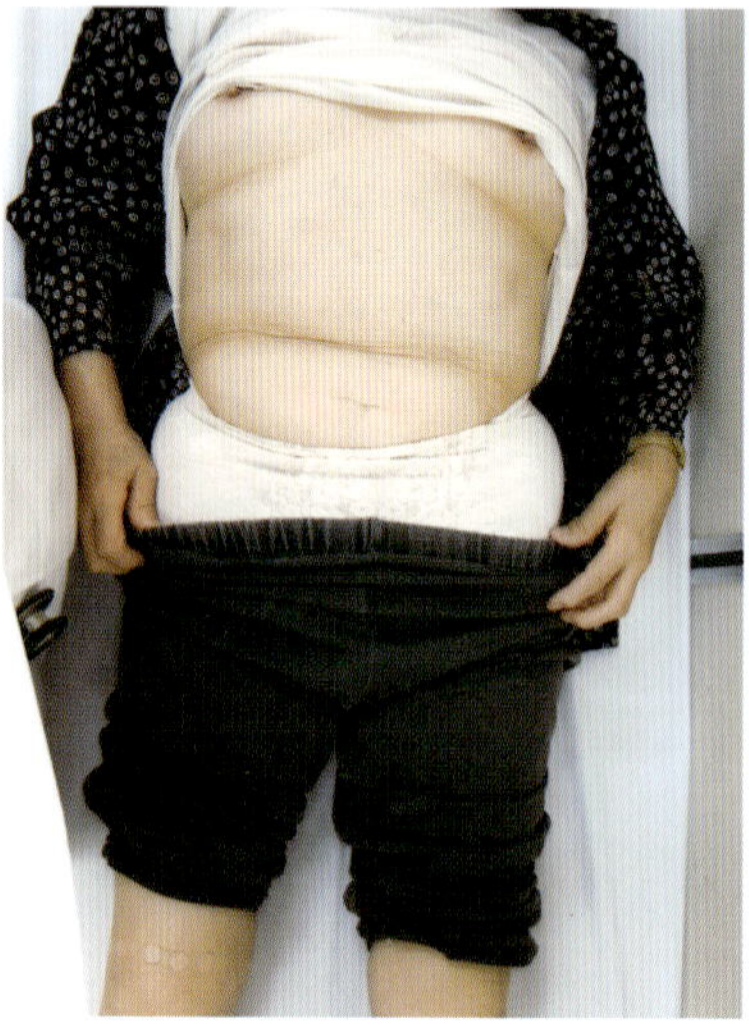

写真３－１

間後、左膝の腫痛は少しは良いが出来たらエキスにしてくれと希望したので防已黄耆湯エキスを投与した所、体のムクミが少し増し軟便になると言う。

そこで五苓散料エキスを朝のみ合方した。一週間後は手足や体のムクミはなくなった。体重五一・四キロとひきしまった。更に二週後にはめまいもなくなりムクミも無い。そして膝の腫痛も著明に改善した。しばらく継続服用する事にした。

［著者コメント］例えば膝関節の腫れと痛みが防已黄耆湯でもひとつ効果が無い時は胃が丈夫で心疾患等が無い実証タイプであれば越婢加朮湯や薏苡仁湯など麻黄が入った方剤を合方する事は数々経験する所である。

本例のような高齢者でしかも虚血性心臓病（現病歴では記載しなかったがシグマート、アイトロール、パイアスピリンを服用していた）を合併している場合には使用しにくい。

そんな場合、五苓散を合方すると意外に解決出来る事がある。

◇症例5　四七才　女性

五苓散使用の標準例

［主　訴］体が重だるい。左頚の凝り。

［現病歴］六月十七日の来院三日前より上記主訴に加え、口渇、多飲、日中は手掌から体全体が熱く汗をかく。その割に尿の出が悪い。軟便。

［経　過］五苓散の証の教科書的な症例なので迷わず投与した。一週間後には夏バテ的症状を含めたすべてがドラマチックに改善した。

◇症例６　六四才　女性

左Ⅰ、Ⅱ枝領域の三叉神経痛に葛根加朮附湯合五苓散

［主　訴］来院二週間前より生じた左三叉神経痛。

［現病歴］耳鼻科を受診して色々投薬されたが口渇やフラツキを生じ発病二週後に漢方治療を求めて来院した。糖尿病でメトグルコ（250）、高血圧症にタナトリル（５）ＩＴ、高尿酸血症にザイロリック100、高コレステロール血症にメバロチン（10）を服用中である。

［現　症］身長一六〇センチ。体重五五キロ。血圧一四二／九〇mmHg。脈、沈弦。舌は淡紅、胖、歯痕、薄白苔（写真６―１）、腹診、腹力中等度で臍上悸（写真６―２）、側頚～肩の凝りがひどかった。

［経　過］葛根加朮附湯合五苓散料をエキスで処方した。五日後来院。歯の浮いた感じ、左上

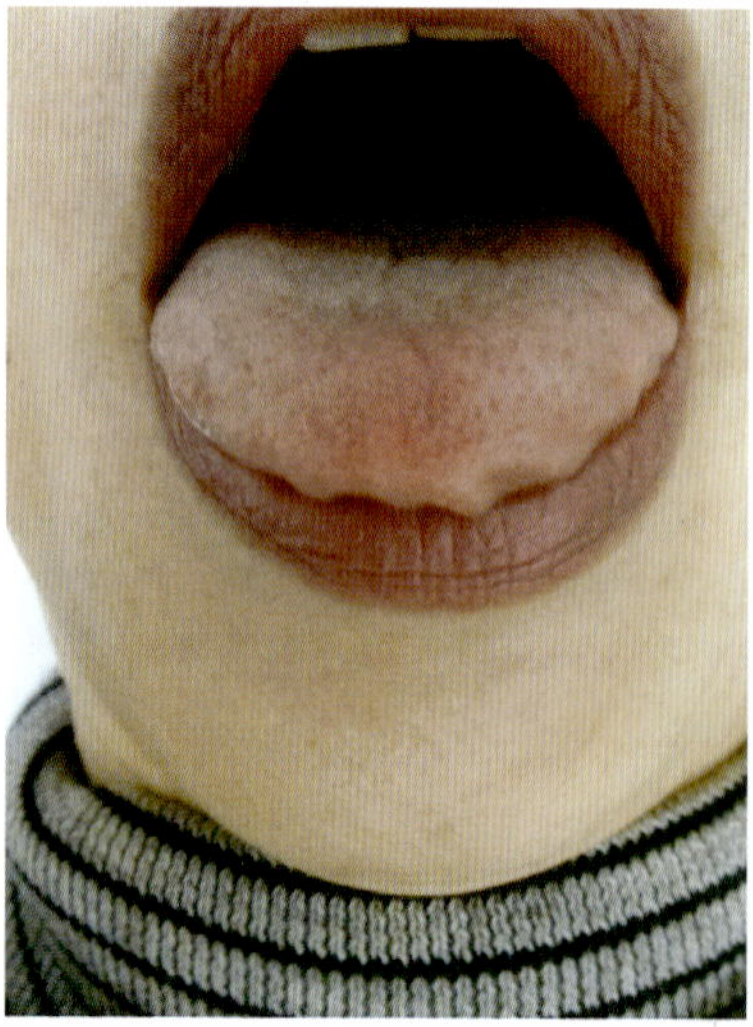

写真６－２

顎から右眼の痛は十分の三位、更に一週後にはすべて消失した。

〔著者コメント〕三叉神経痛に水毒がからんでいる場合に私は実証タイプにはこの組み合わせを処方し数々著効を得ている。虚証者で寒が関係している時には桂枝加黄耆湯合麻黄細辛附子湯が良い。長びいたケースは瘀血がからんでくる事がありその場合は駆瘀血剤を合方して良い結果が得られている。

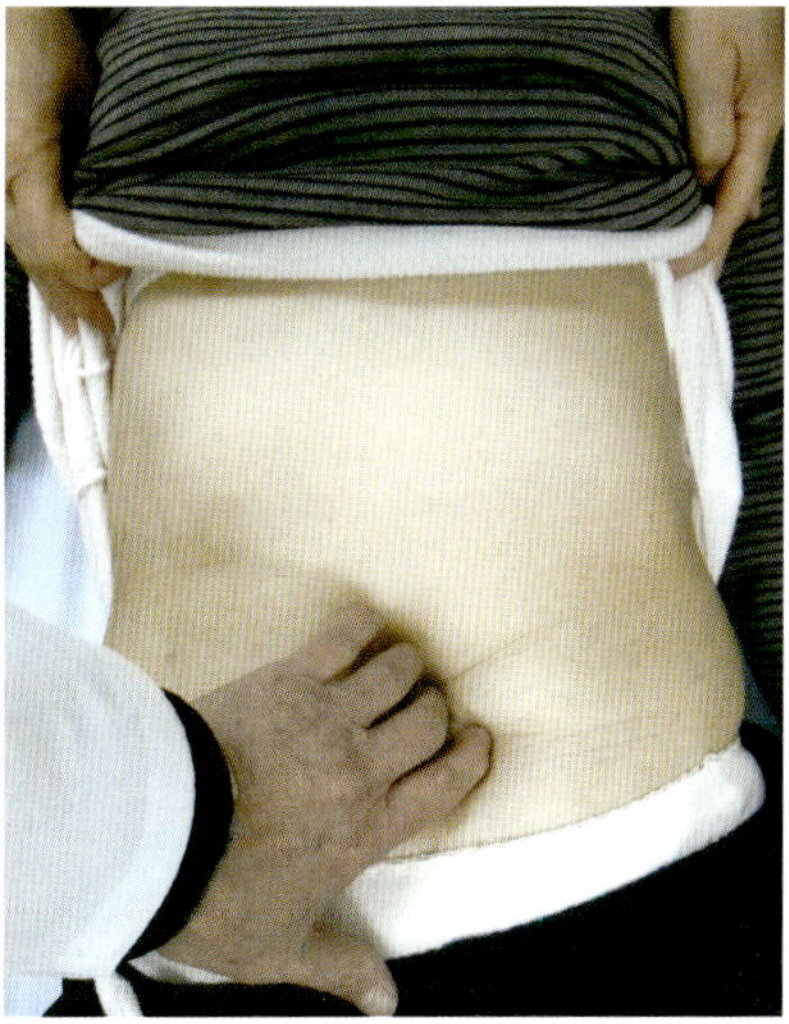

写真６－２

終わりに

海外ではともかく日本では水毒が多いのでこの五苓散は比較的使用頻度の高い方剤である。西洋薬に無い効能があるのが漢方薬の良い所である。

●第30回　「かぜ」陰病その他について

はじめに

十一月に入り急に寒い日が増えてきた。そこで今回は「かぜ」や呼吸疾患を中心に自験例を中心にお話させていただく事にする。特に陰病的なかぜは西洋薬では効きにくいだけでなく却って副作用が色々出やすいので、この領域は漢方薬の有用性が高い領域である。その点を症例を中心に紹介する。

最近、流行性耳下腺炎、俗称おたふく風が大分市内で流行っている。我家でも長女の子供二人共、立て続けに罹患している。将来、男性不妊の原因になるTestitis（睾丸炎、精巣炎）には幸いにならなかったのでホッとしている。

◇症例1　　六二才　女性

四週前、孫（六才）がムンプスに罹患、二週後、その母（三四才）に感染した。同居していたためか、今週に入り自分も両耳下腺は腫れたと言って来院した。

脈浮やや数、顔は赤く上気し体は熱感が強く背中のみ少し寒いと言う。口も渇く。体温三七・八度。以上より桂麻各半湯合桔梗石膏を処方した。（写真1、2）

服用後三日以内に完治した。

桂麻各半湯が出たのでもう一例。

◇症例2　八十才　男性

二年前の四月十四日外出して冷えた。その夜より寒気。咳、のど痛、発熱、更に全身がピリピリすると言って翌日来院した。脈浮やや数、血圧一六六／七二㎜Hg。

桂麻各半湯をエキスで処方した。翌日には悪寒、全身のピリピリは治まり咳も軽減した。

投薬のポイントとなったのは『傷寒論』条文中の

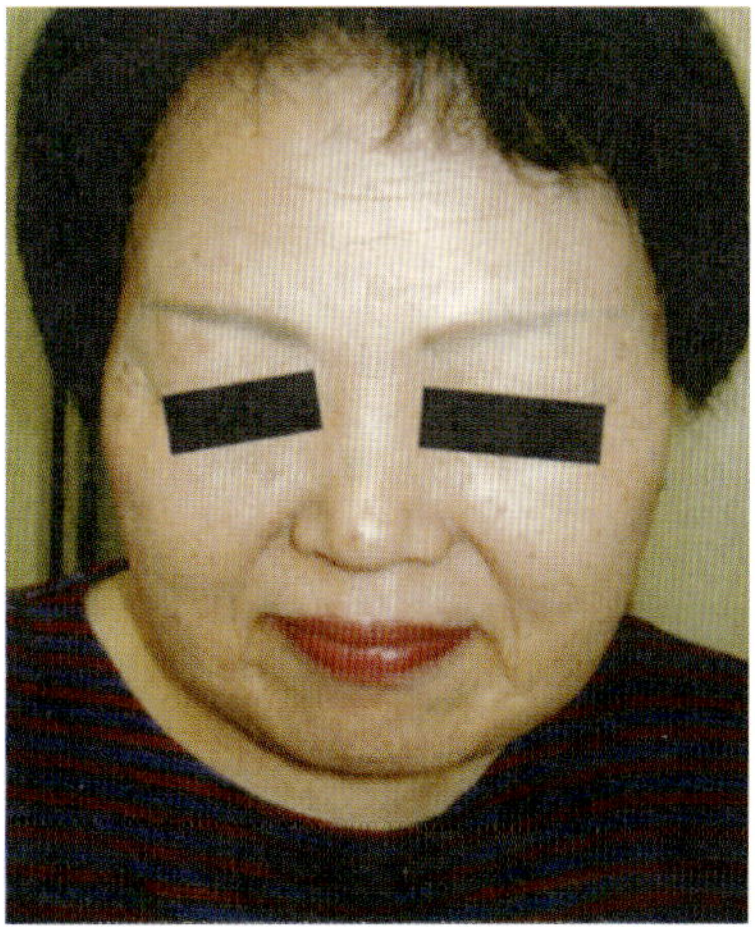
写真1

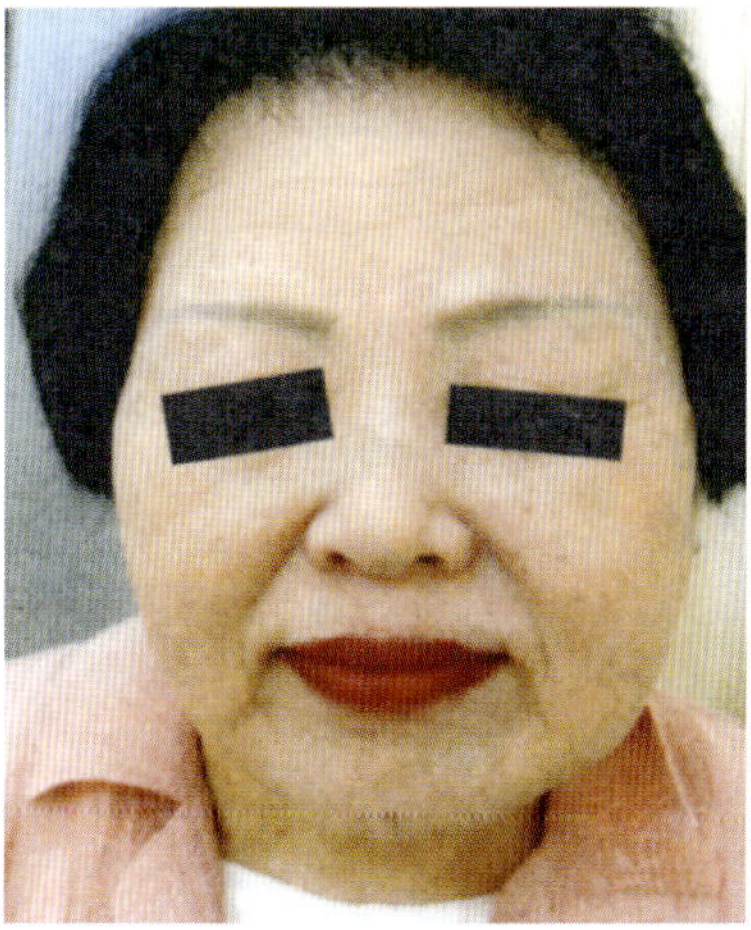
写真2

「其の少しく汗出ずるを得る能わざるを以って身必ず痒し」の所である。

全身のピリピリ他、蕁麻疹等に結構応用している。

◇症例3　三三才　女性
主訴は一ヶ月以上続く咳。

平成X年一月十日、外出して凄く冷えた。鼻水、頭痛等は売薬で止まったが、その後一ヶ月以上乾燥咳嗽が続くと言って二月十三日来院した。元来より冷え性で尿が薄くて近い。量も多い。身長一五七センチ。体重五〇キロ。脈沈細。血圧一一二／七八㎜Hg。手足は冷えが強く腹診で心下痞硬と按じて冷たく感じられた。典型的な肺中冷である。

以上より人参湯エキスを処方し一週以内に治癒。

「かぜ」陰病その他について

「かぜ」と一言で言うと簡単なようだが、よく言われる「万病のもと」なので、又色々な病態があるのでその対応はそう簡単な事ではすまない。

漢方では「かぜ」に対して全身症状の強い重篤なものを「傷寒」、軽いものを「中風」と考え証にしたがって治療するのが原則と思われる。

そのためには病位・病期・病勢の正確な判定と適確な処方が必要な事は言うまでもない。今回は「陰病」だけでなく、その他の特殊なケースと誤治例に対する症例を含めて報告する。

◇症例1　三三才　女性

［主　訴］のどのイガつき、体のきつさ。

［病　歴］

（前回）

前日より悪寒、発熱、頭痛、全身の関節痛、喉頭痛、軽度の咳嗽あり。平成X年八月十七日当院を受診。体、上半身、顔がホテって暑い、顔色もやや赤く、脈浮やや弱、喉頭発赤あり。体温三七・六度。太陽病、虚実間と診断。桂麻各半湯エキス投与し三日間で治癒。

（今回）

昨日よりノドのイガイガ、水溶性鼻汁、軽い咳、体が寒く、きつくて横になっていたいと言って青ざめた顔で平成X年十月十四日来院した脈沈細、体温三七・四度、喉頭発赤あり、直中の少陰とみて麻黄附子細辛湯エキス三日分投与して治癒。

（前回）

陽証のかぜ、顔色赤く熱感、脈浮。

（今回）

陰証のかぜ、顔色青白く体が寒い、脈沈細、横臥したい。

［コメント］

陽証でも太陽、少陽、陽明のどこに位置づけられるのか、虚実はどうかの判定。

陰証でも太陰、少陰、厥陰のどの位置か、表証は併発しているのか。

◇症例2　四六才　女性

［病　歴］

①四～五日前に悪寒、発熱、頭痛あり。現在は咳、白～黄色痰、少しゼロゼロ言い、口渇あり。平成X年三月二九日受診。熱感があり、上半身発汗を認め、脈やや沈弦。聴診で喘鳴を聞く。腹力中程度。以上より少陽の喘とみて五虎湯エキスを投与し四日以内に治癒した。

②昨昼より悪寒、頭痛、喉頭痛、鼻水が出、本日は体がだるい。気力がないと言って平成X年十月十四日来院。顔色が青白くなり、三七・八度の熱の割に熱感なし。脈沈細より直中の少陰とみて麻黄附子細辛湯エキス投与、二日分で治癒。

以上、ご紹介した二症例から言える事は例え西洋医学的病名が「かぜ」の場合でも、一見実証様の人が当初に必ずしも麻黄湯や葛根湯証になるわけでもないし、虚寒の体質の人が麻黄附子細辛湯証や真武湯証になるとは限らない。

同じ人が季節や外邪の強弱、性質、そしてその時々の体調によってその場にあらわれる生体反応は様々であるので、常に現在あらわしている証を的確に把握して処方を選ぶ必要がある。

かぜの漢方治療に際しては、ただ薬剤を処方するだけでなく、『傷寒論』の桂枝湯の条文に出ているごとく、後の温覆を含め食事の細かい指導が大変重要なポイントとなる。


しかし次の例のような人は本当に困る。第一回目にも提示した症例であるが、

◇症例3　四十才　男性

平成X年十二月初め、今朝より寒気がして熱が出た。頭が痛い、肩がこる、鼻水が出ると言って来院した。脈浮実、無汗であり葛根湯証と思われた。そしたら患者は「夜は宴会で遅くまで飲む」と言う。

「漢方はあったかくして寝ていないと効かない」と言ったら「あらゆる条件に対応して的確な薬を処方するのか医者の勤めやろうが」と言い返されたので、気の弱い私はそんなものかと思い多分、太陽＋少陰の併病なると予想して葛根加朮附湯を三日分処方した。

三日後に来院、「あの薬はよく効いた」との事。開業医は食べていくためには本当に苦労させられる。

◇症例4　三七才　女性

元々冷え性の人であるがクーラーにあたって更に冷えたのか、二週間前より水鼻が出ていたが、昨日より熱が出て腹が痛くなり下痢をしだしたと言って平成X年七月三一日来院した。青白い顔色、やせ型、脈沈微細で腹力弱く臍前後の腹直筋がややスパスティック（痙攣性マヒ）で経度の圧痛、振水音あり。少陰とみて真武湯エキスを投与した。翌日より熱は下がり、二日目には腹痛、下痢はなくなった。八月二日、鼻水と頭痛がすると言う。脈は浮弱であったので桂枝湯エキスを投与した。三日分で治癒。

［本件のコメント］

併病であったのだろうか。

先急後緩と言って良いのだろうか。

◇症例5　三九才　女性

［主　訴］喘鳴、白色痰、体の冷え。

［現病歴］一週間前にインフルエンザに罹患、近医でタミフルを処方され、またたくまに熱も下がり節々の痛みも無くなったが、二日前より咳が激しく出るようになり、喘鳴し、白色痰が多く出るようになり体がすごく冷えるようになった。

水溶性の鼻汁も出ると言って平成X年二月九日当院を受診。

［現症並びに経過］色白で寒そうな顔貌、脈沈細、血圧一〇二／七〇㎜Hg、太陰～少陰とみて苓甘味辛夏仁湯加附子を処方した。

三日以内に諸症状軽減し五日目には治癒した。

◇症例6　三七才　女性

元来から胃腸の弱い人である。三日前より頭痛、項背中の凝り、寒気があり腹鳴と数回の水様性の下痢があると言って平成X年五月二六日に来院した。腹証で腹力やや弱、両側の腹直筋が臍の前後で緊張し経度の圧痛あり、振水音を聞く事より、太陰なら桂枝加芍薬湯、少陰なら真武湯あるいは頭痛もあるので桂枝人参湯の鑑別と思われた。ところが脈が浮であったので「太陰病、脈浮」より桂枝湯エキスを処方した。二日間で諸症状すべて改善。

［コメント］

脈診も結構大事である。

◇症例7　二七才　女性

平成X年十一月二五日に初診した患者である。十月に入り週末になると三八度の発熱が出、多関節痛を伴った。その後三日に一回は発熱するのでその都度売薬を服用していたが、十一月は三七・五度位の熱が持続するようになり、ノドが痛くなり当院を受診したとの事。

冷え性が強く生理は今年八月よりないと言う。

やせ型で青白い顔貌。脈沈遅微細、血圧九六／六〇、腹力弱く心下は腹診にて冷たく感じられた。

以上より附子理中湯エキスを投与したところ、服用三日目頃より熱が出なくなり食欲も出るようになった。以後継服半年して諸症状がなくなり廃薬した。

［コメント］
裏寒外熱と言って良いのだろうか。

次は発熱を主訴として来院された症例で、一見「かぜ」のように思われたのだが…。

第一回ですでに御紹介しているが流れの都合で提示する。

◇症例9　四二才　男性

［主　訴］熱があり、腰や膝の関節痛。

［現病歴］昨日サッカーの試合に出て寒い中走り回り汗をたくさんかいた。その後「ひかえ」に回り観戦して帰宅した所、夕食前より急に発熱し、全身の関節特に「腰と膝」が激しく痛み出し、平成X年一月十二日来院した。

［現症と経過］体格栄養状態良好、Ｂ・Ｔ（バイタルサイン生命兆候）三八・三度、脈やや浮実、血圧一二〇／七〇㎜Hg、腹力中程度。

「病者一身尽く疼み、発熱日晡所劇しき者は［風湿］と名づく。この病、汗出て風にあたり、或は久しく冷を取るに傷われ致す所なり」で麻黄杏薏甘湯エキスを投与した。

翌日諸症状軽減、三日分で治癒した。

［コメント］

「金匱はうそつきまへんなあ」

◇症例10　四七才　男性

高血圧で近医で加療中の方であるが、私の飲み友達の一人である。平成X年十二月、仕事の忙しさと宴会続きでいささか疲労気味であったが、十二月十八日、急に発熱して頭が痛くなり「かぜ」と思いバファリン二錠を服用した。

大量発汗して熱は下がったが急に胸苦しくなりじっと寝ておれなくなった。気持ちが不安で落ち着かないと言って十二月十九日三時私の自宅に電話

「先生、なんとかして下さい」

「何時だと思っとるんや、胸がしめつけられるんか、心臓やったら大変やな、すぐ来い」と言ったら三〇分後に不安そうな顔をして来院した。早速とった心電図は異常なし。

「発汗吐下の後、虚煩にして眠を得ず、若し劇しき者は必ず反覆転倒し、心中懊憹す」より梔子

鼓湯と思われた。夜なので調剤薬局がしまっているので、エキスの梔子柏皮湯を処方した。三日後に夜のスナックで偶然再会した。「先生、あの薬一服で気分良くなり、二服で完全に胸苦しいのと不安がとれた」との事。

「それでもう酒飲んでまわっとるんかい、ええかげんにせんか」

[コメント]

梔子柏皮湯は梔子鼓湯の代用として使えるのだろうか。

◇症例11　五五才　男性

[主　訴]一週間以上つづく、特に夜ひどくなる咳。

[現病歴]平成X年十二月インフルエンザに罹患、高熱、頭痛、全身の関節痛、咳あり。近医を受診。タミフルにて二日以内に解熱し頭痛、多関節痛は消失したが、食欲なく微熱と咳嗽が持続し、近医の西洋薬で改善せず、特に夜に咳が激しく睡眠がとれなくなり、第十五病日目に当院を受診した。

[現病および経過]やや疲れた顔貌、体格栄養状態：中等度。

舌診：やや紅舌、胖、白滑苔。脈：沈弦細。

血圧：一三二／八〇㎜Hg、腹診で腹力中等度で右に胸脇苦満。

以上より少陽の虚実間とみて九一ツムラ竹筎温胆湯を処方した。五日以内で諸症状改善し、食欲も出、よく眠れるようになり十日分で廃薬した。

終わりに

「かぜ」であろうと何であろうとよく脈証を見て証に随って治せば良い。ただし「言うは易く、行うは難し」と痛感している。

あとがき

この論文集をこのテーマで書くにあたって漢方処方は1部を除き、傷寒、金匱に載っているものに限った。東洞先生に対して後世派の処方を出して討論させていただくのは失礼にあたると思ったことと、最近私の繁用処方が加味逍遙散や抑肝散、女神散等の後世派の処方に片寄りがちな傾向に対して反省の意味もある。

万病一毒というひとつの理論でつらぬかれている東洞先生の色々な業績は読んでいて非常に気持がスッキリしてくる。

この東洞大全集を読破後に色々な領域の漢方書、特に湯本求真先生の皇漢医学や尾台榕堂全集、中神琴渓、原南陽等の書物を勉強するのが良いと思っている。

漢方は学ぶ事、読む書籍が山ほどあり、これで完成という事が無い。有難い分野である。

著者　織部 和宏

[著者略歴]

織部内科クリニック 院長
織部 和宏（おりべ・かずひろ）

昭和22年　大分県生まれ。
昭和48年　神戸大学医学部卒業。神戸大学医学部附属病院放射線科医局入局。
昭和51年　九州大学医学部温泉治療学研究所附属病院。
（九州大学病院別府先進医療センター）内科入局。
放射線診断学を活かした膠原病やリウマチの治療研究に従事、外来医長、病棟医長を歴任。
昭和55年　大分赤十字病院第二内科部長に就任。
九州大学医学部生体防御医学研究所講師を兼務。九州大学医学博士
（シェーグレン病の膵病変）
昭和61年　大分市に織部内科クリニック開院。
平成14年　織部塾を開塾。後進の漢方指導にあたる。
平成24年　日本東洋医学会奨励賞受賞。
平成27年　第19回東亜医学協会賞受賞。
現　在　大分大学医学部臨床教授を兼任。（平成18年4月1日より）
日本東洋医学会指導医、漢方専門医、代議員、大分県部会会長。
大分県医師会副会長、日本医師会代議員。
漢方歴　中医学を趙育松先生（ハルピン医大中医科講師）に平成元年～2年師事。
日本漢方を山田光胤先生に平成4年より師事中。
主要書籍　①単著『漢方事始め』（日本医学出版）
②編著『各科の西洋医学的難治例に対する漢方治療の試み』（たにぐち書店）
③執筆・監修『各科領域から見た「冷え」と漢方治療』（たにぐち書店）
④共著『漢方診療二頁の秘訣』（金原出版）
⑤共著『名医と治す漢方辞典』（朝日新聞社）
⑥共著『漢方治療の現場から』（たにぐち書店）
⑦共著『漢方川柳い・ろ・は・に・ほ・へ・と』（協和メドインター）
⑧監修『重校薬徴の生薬解説』（たにぐち書店）
⑨共著『山田光胤先生からの口伝』（たにぐち書店）
⑩共著 季刊『活』皮膚科疾患（日本漢方医学研究所）

東洞先生はそうおっしゃいますが

2016年4月25日　第1刷発行
2019年4月25日　第2刷発行

著　者　織部 和宏
発行者　谷口 直良
発行所　㈱たにぐち書店
〒171-0014　東京都豊島区池袋2-68-10
TEL. 03-3980-5536　FAX. 03-3590-3630
http://たにぐち書店.com